儿童肿瘤 PET/CT 图谱

主　　编　王　辉　傅宏亮

副主编　马　超　尹雅芙　陈素芸　王少雁

编　　者　（以姓氏笔画为序）

马　超　王　辉　王少雁　尹雅芙　叶智轶　冯　方
吴书其　张　建　张凤仙　张琳琳　陈素芸　袁晓军
徐　菁　徐忠匀　唐文芳　傅宏亮

编者单位：上海交通大学医学院附属新华医院

人民卫生出版社

·北　京·

图书在版编目（CIP）数据

儿童肿瘤 PET/CT 图谱/王辉，傅宏亮主编. —北京：人民卫生出版社，2020. 9

ISBN 978-7-117-30353-8

Ⅰ. ①儿… Ⅱ. ①王…②傅… Ⅲ. ①小儿疾病-肿瘤-计算机 X 线扫描体层摄影-影像诊断-图谱 Ⅳ. ①R730. 4-64

中国版本图书馆 CIP 数据核字(2020)第 160212 号

儿童肿瘤 **PET/CT** 图谱

Ertong Zhongliu PET/CT Tupu

主　　编：王　辉　傅宏亮
出版发行：人民卫生出版社(中继线 010-59780011)
地　　址：北京市朝阳区潘家园南里 19 号
邮　　编：100021
E - mail：pmph @ pmph. com
购书热线：010-59787592　010-59787584　010-65264830
印　　刷：三河市潮河印业有限公司
经　　销：新华书店
开　　本：889×1194　1/16　　**印张**：10
字　　数：317 千字
版　　次：2020 年 9 月第 1 版
印　　次：2020 年 9 月第 1 次印刷
标准书号：ISBN 978-7-117-30353-8
定　　价：138. 00 元
打击盗版举报电话：010-59787491　E-mail：WQ @ pmph. com
质量问题联系电话：010-59787234　E-mail：zhiliang @ pmph. com

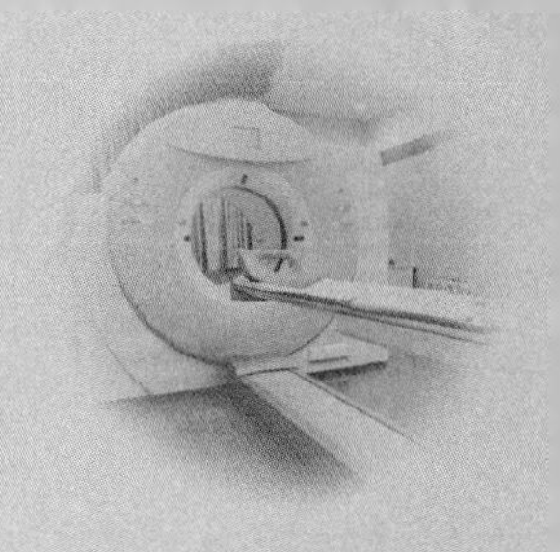

主编简介

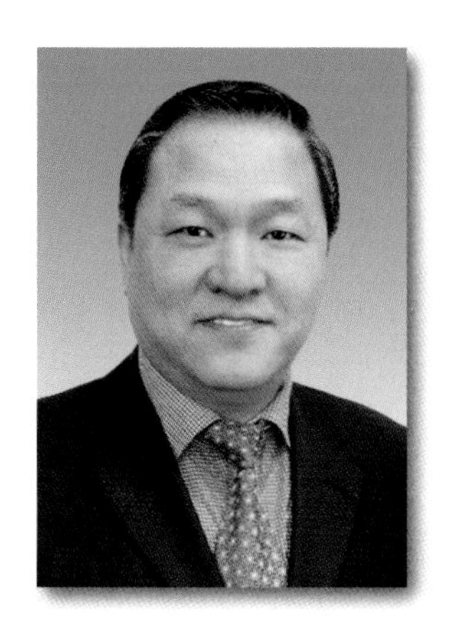

王辉 主任医师，博士研究生导师，上海交通大学医学院附属新华医院核医学科主任。现任中华医学会核医学分会副主任委员，中国医师协会核医学医师分会常务委员，上海市医学会核医学专科分会荣誉主任委员，《中华核医学与分子影像杂志》副总编辑。

从事核医学医疗和科研工作30余年，1994—1996年曾在意大利国家肿瘤研究所进行研究工作2年，1998年入选上海市卫生系统“百人计划”，曾获得上海市卫生局特殊贡献奖。目前承担国家自然科学基金项目、上海市科学技术委员会课题和上海市卫健委重大课题等。主要从事核素肿瘤的影像诊断和治疗的研究，核素标记新型分子探针的研发，特别是在儿童肿瘤PET/CT和^{131}I治疗甲状腺功能亢进症和甲状腺癌的基础与临床研究上，有较深造诣。

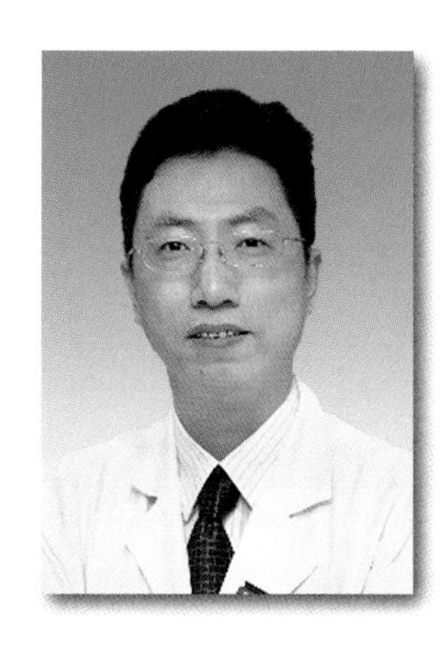

傅宏亮 副主任医师，博士，硕士研究生导师，上海交通大学医学院附属新华医院核医学科副主任。现任中华医学会核医学分会治疗学组委员，上海市医学会核医学分会委员兼秘书，上海市中西医结合学会核医学分会委员，中华医学会核医学分会淋巴瘤PET/CT工作委员会委员。曾任中华医学会核医学分会儿科工作委员会委员。

1993年上海第二医科大学临床医学系本科毕业，上海交通大学医学院影像医学与核医学博士。1993年起在上海交通大学医学院附属新华医院核医学科工作，2008年美国波士顿Beth Israel Deaconess Medical Center访问学者。承担上海市科学技术委员会自然科学基金项目1项，参与国家自然科学基金项目3项。先后以第一作者或并列第一作者发表SCI论文5篇。

序

金秋十月，硕果累累，令人欣喜地看到国内首部由上海交通大学医学院附属新华医院王辉教授主编的《儿童肿瘤 PET/CT 图谱》的诞生，它将对我国核医学发展起到良好的推动作用。

中国核医学已走过六十载，核医学的临床应用取得了飞跃发展。在越来越多的临床诊疗中发挥重要作用。但令人遗憾的是，儿童核医学的发展一直比较滞后。各家医疗机构对此重视程度不高，特别是有段时间整个中国儿科的发展也出现了迟滞。但可喜的是，党的十九大提出"实施健康中国战略"，另外又落地了开放二孩政策，对儿科的发展出台了一系列利好政策，儿童核医学的发展也得到了重视。《儿童肿瘤 PET/CT 图谱》正是适应社会发展及医疗卫生事业改革的需要而孕育出生的核医学结晶。

这本书通过大量的实用病例、丰富的图片展示，秉持科学、严谨、实用、系统和高质量的编写原则，使其从一开始就具有旺盛的生命力。

本书特点是以图片为主、文字为辅，内容丰富，观点新颖，理论结合实践，对临床一线医生是一本很好的教材。特别是在第一章论述了儿童 PET/CT 显像与成人的差异性，提醒我们儿童核医学检查的特殊性。书中最后一章也展示了我们一般大型综合三甲医院也较少见的临床儿童肿瘤病例，为丰富 PET/CT 的临床应用提供了很好的范例。

儿童核医学是核医学的重要组成部分，在推动我国核医学发展的过程中，儿童核医学将起到不可或缺的作用。儿童核医学的学术交流、技术推广、组织相关专著的出版，更好地为儿童患者服务，是我们的历史责任。让我们共同努力，不忘初心，牢记使命，为中国儿童核医学发展作出我们应有的贡献！

李思进

2020 年 10 月 19 日

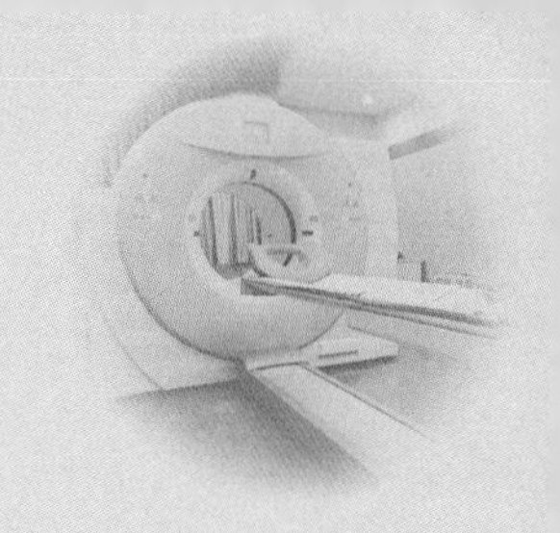

前　言

PET/CT 在肿瘤诊疗上的应用已有20年的历史，但多数是用于成人肿瘤，并且相关书籍较多。而对于儿童肿瘤 PET/CT 的临床应用方面，相关的书籍较少。特别是国内，目前尚无这方面内容的图书。上海交通大学医学院附属新华医院核医学科从 2011 年开展儿童肿瘤 PET/CT 检查以来，积累了丰富的临床经验。出版本图谱，希望与各位读者分享我们的经验，也希望能为儿童肿瘤诊疗提供一定的帮助。

本书内容重点突出儿童与成人肿瘤 PET/CT 检查的差异性，纠正儿童是小大人的错误理念。从儿童肿瘤疾病谱的特征、PET/CT 检查的特点，以及各种儿童肿瘤典型病例的 PET/CT 图像表现等阐述了儿童肿瘤 PET/CT 的特殊性。

本书编写过程中，力图较全面地展示儿童肿瘤不同病种 PET/CT 显像特点。由于本书是图谱，故重点是以图像为主。《儿童肿瘤 PET/CT 图谱》共分十一章，第一章概述主要介绍了儿童肿瘤 PET/CT 检查的特殊性，让读者了解其与成人 PET/CT 检查的不同；第二章至第十章分别简述了 9 类儿童相对常见肿瘤 PET/CT 图像的特点，为各位读者在临床诊断过程中提供一定帮助；第十一章介绍了其他少见的儿童肿瘤病例在 PET/CT 显像中的影像学特征。

本书编写人员均为我科中青年高级职称医师和多年资历的主治医师，均从事儿童肿瘤 PET/CT 检查多年，具有较丰富的临床诊断经验，同时也查找了大量的参考文献，力图较全面地展示书中的内容。但由于本书编写者平时担负繁重的临床工作，编写时间较短，积累的临床病例尚有限，也是首次尝试编写相关图谱，难免有不足及错误之处，还望大家提出宝贵意见，以便日后修改。

儿童核医学的发展尚处在较滞后的阶段，希望本书的出版能为我国儿童核医学的发展和提高尽我们一点微薄之力，最后感谢所有编者的付出和努力。

王　辉　傅宏亮

2020 年 9 月

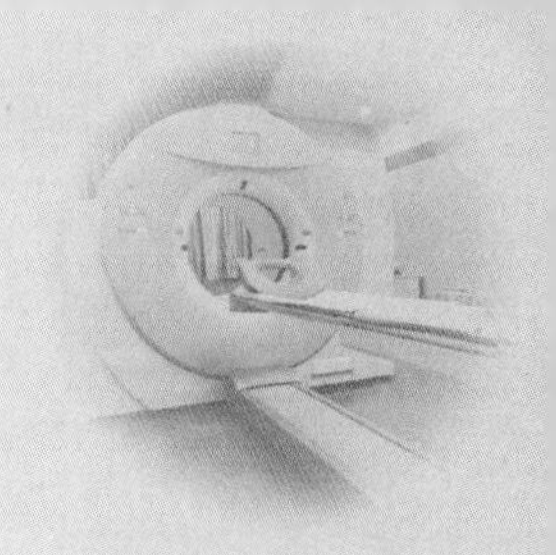

目录

第一章　儿童 PET/CT 显像概述

正电子发射计算机断层显像/计算机断层显像（positron emission tomography/computed tomography，PET/CT）是一种将功能/分子影像和结构成像合为一体的融合显像技术。临床最常用的显像剂是^{18}F-氟代脱氧葡萄糖（^{18}F-fluorodeoxyglucose，^{18}F-FDG）。^{18}F 是发射正电子的核素，物理半衰期为 109.7 分钟，由回旋加速器生产。FDG 是葡萄糖的类似物，^{18}F-FDG 经静脉注射后，通过细胞膜上的葡萄糖转运体进入细胞内，并在己糖激酶的作用下参与正常葡萄糖酵解的第一步。^{18}F-FDG 在组织内的浓聚与葡萄糖的代谢量成正比，大部分肿瘤的葡萄糖代谢增强，与肿瘤细胞膜的葡萄糖转运体过度表达及细胞内己糖激酶活性增强有关。^{18}F-FDG PET/CT 在临床的应用越来越受到重视，尤其在肿瘤诊疗方面发挥着重要的作用，如肿瘤的分期、危险分层、再分期、疗效评价、预后评估、肿瘤的探查及鉴别诊断、放疗计划的制订、活检部位的指导等。^{18}F-FDG PET/CT 在儿童肿瘤诊疗中也同样发挥着重要作用，但由于儿童群体的特殊性，在很多方面不同于成人，如儿童的生理、心理、病理生理都与成人不同；此外，儿童肿瘤的疾病谱、流行病学及生物学特征也不同于成人，需要临床及影像科医生更好地了解，才能准确、恰当地应用及解读儿童 PET/CT 显像。

第一节　儿童恶性肿瘤概述

随着生活水平的提高、医疗卫生事业的飞速发展和预防接种的普遍开展，儿童疾病谱发生了明显改变，恶性肿瘤已成为继意外伤害之后导致儿童期死亡的第二位主要病因。美国国家癌症中心对美国国立癌症研究所的监测、流行病学和最终结果（surveillance，epidemiology，end results，SEER）数据库进行的有关儿童肿瘤发病率及变化趋势的分析显示，15 岁以下儿童恶性肿瘤的发病率在过去 36 年间呈现出逐渐上升的整体态势，从 1975 年的 116/100 万上升至 2011 年的 165/100 万，发病率整体上升了 42%。我国的肿瘤登记系统起步较晚，尤其是儿童肿瘤登记信息不完善，至今尚未建立国家级的儿童肿瘤登记系统，因此缺乏确切的全国儿童恶性肿瘤发病率和预后数据。目前，我国儿童恶性肿瘤的流行病学研究绝大多数是基于地方某个城市或单个肿瘤登记处的数据。分析 2009—2012 年发布的《中国肿瘤登记年报》及 GLOBOCAN 2012 数据库中 0~14 周岁儿童恶性肿瘤的发病和死亡数据，发现我国 14 岁以下儿童恶性肿瘤发病率低于世界平均水平，且明显低于美国和日本，但死亡率却高于美国和日本；我国城市儿童恶性肿瘤的发病率约为农村的 2 倍，在死亡率方面两者相差不大；随着年龄增长，发病率和死亡率总体呈下降趋势。

由于儿童自身的生长发育特点，儿童恶性肿瘤谱、生物学特点及预后均与成人迥然不同。在肿瘤构成上，成人常见的是上皮组织恶性肿瘤，儿童则多为胚胎源性恶性肿瘤，且主要集中在淋巴造血系统、中枢神经系统、交感神经系统及间叶组织。不同年龄组的儿童肿瘤构成比也有较大区别，如新生儿和婴儿期发病率最高的是神经母细胞瘤（65/100 万，占婴儿恶性肿瘤的 28%），其次为白血病（41/100 万，占 17%）、中枢神经系统恶性肿瘤（30/100 万，占 13%）、恶性生殖细胞肿瘤和软组织肉瘤（两者发病率相同，均为 15/100 万，各占 6%）；而较大年龄组儿童恶性肿瘤谱中居前 5 位的则是急性淋巴细胞白血病（26%）、中枢神经系统恶性肿瘤（21%）、神经母细胞瘤（7%）、非霍奇金淋巴瘤

(6%)和肾母细胞瘤(5%)。

基于对儿童胚胎源性肿瘤高发的现象进行的相关研究提示,儿童恶性实体肿瘤的发病机制涉及发育生物学、遗传学背景和环境因素等多个环节。而异质性是儿童肿瘤区别于成人肿瘤最显著的病理学特点,如来源于原始神经嵴的肿瘤可发展为神经母细胞瘤、节细胞神经母细胞瘤和神经节细胞瘤,甚至在同一个患者瘤体内可同时存在上述三种细胞成分。此外,多个原发性胚胎源性肿瘤可同时发生几乎是儿童肿瘤独有的特征,大多数儿童期同步发生的肿瘤常见于伴发有潜在遗传性肿瘤综合征的患者,如着色性皮肤干燥、共济失调性毛细血管扩张、Bloom 综合征、范可尼贫血和 Li-Fraumeni 综合征等。大多数儿童恶性肿瘤起病隐匿,早期多无全身症状,可在体检或看护人为患儿洗澡、更衣时偶然触及肿块,多数患儿就诊时肿瘤已发展为中晚期并已向远处转移,常表现为反复发热、乏力、面色苍白、消瘦等全身症状,可伴有骨关节疼痛、皮肤瘀斑、局部肿块等,或出现肿块压迫导致的头痛、呕吐、呼吸困难、黄疸、肠梗阻、排便困难等非特异性症状。通过活检或手术切除肿块获得病理组织学依据是诊断儿童恶性实体肿瘤的“金标准”,由于约 70%的儿童肿瘤就诊时已为Ⅲ期或Ⅳ期,先行超声引导下穿刺活检,组织病理学明确诊断后予以新辅助化疗,可提高手术切除的完整率,术后再予以辅助化疗,可大大提高恶性实体肿瘤患儿的长期无病生存率。此外,肿瘤相关生化标志物或基因突变与部分肿瘤的诊断及疗效评估密切相关,如尿香草扁桃酸(vanillylmandelic acid,VMA)和高香草酸(homovanillic acid,HVA)、血神经元特异性烯醇化酶(neuron specific enolase,NSE)升高常提示神经母细胞瘤,血甲胎蛋白(alpha-fetoprotein,AFP)是肝母细胞瘤、卵黄囊瘤的生物标记物,*N-myc* 基因扩增是神经母细胞瘤预后不良的重要指标,*PAX3/PAX7-FOXO1* 融合基因见于腺泡型横纹肌肉瘤,*PAX3-FOXO1* 融合基因与临床预后不佳高度相关。

由于组织起源不同,儿童实体肿瘤的生物学特征变化多样,对早期诊断和治疗带来挑战,但相较于成人恶性肿瘤,大多数儿童恶性肿瘤对传统的化疗和放疗较为敏感。经过近 40 年的努力,通过化疗方案的不断优化和新的靶向药物的研发,儿童白血病和淋巴瘤已成为基本可以治愈的疾病。人们对儿童实体肿瘤规范化诊治的概念也逐步发生了改变,认识到儿童实体肿瘤治疗必须联合内科化疗、外科手术切除、局部放疗、自体造血干细胞移植等多种手段,在治疗过程的不同阶段,尚需联合病理科、放射科和核医学科及时提供病理学及影像学依据,以尽早明确诊断、精准分期和危险度分层,动态评估疗效,并适时调整治疗方案,最终达到提高患儿的长期无病生存率的目的。目前多学科(multidisciplinary team,MDT)联合诊治已成为儿童实体肿瘤治疗的标准模式,在此治疗模式下,目前发达国家的儿童恶性肿瘤 5 年生存率已超过 80%,低危组神经母细胞瘤患儿的长期生存率可达 95%,但高危组仅为 30%~40%。近年来,我国在中国抗癌协会小儿肿瘤专业委员会领导下,儿童实体肿瘤的诊治水平得到很大提升,如多中心儿童肾脏肿瘤的 5 年无事件生存率为 80%,儿童肝母细胞瘤的 6 年无事件生存率达(71.0±3.7)%,诊治水平与欧美发达国家的差距越来越小。但仍存在各地发展水平参差不齐,从事儿童肿瘤专科的医生严重匮乏等诸多问题,且在流行病学监测、病因学研究、规范诊疗、新药研发与使用等多个环节也有待进一步提高。

第二节 儿童 PET/CT 检查前准备及注意事项

一、注意事项

小儿检查配合程度低。儿童病情表达能力有限,易产生恐惧和焦虑心理,在注射时更为明显,检查时也难以保持体位稳定,因此检查前及检查过程中,医生、技师、护士要与家长多交流沟通,密切配合,精心准备,必要时可对患儿采取适当的镇静措施。检查时父母可以做好防护后陪在患儿身边,以减少其不安情绪。

二、检查前准备

1. 建议显像前一天和患儿家属进行沟通，消除家属及患儿对检查的恐惧心理。

2. 检查前再次让患儿家属及患儿了解检查过程，并解答检查的相关疑问。

3. 病史采集要充分与患儿和家属交流，了解相关病史；并与临床医生沟通，了解患儿的诊治情况、此次检查目的等。内容应包括：临床症状，怀疑或已知的肿瘤类型，相关诊疗经过，相关影像学及血清学结果，病理结果，近期是否有感染/炎症病史，先天性疾病及家族史，用药史等。

4. 叮嘱家属检查前一天避免患儿持续剧烈运动，以防骨骼肌过多摄取显像剂。

三、显像剂注射的准备和注意事项

1. 提前开放静脉通路，叮嘱患儿及家属在注射显像剂后让患儿保持安静。

2. 注射显像剂前空腹 4~6 小时，避免软饮料和甜食。对于婴幼儿，显像剂注射应尽可能接近下一次哺乳的时间，通常在注射后 30 分钟再给患儿哺乳。

3. 注射显像剂前测量空腹血糖，推荐空腹血糖低于 140mg/dl（7.78mmol/L）。

4. 注射位置　较小儿童及婴幼儿推荐手背或足背注射显像剂，此处易固定且静脉表浅。

5. 注射显像剂前及注射后 1 小时内，应避免患儿剧烈运动、说话、哭闹、咀嚼等。

6. 注射显像剂后将患儿置于安静、温暖、避光的候诊环境中。

7. 必要时采用镇静方法。镇静剂：苯巴比妥 6mg/kg，肌内注射；或 10% 水合氯醛 0.5ml/kg，口服或保留灌肠。

四、PET/CT 扫描时准备和注意事项

1. 鼓励患儿扫描前排尿；婴幼儿更换尿片。

2. 让患儿在检查时保持最佳体位，避免移动伪影，建议采用腹带、垫子等辅助固定。

3. 对于年龄较小的患儿，可采取镇静方法。检查前可与患儿及家属沟通，采取适当的固定和家长陪同的方式，获得患儿的配合，可有效避免部分患儿镇静剂的使用。

4. 对于<2 岁的患儿，如果扫描的时间安排在患儿正常的睡眠时间段，则有可能避免使用镇静剂。

第三节　儿童 PET/CT 显像剂量及辐射防护

国际辐射防护委员会（International Commission on Radiological Protection，ICRP）106 号报告指出，成人 ^{18}F-FDG 的有效剂量系数是 1.9×10^{-2}mSv/MBq；而儿童年龄越小，其有效剂量系数越大（15 岁为 2.4×10^{-2}mSv/MBq，10 岁为 3.7×10^{-2}mSv/MBq，5 岁为 5.6×10^{-2}mSv/MBq，1 岁为 9.5×10^{-2}mSv/MBq）。推荐儿童的 ^{18}F-FDG 注射剂量为 6MBq/kg（1~10mCi）（2D）或 3MBq/kg（0.5~5.5mCi）（3D）。

PET/CT 检查中辐射剂量主要来自诊断性 CT。儿童进行一次标准 PET/CT（诊断剂量 CT）检查的受照剂量为 15~20mSv，而低剂量 PET/CT（低剂量 CT）则可以降低射线暴露约 50%。如果 PET/CT 中的 CT 仅用于衰减校正和定位时，管电压可低至 80kVp，管电流 5mAs，螺距 1.5；如用于指导手术、制订放疗计划及指导活检部位，此时诊断性 CT 比较重要；而用于疗效观察和随访手段时，低剂量 CT 已足够。目前推荐低剂量 PET/CT 中 CT 扫描参数：管电压 80~120kVp，管电流 25~35mAs；PET 扫描速度 3~5min/床位。

儿童 ^{18}F-FDG PET/CT 检查辐射剂量优化策略：①减少 ^{18}F-FDG 注射剂量，遵照相关指南和使用儿童适用剂量，可通过适当增加床位扫描时间而减少注射剂量；②减少 CT 辐射剂量，采用儿童 CT 扫描方案，降低管电压和管电流，增加螺距；③根据不同患儿及临床情况选择最适合的 CT 检查方法，如低剂量 CT 或诊断性 CT 等。

第四节　儿童 PET/CT 显像常见生理性摄取和伪影

正常^{18}F-FDG 生理性摄取可见于脑、心脏、肝脏、脾脏、胃肠道、泌尿系统和骨髓(图 1-1)。FDG 在儿童体内的生理摄取与成人有较大差异,如儿童 FDG 生理摄取除了上述部位,还常发生在咽部、胸腺、棕色脂肪、肌肉(儿童哭闹时多以腹部肌肉、膈肌和胸廓肌肉为主)和骨骺端等。正确认识这些生理性摄取,对正确解读 PET/CT 有重要作用。

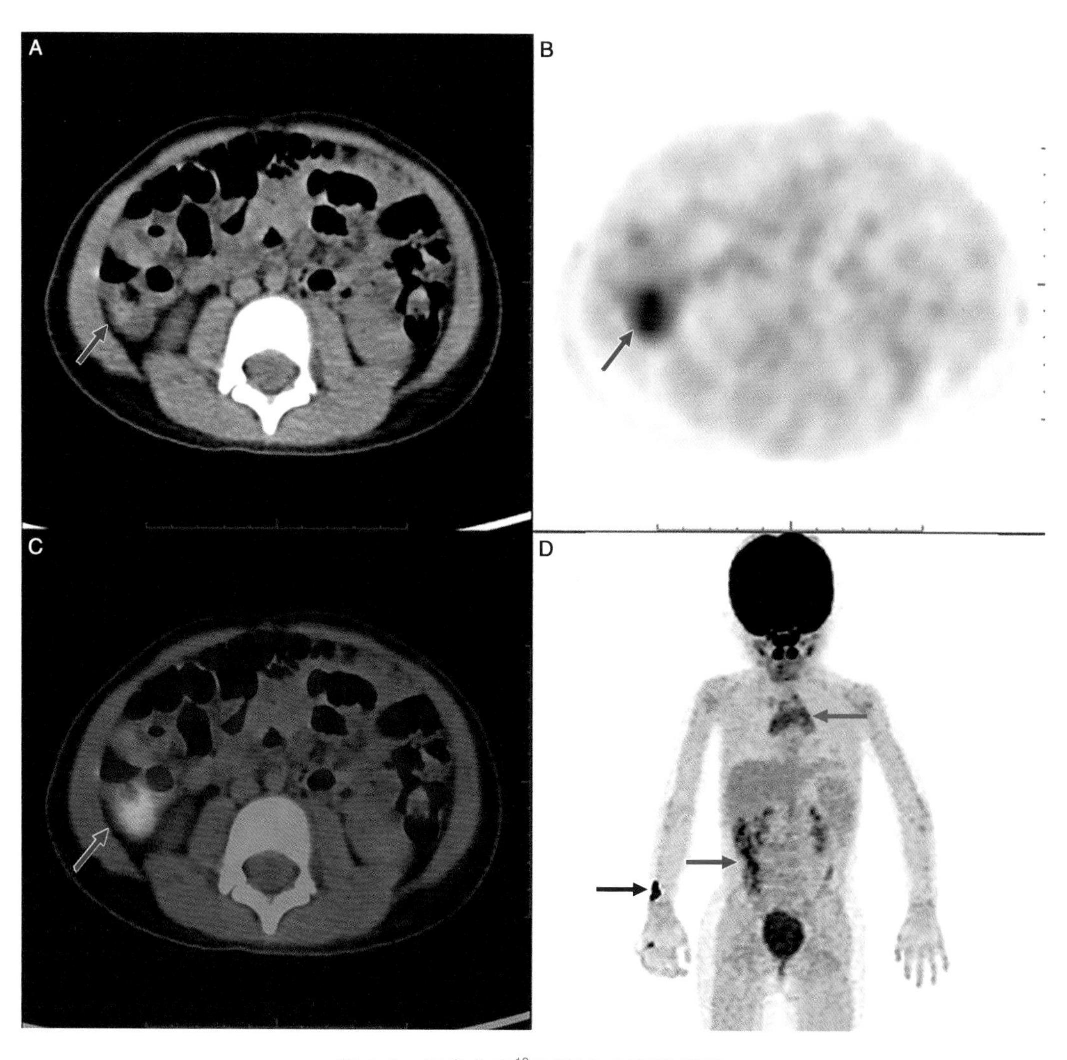

图 1-1　正常儿童^{18}F-FDG 生理性摄取

A. CT 横断面图像;B. PET 横断面图像;C. PET/CT 融合的横断面图像;D. ^{18}F-FDG PET MIP 图。患者女性,5 岁,头部、胸腺(蓝色箭头)、肝、脾、肠道(红色箭头)、泌尿系统可见明显^{18}F-FDG 生理性摄取。右手腕部可见注射点显像剂残留(黑色箭头)。

一、胸腺

胸腺 FDG 摄取在儿童、青少年和年轻人中比较常见,其特征性表现为冠状面倒 V 形 FDG 摄取影像(图 1-2),或者是偏向一侧呈“<”或镜像“<”形的以单叶为著的 FDG 摄取影像(图 1-3)。通常正常胸腺 FDG 均匀摄取,也可见不均匀斑片状 FDG 摄取。胸腺向颈部延伸(超过胸骨柄上缘至颈根部)也是儿童时期的一种正常表现(图 1-4),要注意识别。化疗后胸腺增生(图 1-5)是一种常见表现,需注意与前纵隔残留/复发性病灶鉴别,有文献报道可参考 SUV_{max} 辅助判断。

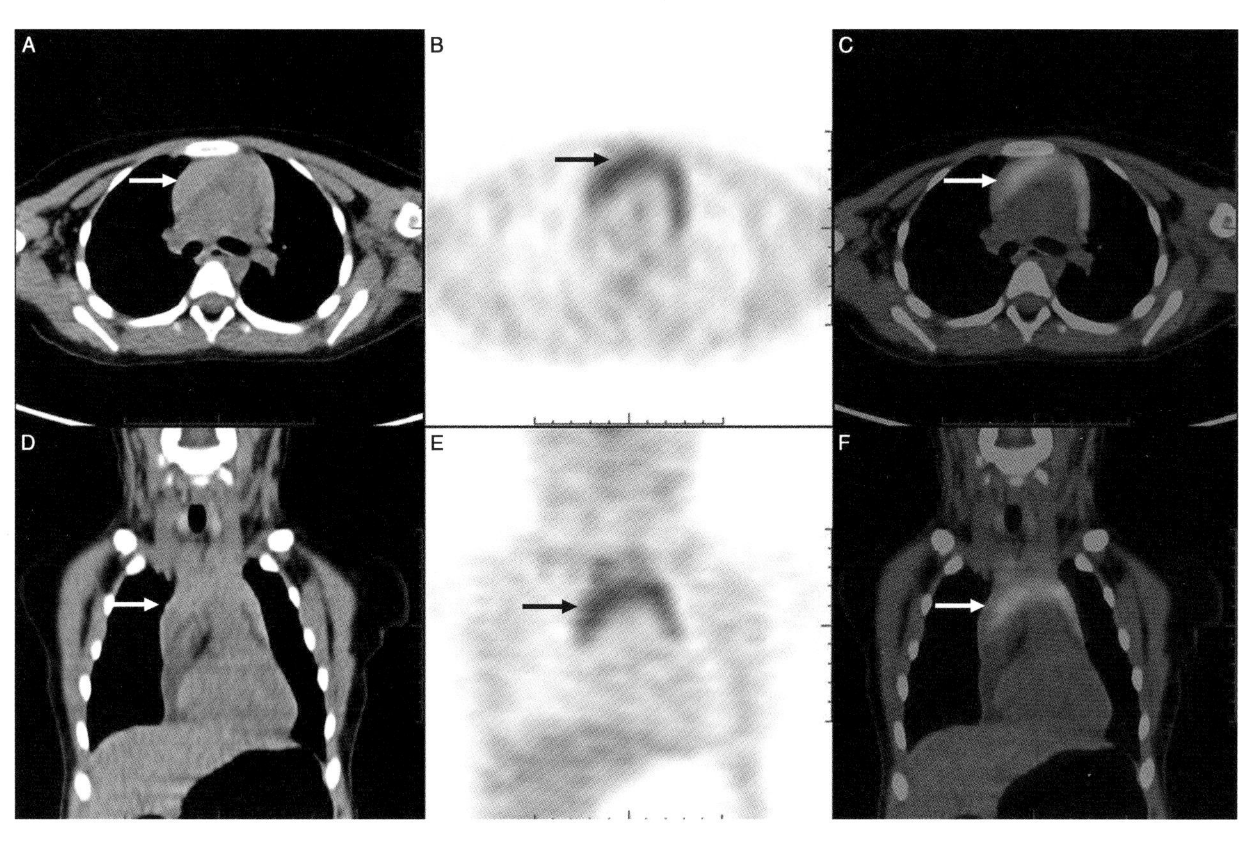

图 1-2　胸腺 FDG 生理性摄取(倒 V 形)

A. CT 横断面图像;B. PET 横断面图像;C. PET/CT 融合的横断面图像;D. CT 冠状面图像;E. PET 冠状面图像;F. PET/CT 融合的冠状面图像。患儿女性,5 岁,胸腺两叶可见明显 FDG 生理性摄取(箭头)。

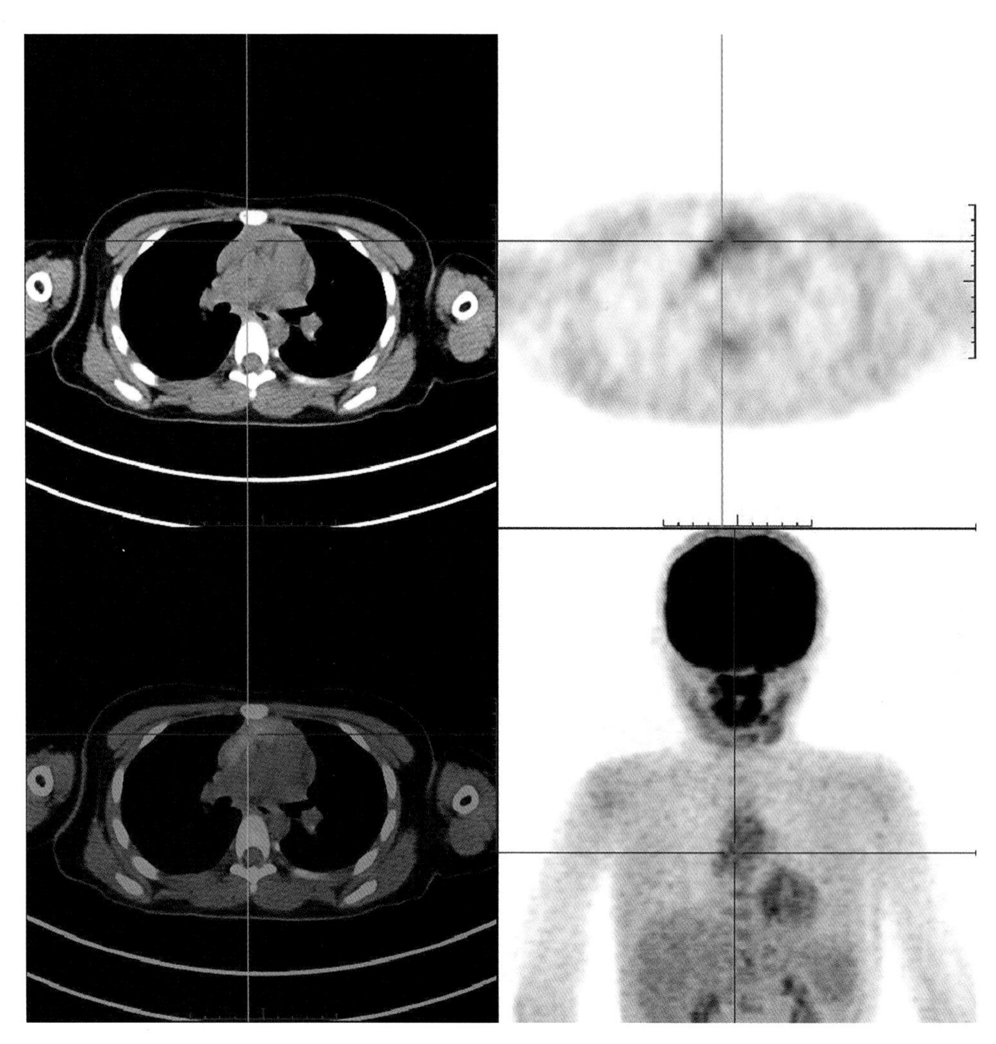

图 1-3　胸腺 FDG 生理性摄取(以单叶为著)

患儿男性,8 岁,胸腺右叶可见 FDG 生理性摄取(十字标识)。

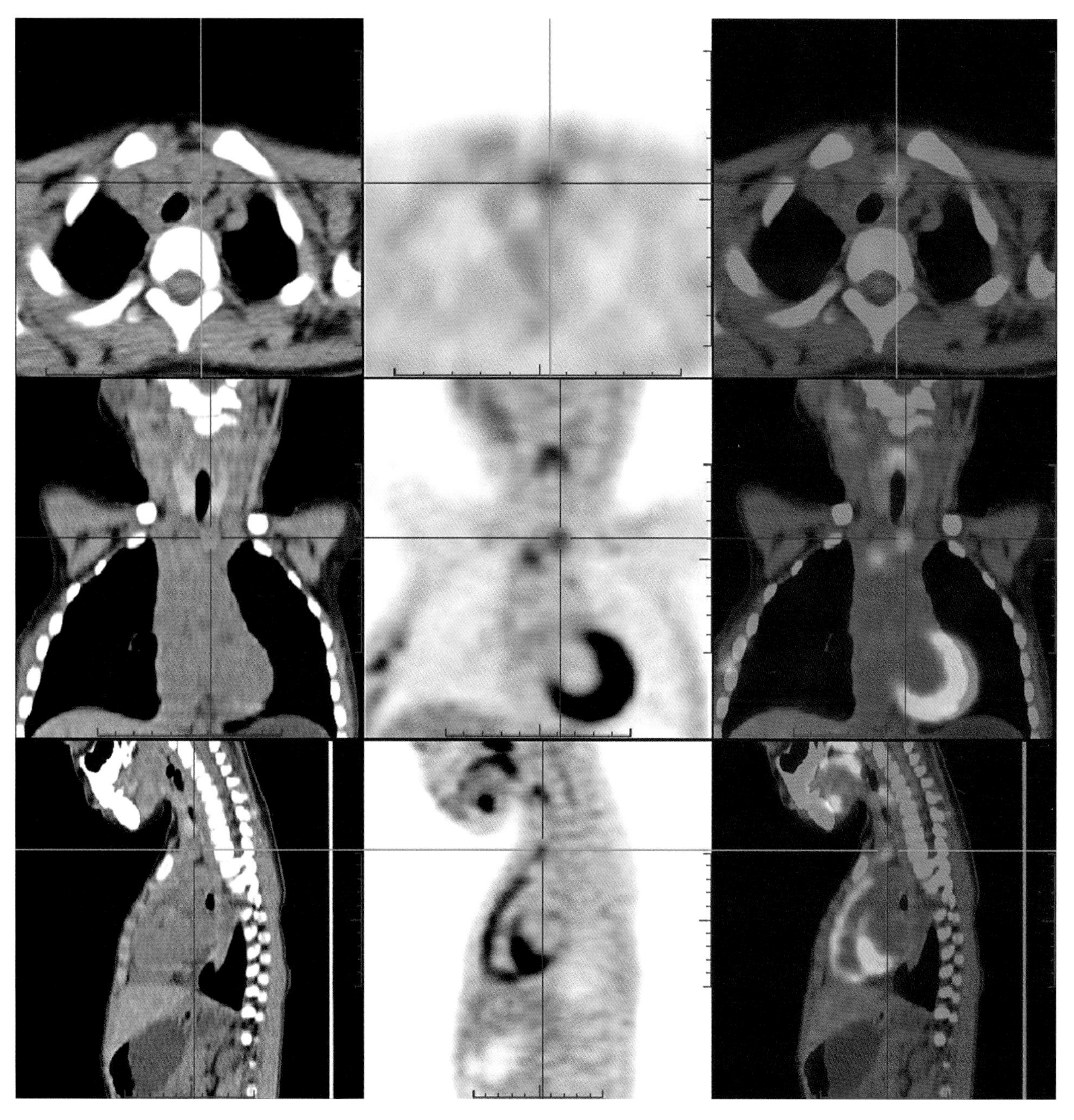

图 1-4　胸腺 FDG 生理性摄取（胸腺向颈部延伸）

患儿女性，4 岁，胸腺向上延伸至胸骨柄上方（十字标识），易误诊为甲状腺结节或颈部肿物，需注意鉴别。

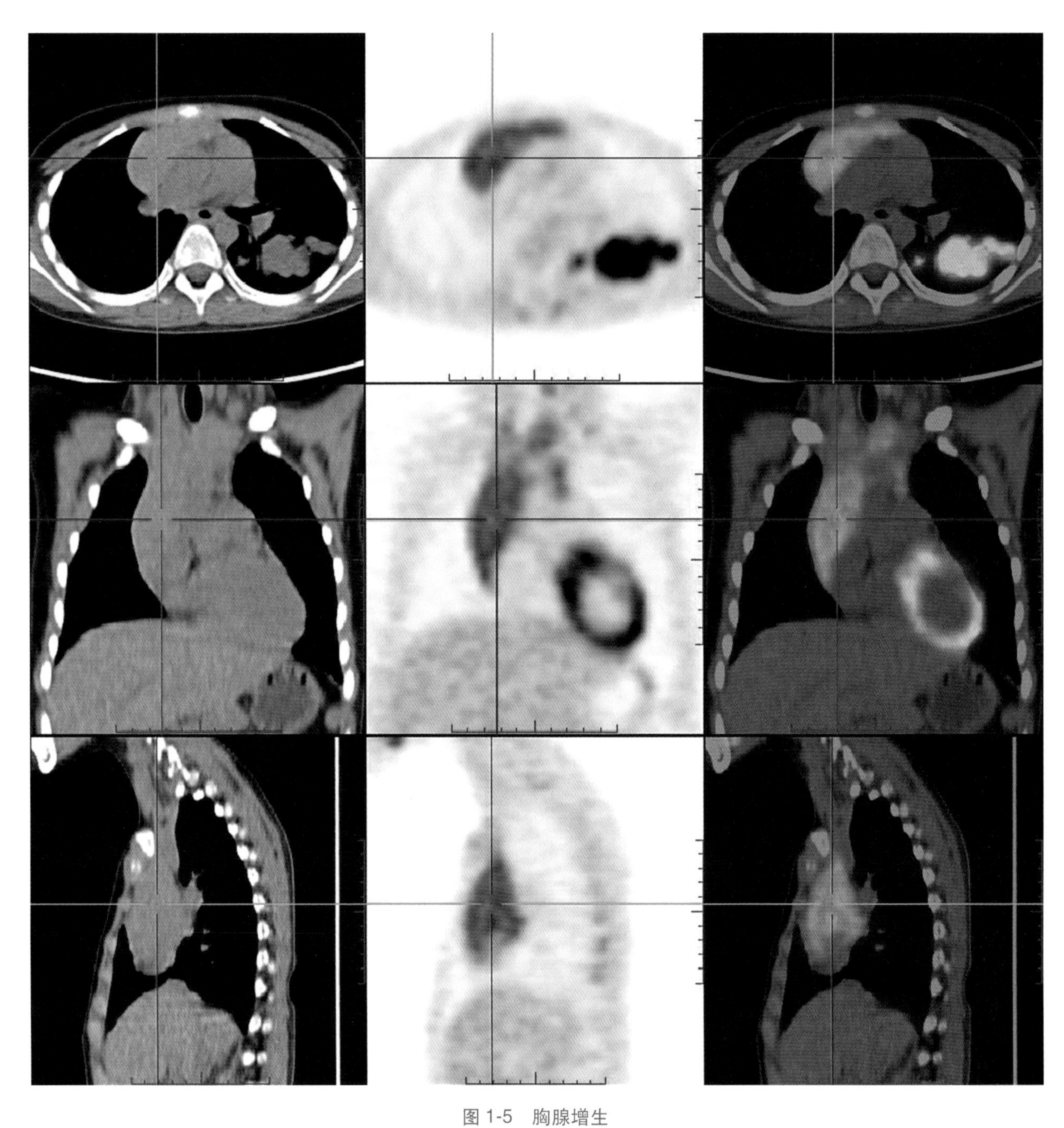

图 1-5　胸腺增生

患儿男性，11 岁，左肾肾母细胞瘤术后，双肺转移化疗后 3 个月，可见胸腺弥漫性增大，FDG 摄取弥漫性增高(十字标识)，SUV_{max} 为 4.6。

二、咽部

与成人相比，儿童鼻咽/口咽淋巴组织（Waldeyer 环）对 FDG 的摄取通常更为明显（图 1-6，图 1-7）。喉部/声带一般无明显 FDG 摄取或轻度对称性摄取，如果儿童在注射 FDG 前后哭泣或说话过多，常可见明显的喉部/声带对称性 FDG 摄取（图 1-7）。

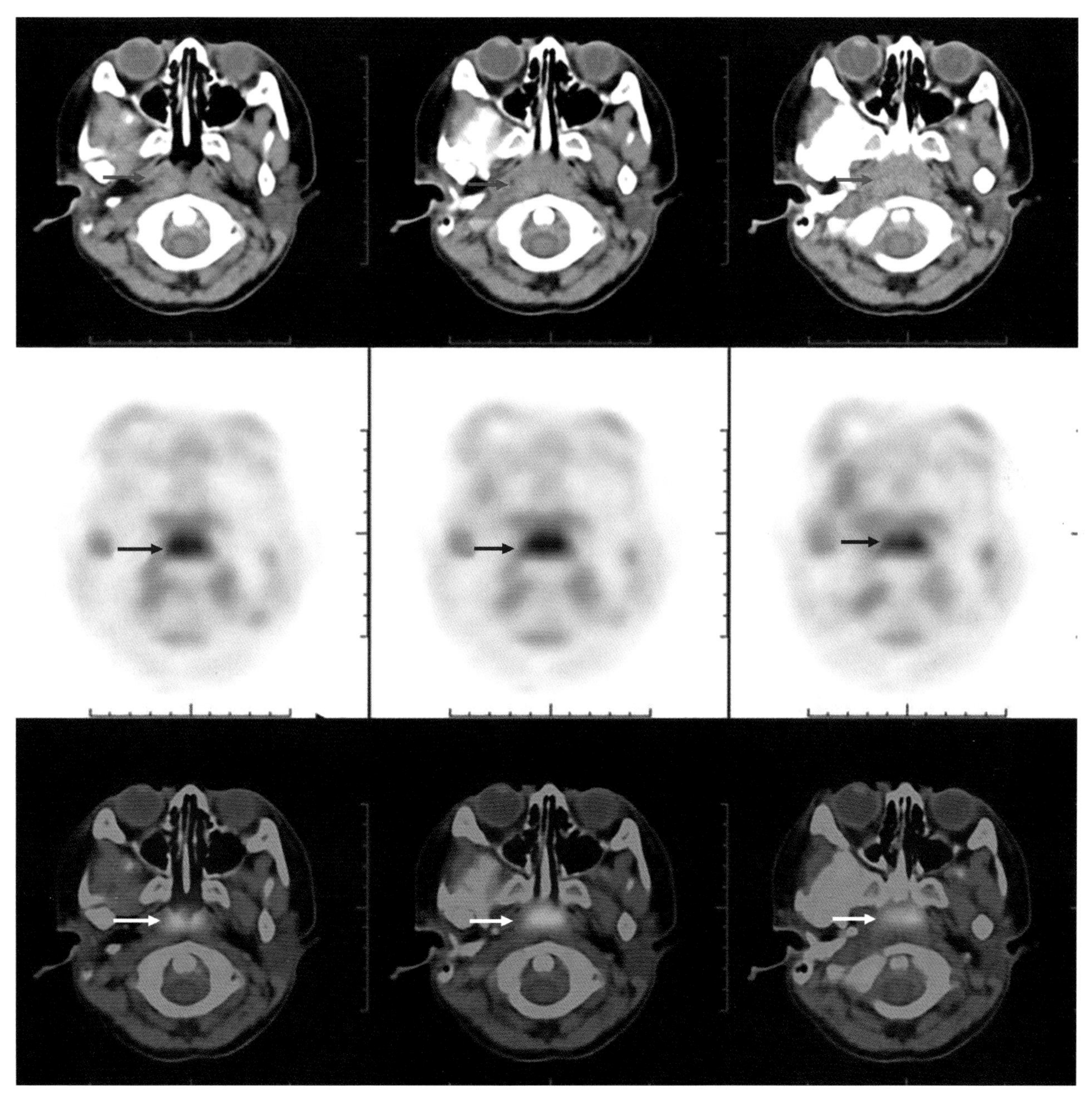

图 1-6　鼻咽部 FDG 生理性摄取

患儿女性，4 岁，鼻咽顶后壁及两侧壁可见 FDG 生理性摄取（箭头）。

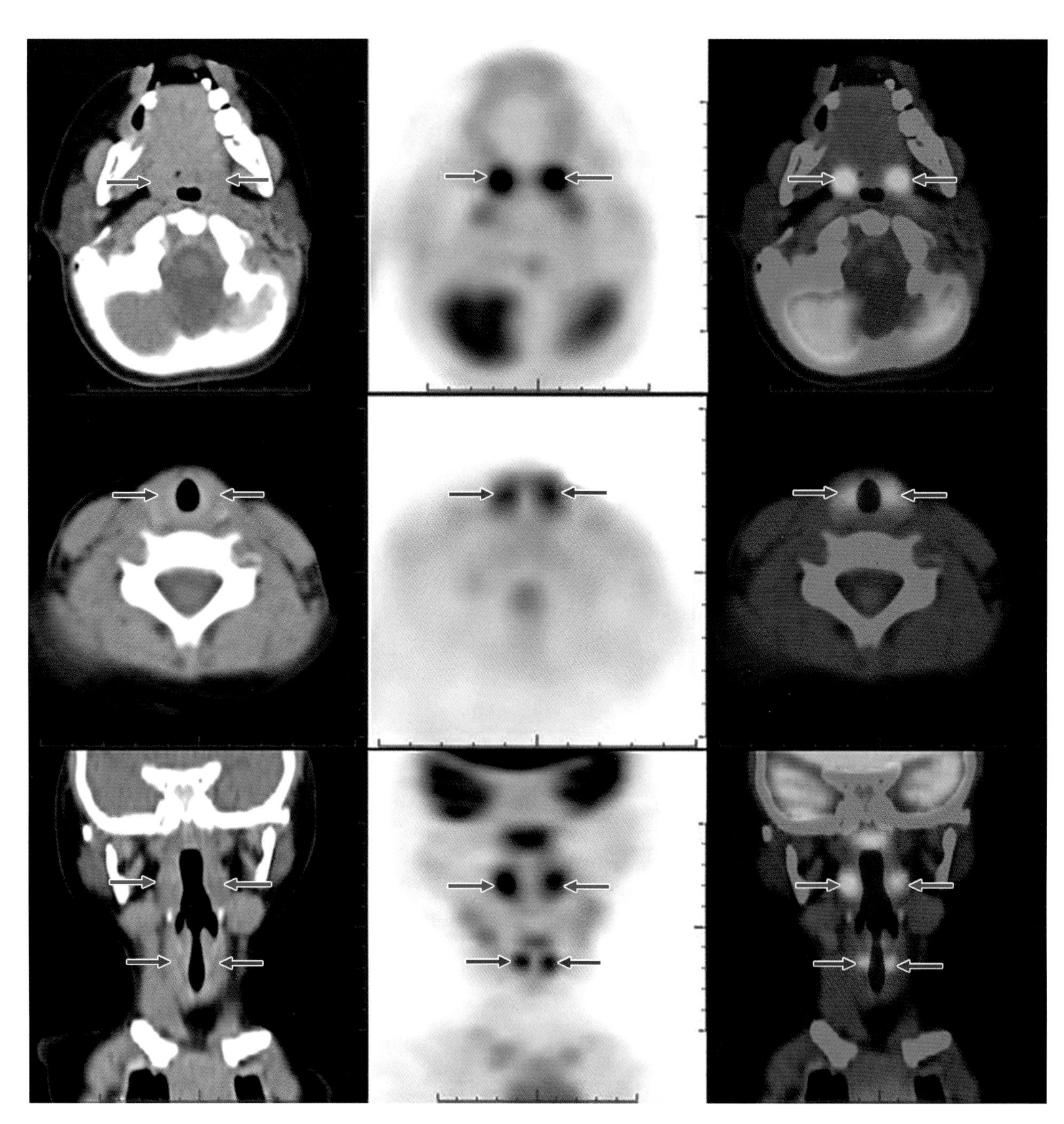

图 1-7　扁桃体和喉部 FDG 生理性摄取

患儿男性，2 岁，腭扁桃体（蓝色箭头）、喉部（红色箭头）可见 FDG 生理性摄取。

三、唾液腺

儿童唾液腺通常呈轻至中度对称性 FDG 摄取(图 1-8,图 1-9),尤其儿童在注射显像剂后咀嚼更明显。

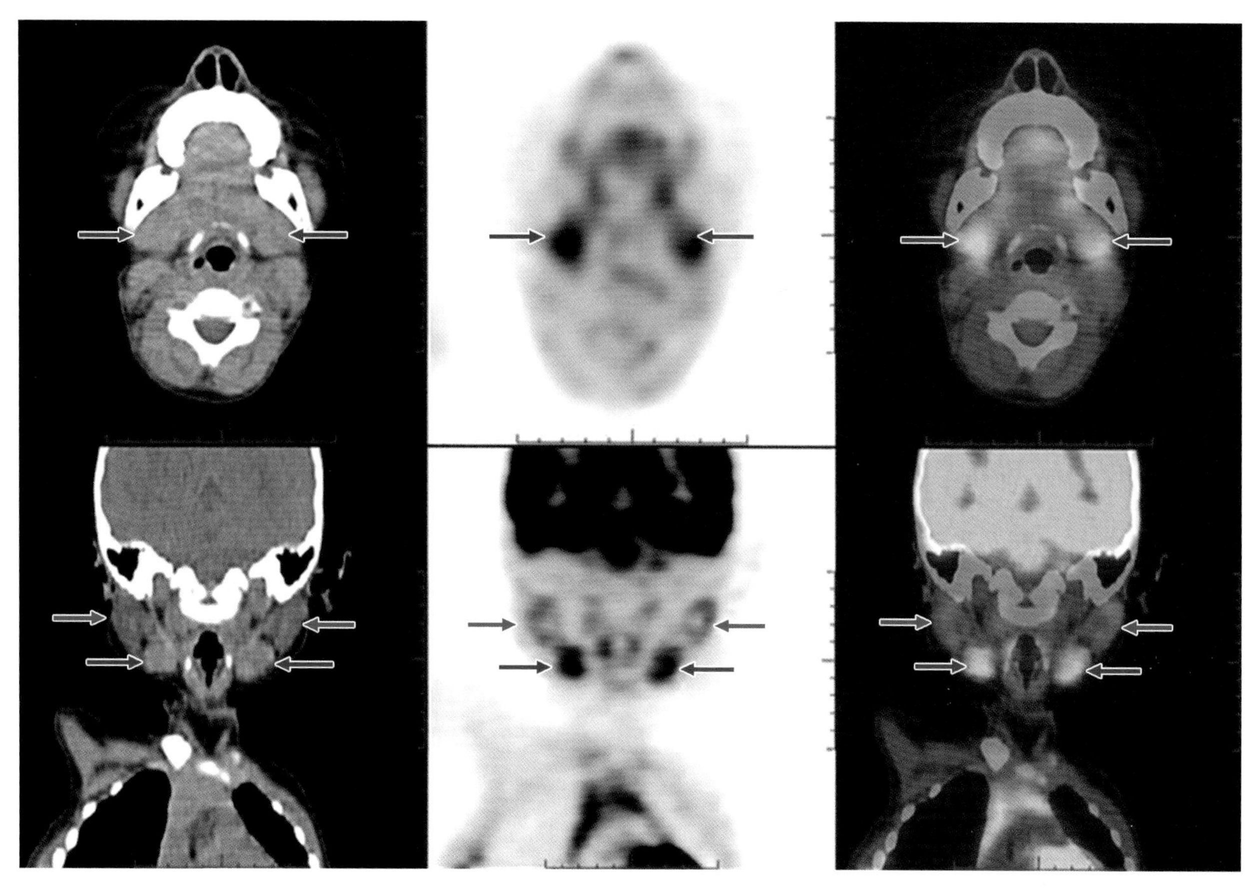

图 1-8　唾液腺 FDG 生理性摄取(腮腺和颌下腺)

患儿女性,4 岁,腮腺(蓝色箭头)和颌下腺(红色箭头)可见 FDG 生理性摄取,以颌下腺为著。

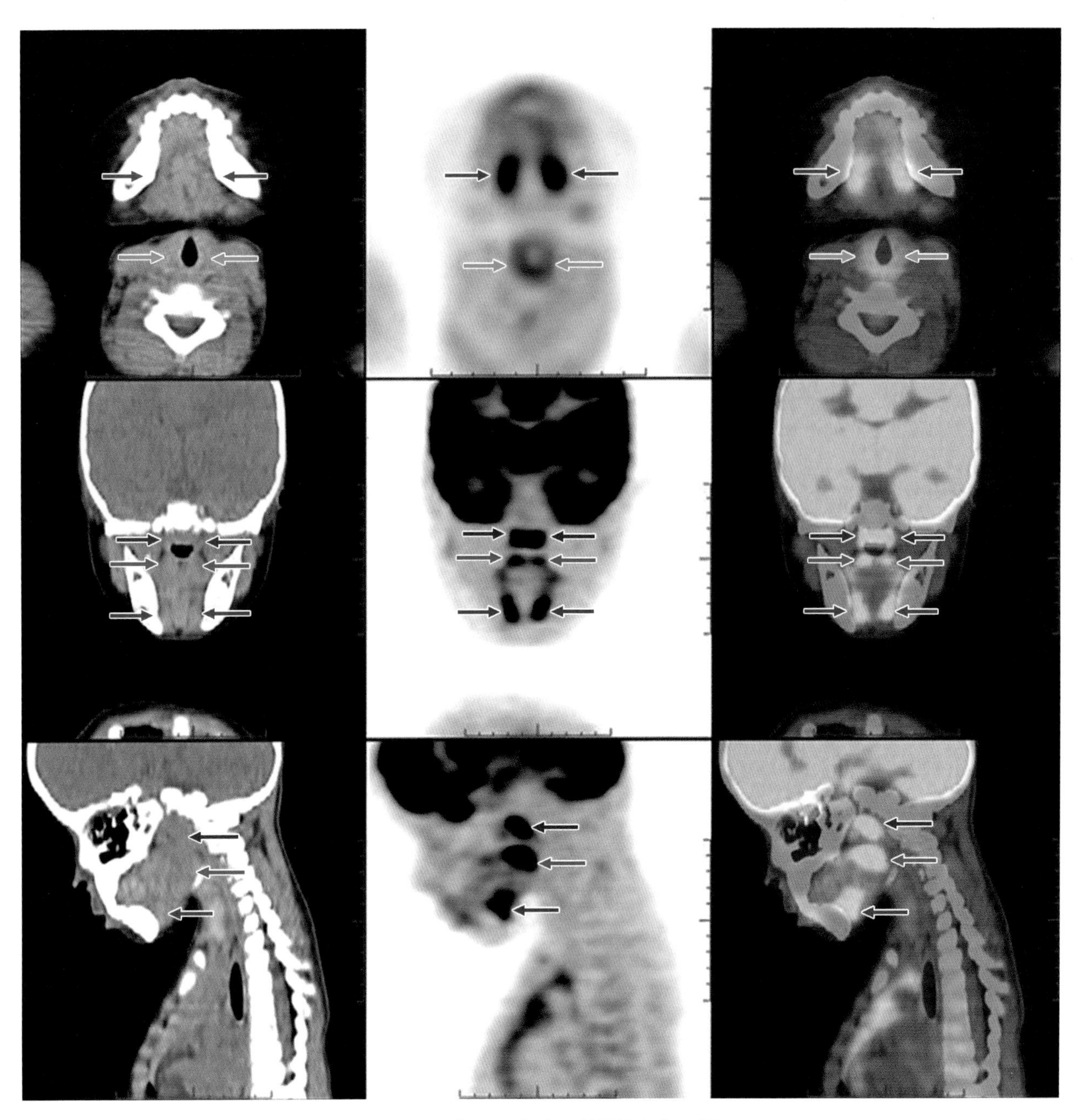

图 1-9　唾液腺 FDG 生理性摄取(舌下腺)

患儿女性,4 岁,舌下腺(红色箭头)、喉部/声带(绿色箭头)、腭扁桃体(蓝色箭头)、鼻咽(紫色箭头)可见明显 FDG 生理性摄取。

四、棕色脂肪

棕色脂肪 FDG 摄取在儿童较为常见,通常呈对称性分布,可分布于颈部、锁骨上、纵隔、腋窝、椎旁和肾周脂肪间隙(图 1-10)。

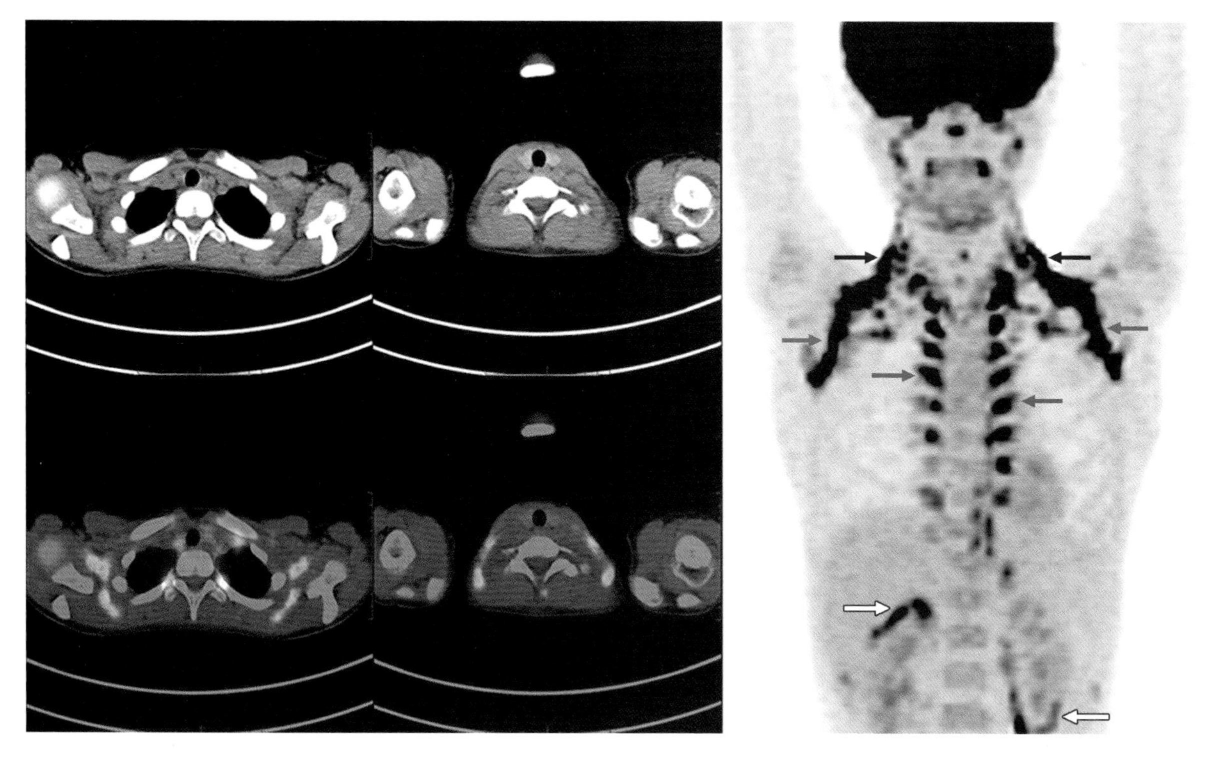

图 1-10　棕色脂肪 FDG 生理性摄取

患儿男性，11 岁，颈部（黑色箭头）、锁骨上、腋窝（蓝色箭头）、纵隔、椎旁（红色箭头）和肾周脂肪间隙（白色箭头）可见明显棕色脂肪 FDG 摄取。

五、肌肉

在注射 FDG 前及注射后 30 分钟内婴儿吮吸奶嘴或进食、儿童吃口香糖等，咀嚼肌会呈现明显的 FDG 摄取，吸吮奶嘴的婴儿舌肌和口轮匝肌 FDG 摄取增高（图 1-11）。婴幼儿在注射 FDG 前后持续哭泣，可出现胸腹部肌肉（肋间肌、膈肌、腹壁肌群）FDG 摄取不同程度的增高（图 1-12）。儿童在注射 FDG 后观看视频等，可引起眼外肌 FDG 摄取增高，通常见于内直肌和外直肌（图 1-13）。

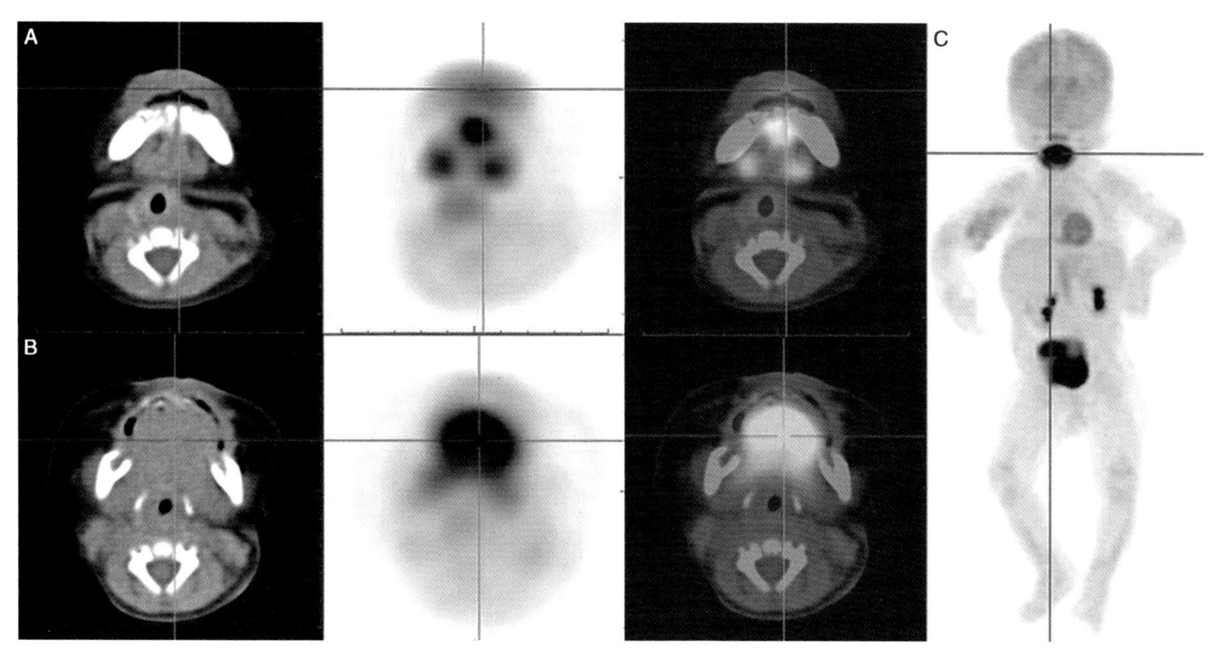

图 1-11　舌肌和口轮匝肌 FDG 生理性摄取

患儿女性，1 个月，在注射 FDG 后吸吮奶嘴，口轮匝肌（A）、舌肌（B、C）可见明显 FDG 摄取（十字标识）。

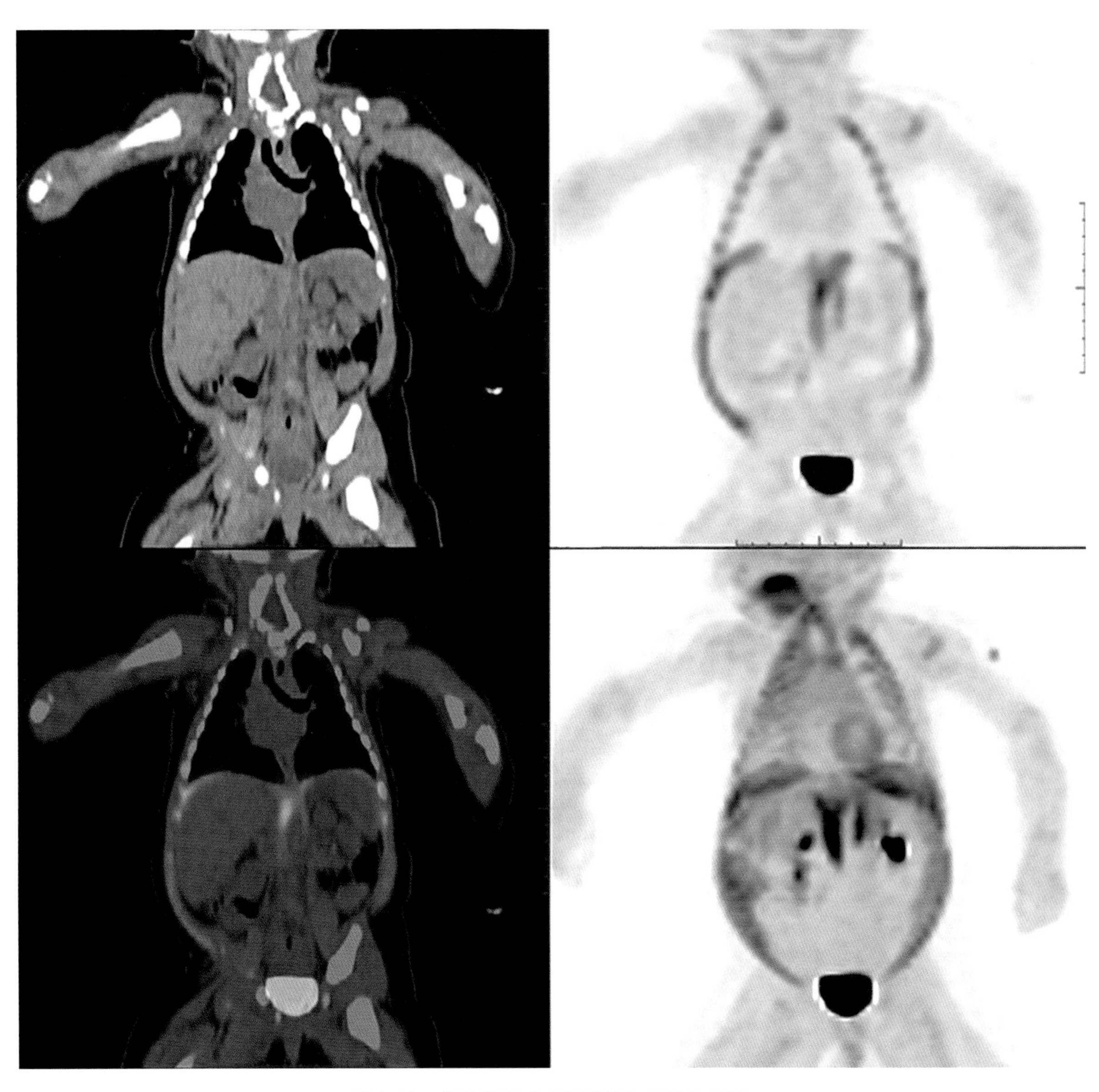

图 1-12　胸腹部肌肉组织 FDG 生理性摄取

患儿女性，1 个月，注射 FDG 后哭泣，显像时可见肋间肌、膈肌、腹壁肌肉组织明显 FDG 摄取。

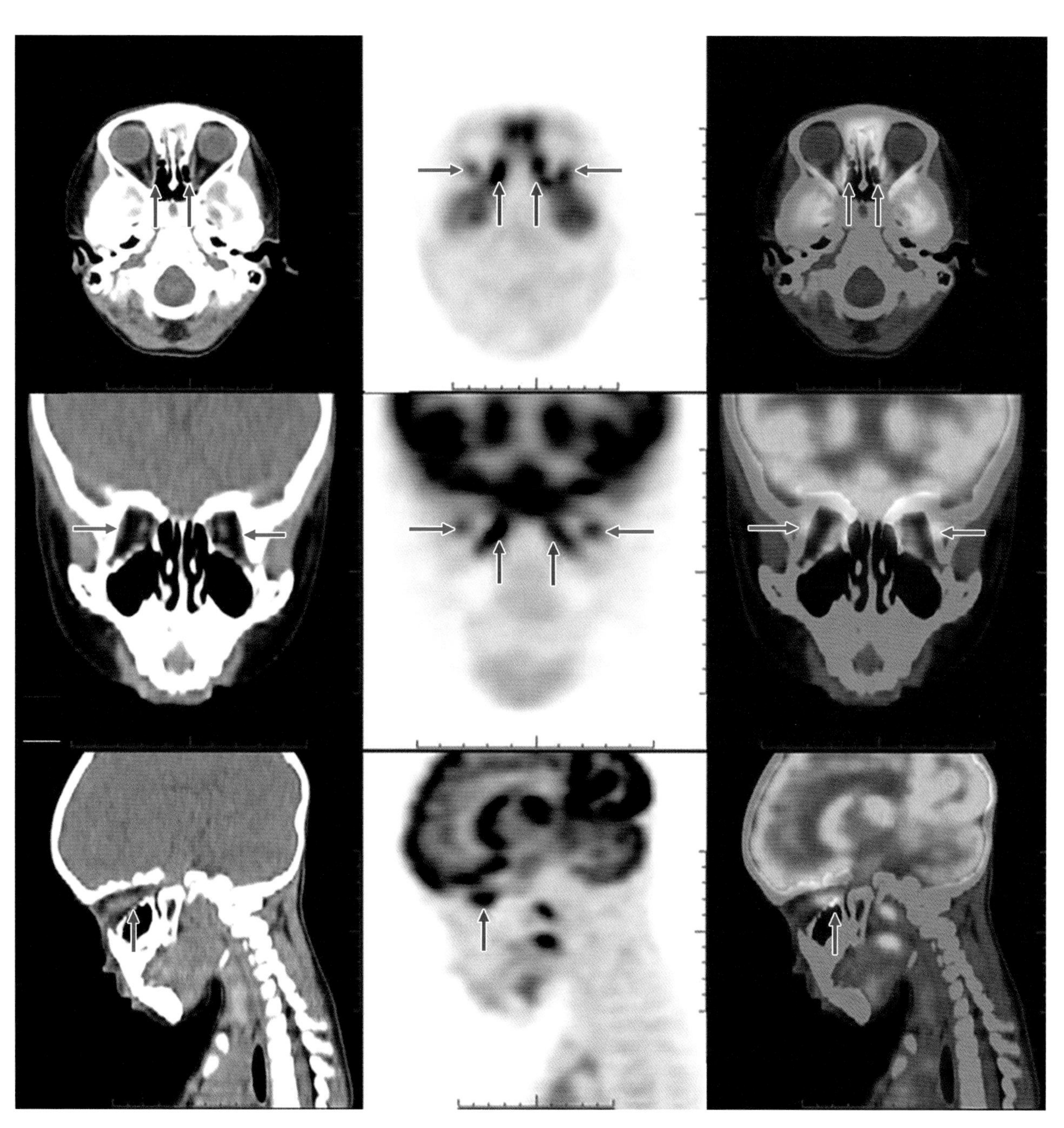

图 1-13　眼外肌 FDG 生理性摄取
患儿女性,4 岁,眼内直肌(红色箭头)、外直肌(蓝色箭头)可见 FDG 摄取。

六、骨骺端

骺板又名生长板，位于骨骺与干骺端之间，是一种薄板、波浪状的软骨组织。由透明软骨构成，呈单向软骨增殖与成骨活动，是生长期骨骼的生长发育部位。生长发育期的儿童 PET 显像可见骺板的 FDG 生理性摄取，以四肢长骨骨骺端骺板条带状对称性 FDG 摄取为著（图 1-14）。

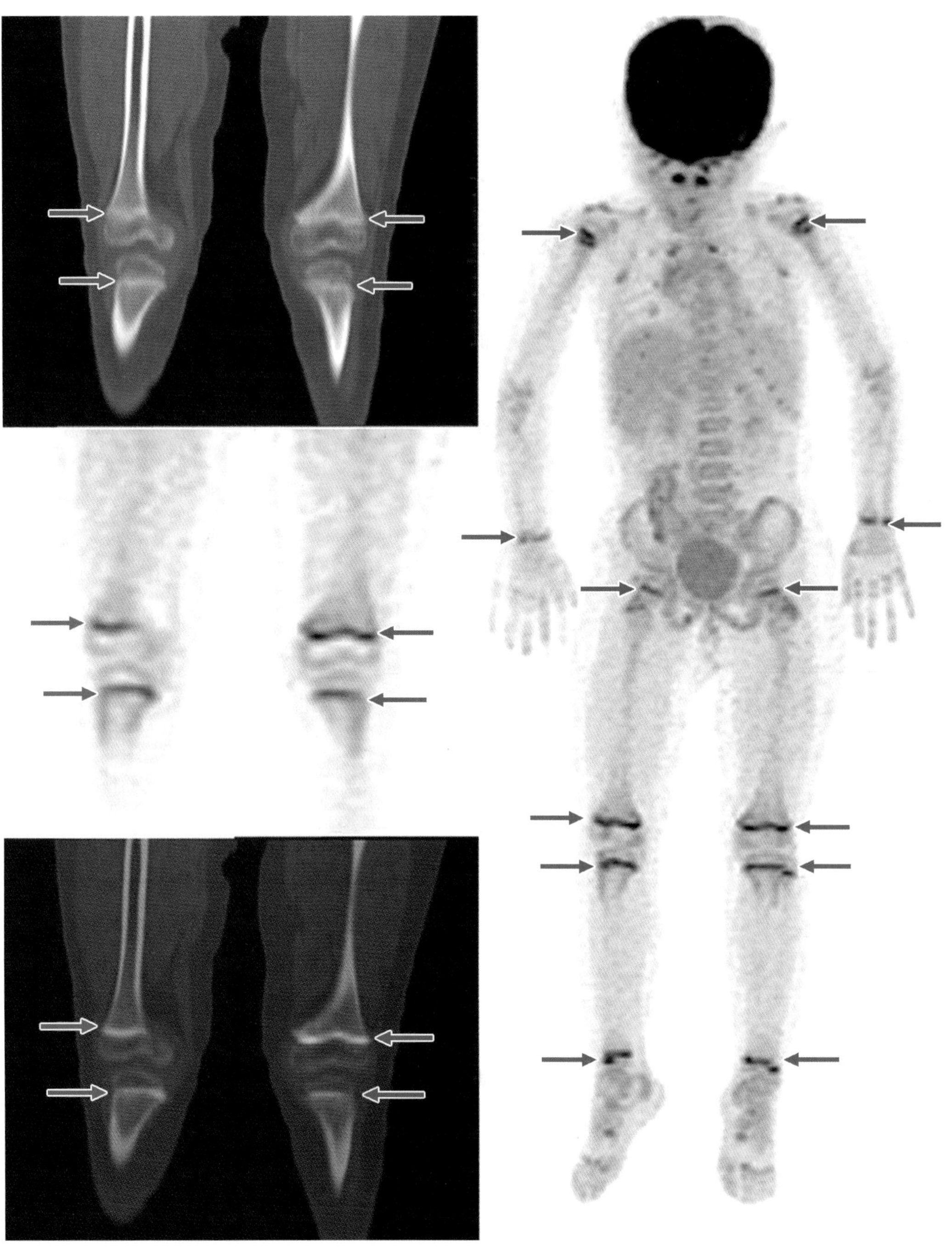

图 1-14　骺板 FDG 生理性摄取
患儿女性，5 岁，四肢长骨骨骺端可见骺板呈条带状/波浪状 FDG 摄取（箭头）。

七、骨髓

患儿接受化疗治疗后，骨髓出现增生性改变，可导致 FDG 生理性摄取增高，呈弥漫均匀性分布（图 1-15）。此外，其他相关治疗药物如粒细胞集落刺激因子（granulocyte colony stimulating factor，G-CSF）可导致骨髓和脾脏 FDG 摄取增加，红细胞生成素治疗可引起骨髓 FDG 摄取增加。

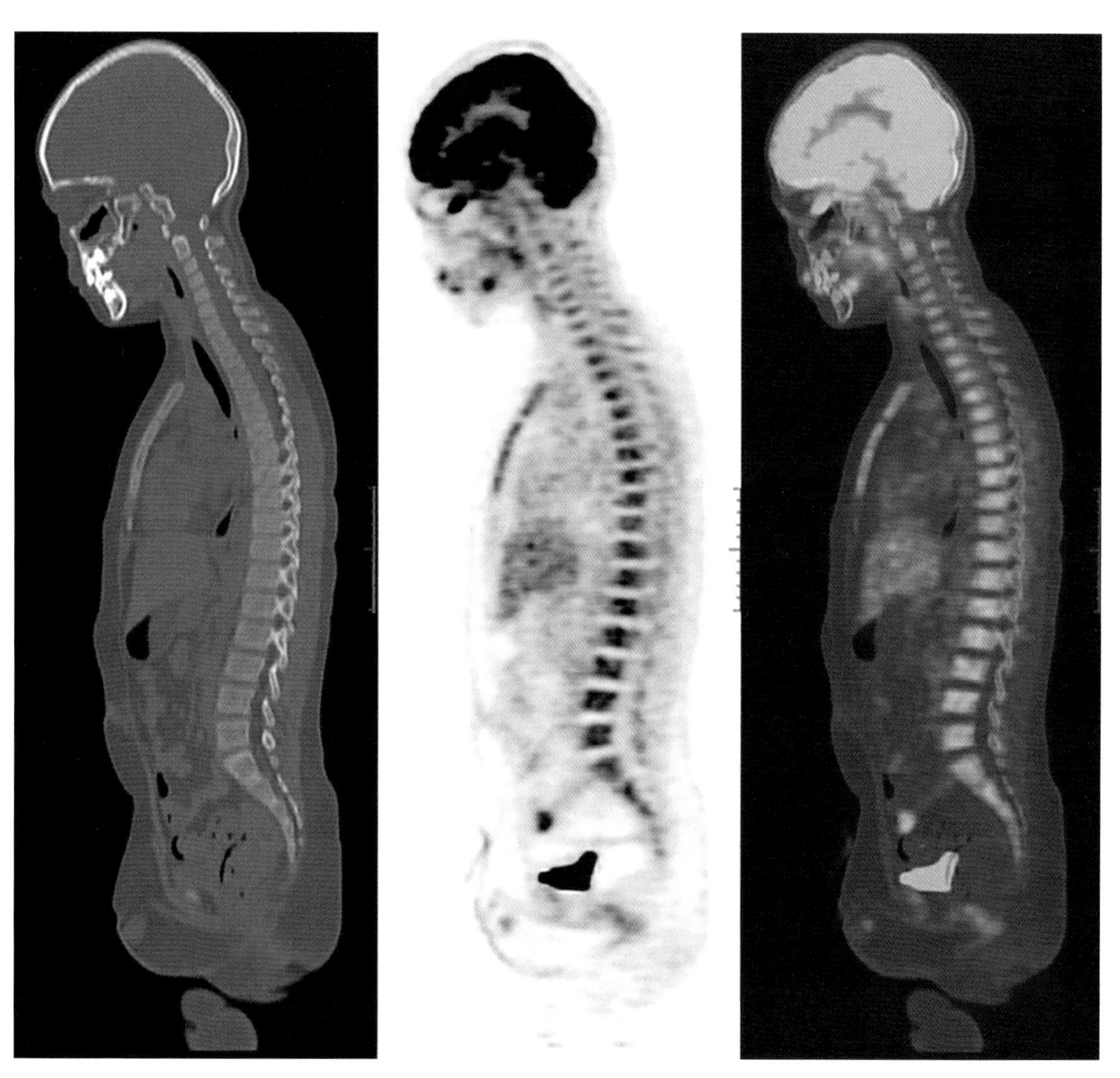

图 1-15　骨髓 FDG 生理性摄取增高

患儿男性，9 岁，Burkitt 淋巴瘤化疗 4 次后 FDG PET/CT 显像示骨髓弥漫均匀性 FDG 摄取增高，提示骨髓反应性增生。

八、常见伪影

儿童常见伪影包括移动伪影、呼吸运动伪影、尿液污染、注射部位显像剂残留、外渗等。儿童由于配合程度较低，在检查过程中常出现肢体、头部等移动伪影（图 1-16，图 1-17）。此外，婴幼儿以腹式呼吸为主，膈肌移动幅度较大，易产生伪影。婴幼儿尿片显像前如未及时更换或显像过程中排尿，可出现盆部及双下肢近端大片强烈 FDG 摄取（图 1-18）。采用留置针注射的儿童，如注射显像剂后生理盐水推注不充分，可出现显像剂残留显影（图 1-18）。

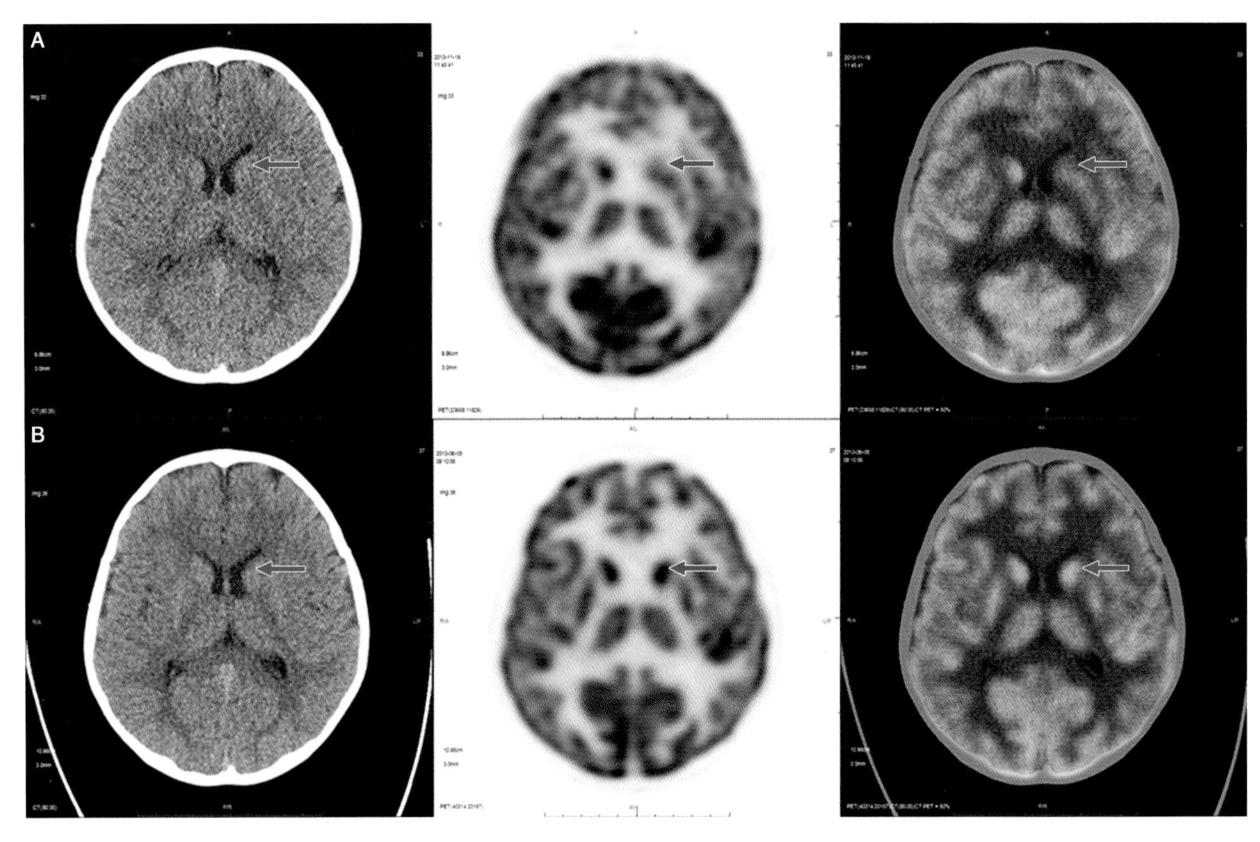

图 1-16　头部移动伪影

患儿男性，6 岁：A. 首次 PET/CT 扫描过程中头部移动，PET 影像模糊不清，左侧尾状核头 FDG 摄取减低（箭头）；B. 复查 PET/CT，无头部移动，PET 影像清晰，未见确切异常 FDG 摄取。

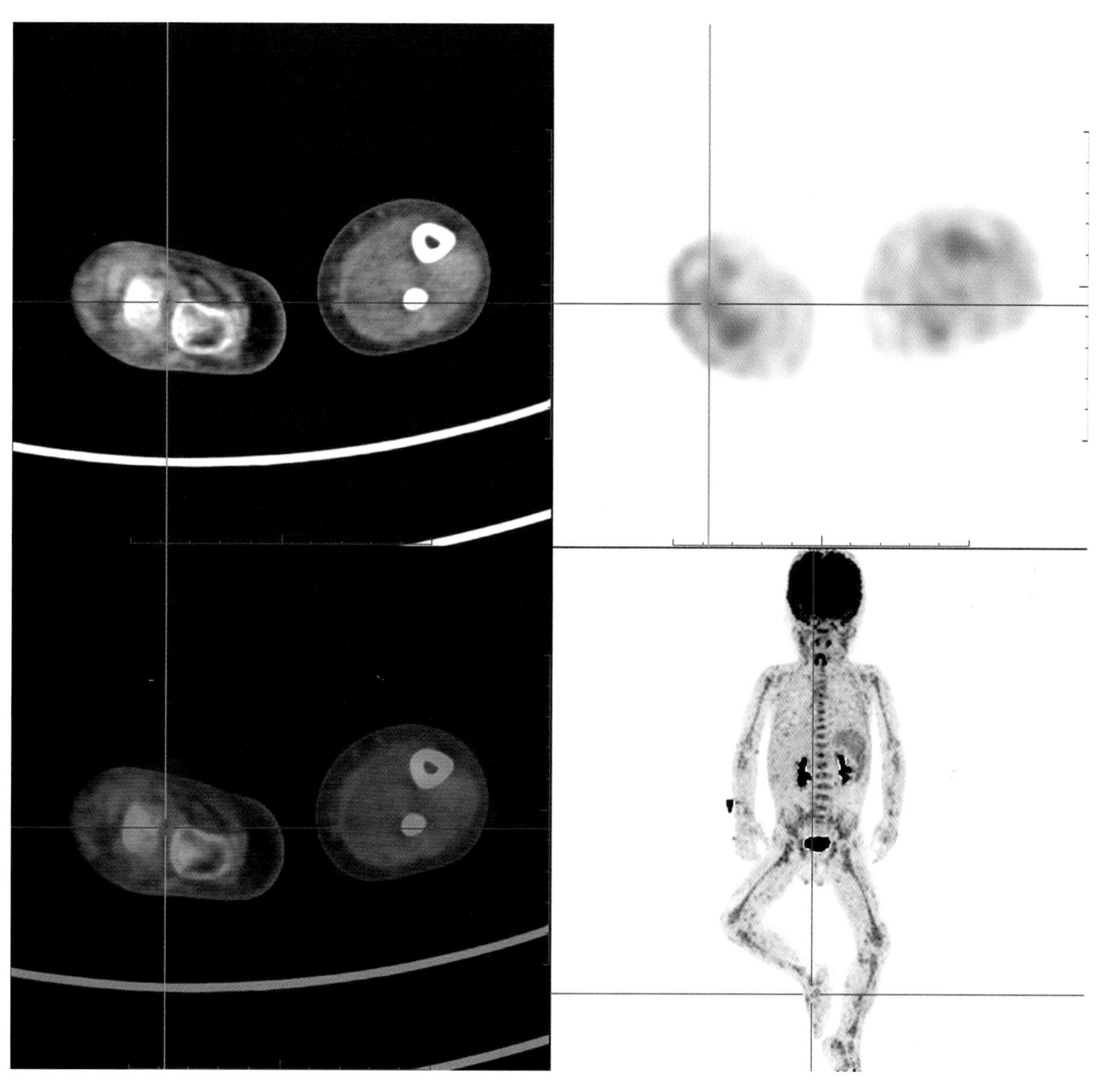

图 1-17　足部移动伪影

患儿男性,2 岁,PET/CT 扫描过程中右足移动,PET 影像与 CT 影像不匹配,融合图像可见移动伪影。

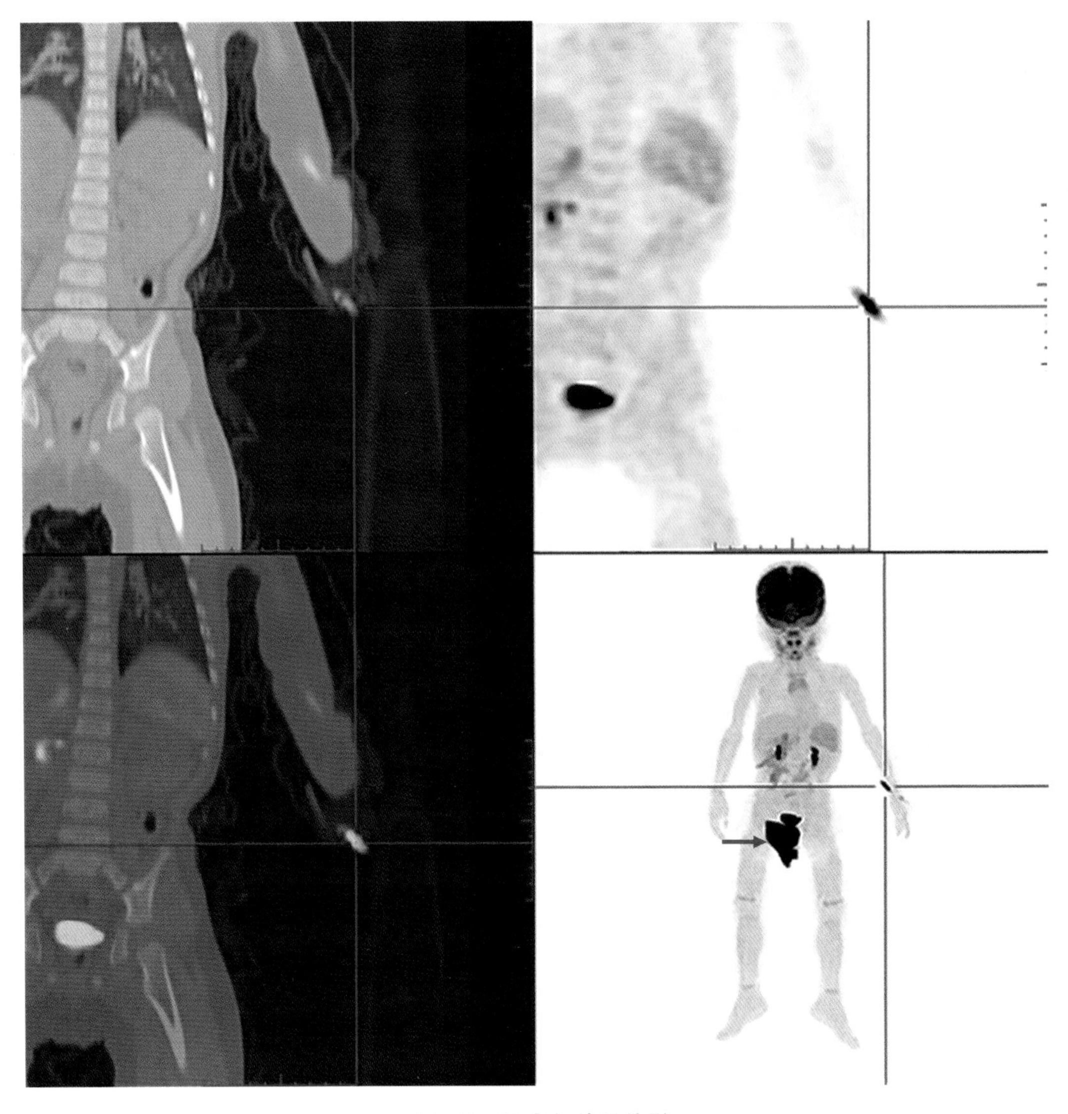

图 1-18　FDG 污染及伪影

患儿男性，19 个月，PET/CT 显像示留置针内显像剂滞留引起左前臂近腕部条状 FDG 浓聚伪影（十字标识），扫描前未更换尿片引起尿液污染影像（红色箭头）。

（王辉　袁晓军　尹雅芙）

参考文献

[1] ICRP. Radiation dose to patients from radiopharmaceuticals. Addendum 3 to ICRP Publication 53. ICRP Publication 106. Approved by the Commission in October 2007[J]. Ann ICRP, 2008, 38(1-2): 1-197.

[2] STAUSS J, FRANZIUS C, PFLUGER T, et al. Guidelines for ^{18}F-FDG PET and PET-CT imaging in paediatric oncology[J]. Eur J Nucl Med Mol Imaging, 2008, 35(8): 1581-1588.

[3] PARISI M T, BERMO M S, ALESSIO A M, et al. Optimization of pediatric PET/CT[J]. Semin Nucl Med, 2017, 47(3): 258-274.

[4] GAWANDE R S, KHURANA A, MESSING S, et al. Differentiation of normal thymus from anterior mediastinal lymphoma and lymphoma recurrence at pediatric PET/CT[J]. Radiology, 2012, 262(2): 613-622.

第二章 中枢神经系统肿瘤

第一节 概　　述

中枢神经系统肿瘤是常见的儿童实体肿瘤之一，发病率排名第二位，致死、致残率均较高，以星形细胞瘤、髓母细胞瘤、室管膜瘤、颅咽管瘤和生殖细胞瘤较为常见。儿童中枢神经系统肿瘤一般好发于幕上和颅后窝，两者发生率基本接近，其中颅后窝肿瘤在儿童（54%）中多于成人（15%~20%）。幕上肿瘤较多见于2~3岁以下者，而幕下颅后窝肿瘤则多见于4~11岁者。据文献报道，2001—2010年世界人口研究数据中儿童中枢神经系统肿瘤的年平均发病率（age-standardized rate，ASR）为28.2/100万，占儿童恶性肿瘤17.2%~26.3%。亚洲主要黄种人国家人群中（包括中国），ASR为15.0/100万~24.9/100万，占儿童肿瘤整体的14.0%~23.0%。其中，上海市2002—2005年间为24.0/100万。最新流行病学报道，2011—2015年间，美国儿童和≤19岁青少年的原发性非恶性和恶性中枢神经系统肿瘤的ASR为5.95/100万，其中60%为恶性。

目前临床多首选CT、MR及特殊MR技术等常规影像学方法作为儿童中枢神经系统肿瘤的初诊手段，可明确肿瘤所在部位、范围、形态及周边情况，尤其是MR精确的软组织分辨率发挥了更高的临床价值。

受多种因素影响，目前^{18}F-FDG PET/CT多应用于成人临床，在儿童诊疗中应用相对少。目前儿童脑肿瘤显像剂包括^{18}F-FDG、^{11}C-甲硫氨酸（methionine，Met）、^{11}C-胆碱（choline，Cho）及目前新开发在研的^{18}F-谷氨酰胺（glutamine，Gln），后三者因脑内本底较低，靶/本底比高，图像质量较高，可为^{18}F-FDG PET/CT显像提供有效补充，但^{11}C的半衰期较短（20分钟），临床开展有限。此外，^{18}F-Gln处于在研状态，至撰稿前Clinical Trials上仅有一家美国单位注册使用。因篇幅有限，本章内容不能完整、系统地介绍中枢神经系统的所有肿瘤，编者按我科接诊病种数的多少简要介绍目前常见及部分少见的发生于儿童脑部的肿瘤，另有部分不属于中枢神经系统来源的肿瘤，因其发生于儿童脑部，纳入本章一并介绍。本章主要以介绍^{18}F-FDG PET/CT表现为主，部分病种为^{11}C-MET显像。

第二节 星形细胞瘤

一、疾病简介

星形细胞瘤是儿童最常见的脑内肿瘤，起源于脑支持结构，好发于幕下颅后窝（60%~70%），约占颅后窝肿瘤的20%。以小脑半球、小脑蚓部多见，少数位于桥小脑角，表现为囊性、实质性的或实质性伴中央坏死，典型囊性星形细胞瘤表现为囊性病灶伴壁结节形成，钙化较为少见，且仅见于肿瘤实质部分。因占位效应明显，瘤周水肿多见。

二、临床表现

与其他颅后窝肿瘤相同，小脑星形细胞瘤最常见的临床表现为颅高压和小脑损害，颅高压出现较早，以头痛、呕吐常为首发症状。小脑损害表现为单侧肢体共济失调，上肢较下肢明显，表现为持物不稳、动作笨拙，若肿瘤位于中线附近可表现为平衡障碍或共济失调。若发生于大脑半球，则表现为颅内压增高和局灶性神经系统表现，如癫痫发作等。

三、常规影像学表现

CT：典型囊性星形细胞瘤表现为小脑半球或蚓部圆/椭圆形囊性肿瘤，边界清楚，囊壁可见瘤结节，即“大囊小结节”，强化明显。肿瘤较大者占位效应明显。

MR：囊液含蛋白质较高，呈长 T_1 与长 T_2 信号，实性部分可明显强化。位于大脑半球/幕上的星形细胞瘤，CT、MR 表现及强化方式多种多样，不易诊断。

四、PET/CT 影像特点

脑星形细胞瘤典型表现为囊性部分 FDG 无摄取，实性部分可存在不同程度的 FDG 摄取。研究显示，不同病理类型的脑星形细胞瘤肿瘤的良恶性以及病理分级有关，等级越高，恶性程度越高，FDG 摄取增高越明显，提示肿瘤存在高代谢水平。较大的肿瘤易发生囊变、坏死，出现 FDG 摄取明显降低，甚至缺损。结合 CT 平扫还可发现实性成分中的钙化。显像剂 ^{18}F-FDG 受脑组织葡萄糖代谢旺盛的影响，病灶显示受限，在该病诊断上缺乏优势，可通过其他类型正电子显像剂弥补此方面不足。

预后及疗效判断方面，^{18}F-FDG PET/CT 可用于评估手术切除肿瘤的完整性，制订进一步治疗方案及鉴别肿瘤活性残留或瘢痕等，对指导临床均有一定价值。

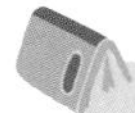

病例 2-1　左小脑毛细胞型星形细胞瘤

患儿女性，1 岁，站立不稳伴呕吐 1 个月余。

^{18}F-FDG PET/CT 示颅后窝小脑蚓部偏左侧囊实性肿块密度影，大小约 58mm×45mm，右侧呈囊性密度，FDG 未见明显摄取，左侧呈实性低密度影，FDG 摄取低于脑皮质高于脑白质。CT 示占位明显，见低密度水肿带环绕，第三脑室受压，侧脑室扩张（图 2-1）。

术后病理：左小脑毛细胞型星形细胞瘤（WHO Ⅰ级）。

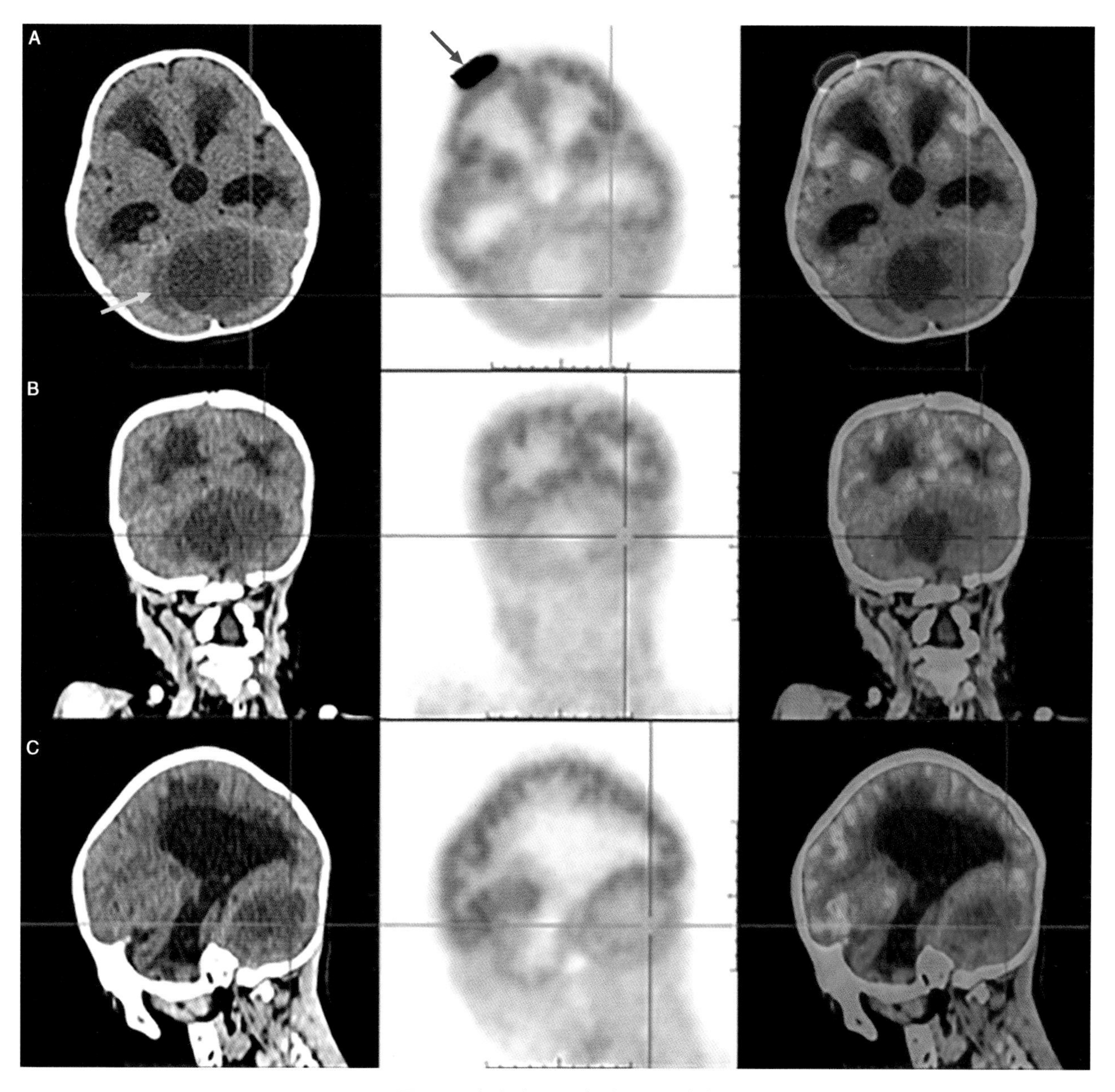

图 2-1　左小脑毛细胞型星形细胞瘤

A. 横断面 CT、PET 及 PET/CT 融合图；B. 冠状面 CT、PET 及 PET/CT 融合图；C. 矢状面 CT、PET 及 PET/CT 融合图。十字标识示左小脑囊实性肿块的实性部分，FDG 摄取较低（SUV_{max} 为 1.9），其右侧为 FDG 无摄取的囊性部分。图 A 的 PET 图中红色箭头为注射沾污点。图 A 的 CT 图中蓝色箭头为低密度水肿带。

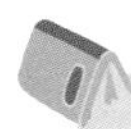

病例 2-2 鞍区毛细胞黏液样型星形细胞瘤

患儿男性,21 个月,右上肢无力 1 年,步态不稳 7 个月余。

^{18}F-FDG PET/CT 示鞍区及基底节偏左一等低密度影,边界清楚,大小约 68mm×66mm,FDG 摄取低于皮质、高于脑白质,病灶内 FDG 分布不均。CT 见双侧脑室增宽,左侧脑室受压变形,第三脑室受压移位(图 2-2)。

术后病理:鞍区低级别胶质瘤,符合毛细胞黏液样型星形细胞瘤(WHO Ⅰ级)。

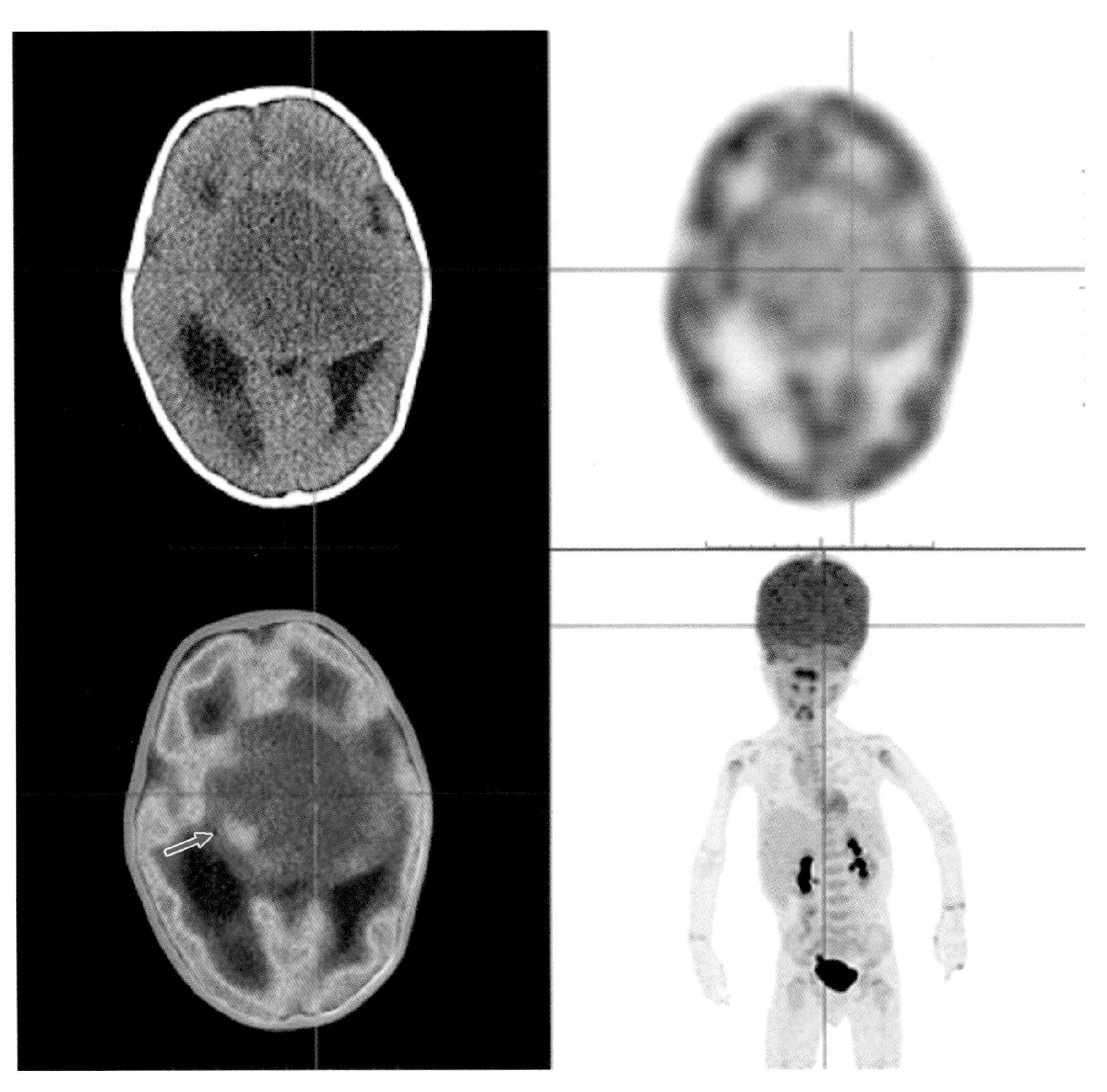

图 2-2 鞍区毛细胞黏液样型星形细胞瘤

十字标识示鞍区偏左侧等低密度影,大小约 68mm×66mm,FDG 摄取较低,占位效应明显,边缘摄取稍高(蓝色箭头),SUV_{max} 为 2.6。

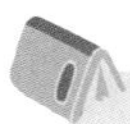

病例 2-3　丘脑高级别星形细胞瘤

患儿女性,8 岁,进食后呕吐近 1 个月。

^{18}F-FDG PET/CT 示右侧丘脑区囊实性低密度影,囊壁厚薄不均,实性成分 FDG 摄取稍高;肿块边界欠清,大小约 57mm×47mm,凸入右侧侧脑室,部分堵塞室间孔,双侧侧脑室明显扩大,以左侧为著,中线结构稍左移(图 2-3)。

术后病理:丘脑高级别星形细胞瘤(WHO Ⅲ~Ⅳ级)伴大片坏死。

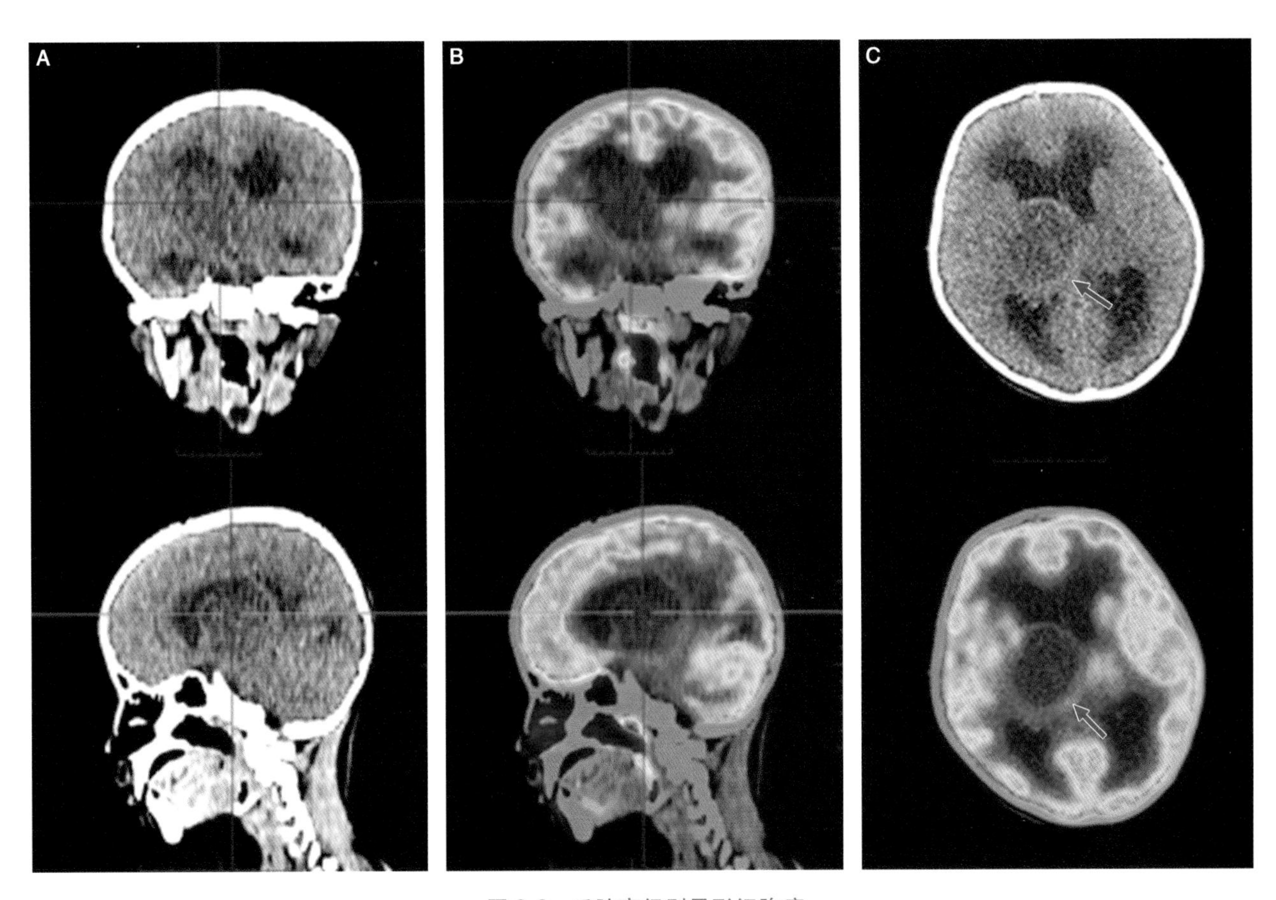

图 2-3　丘脑高级别星形细胞瘤

A. CT 横断位及矢状位图;B. PET/CT 融合图;C. 横断位 CT 及 PET/CT 融合图。图 A、B 十字标识示右侧丘脑区囊实性低密度肿块影,中央因大部分坏死囊变呈 FDG 缺损(十字标识),边缘小部分(图 C 红色箭头)FDG 摄取稍高(SUV_{max} 为 2.9),中线结构左移,双侧侧脑室明显扩大,矢状位显示肿块边界不清。

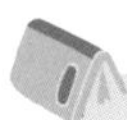

病例 2-4　右枕深部胶质母细胞瘤

患儿女性,6 岁,发热、咳嗽 1 周余,突发头晕、呕吐 1 天。外院 MR:右侧丘脑占位。

^{18}F-FDG PET/CT 示右侧枕叶不规则混杂密度团块,中心见液化坏死及出血,FDG 环形摄取增高,中线左偏,右侧脑室受压变形(图 2-4)。

术后病理:右枕深部胶质母细胞瘤(WHOⅣ级)。

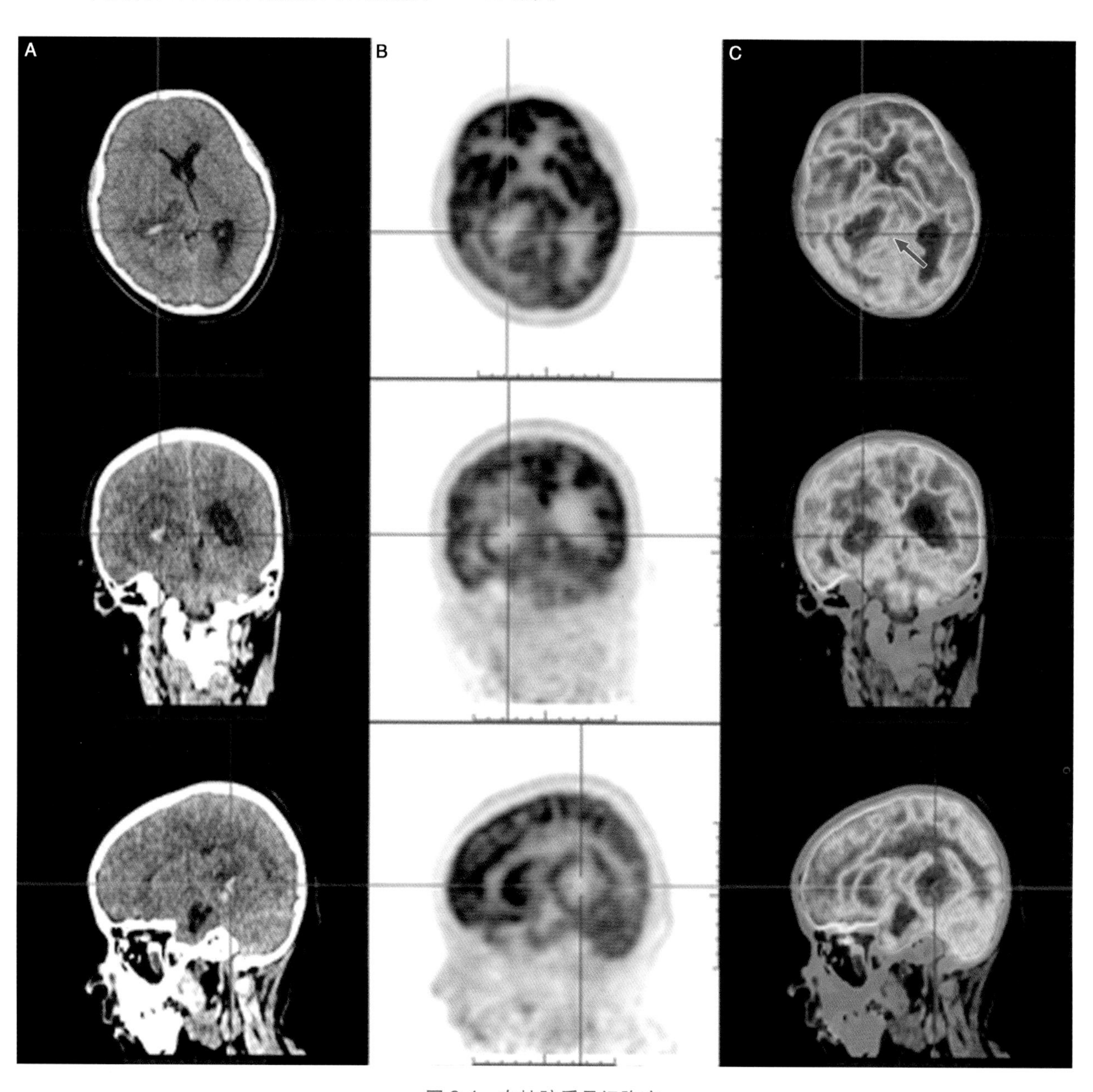

图 2-4　右枕胶质母细胞瘤

A. CT 图;B. PET 图;C. PET/CT 融合图。十字标识示病灶为右枕叶近右基底节区混杂密度团块,中央见坏死及出血(十字标识示高密度出血灶),FDG 未见摄取,大小约 53mm×41mm×40mm,周边 FDG 摄取较高(图 C 蓝色箭头),SUV_{max} 为 5.5。

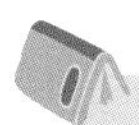

病例 2-5　左额颞顶胶质肉瘤

患儿女性，1 岁，阵发性呕吐 1 个月。本院 MR：左侧额颞顶巨大肿瘤。

^{18}F-FDG PET/CT 示左侧额颞顶区巨大稍高密度肿块，内见液化、坏死，局部见粗大钙化灶，FDG 摄取环形不均匀增高，瘤周脑实质大片水肿，中线右偏，右侧侧脑室扩大（图 2-5）。

术后病理：左额恶性肿瘤，病变形态及酶标提示为胶质肉瘤。

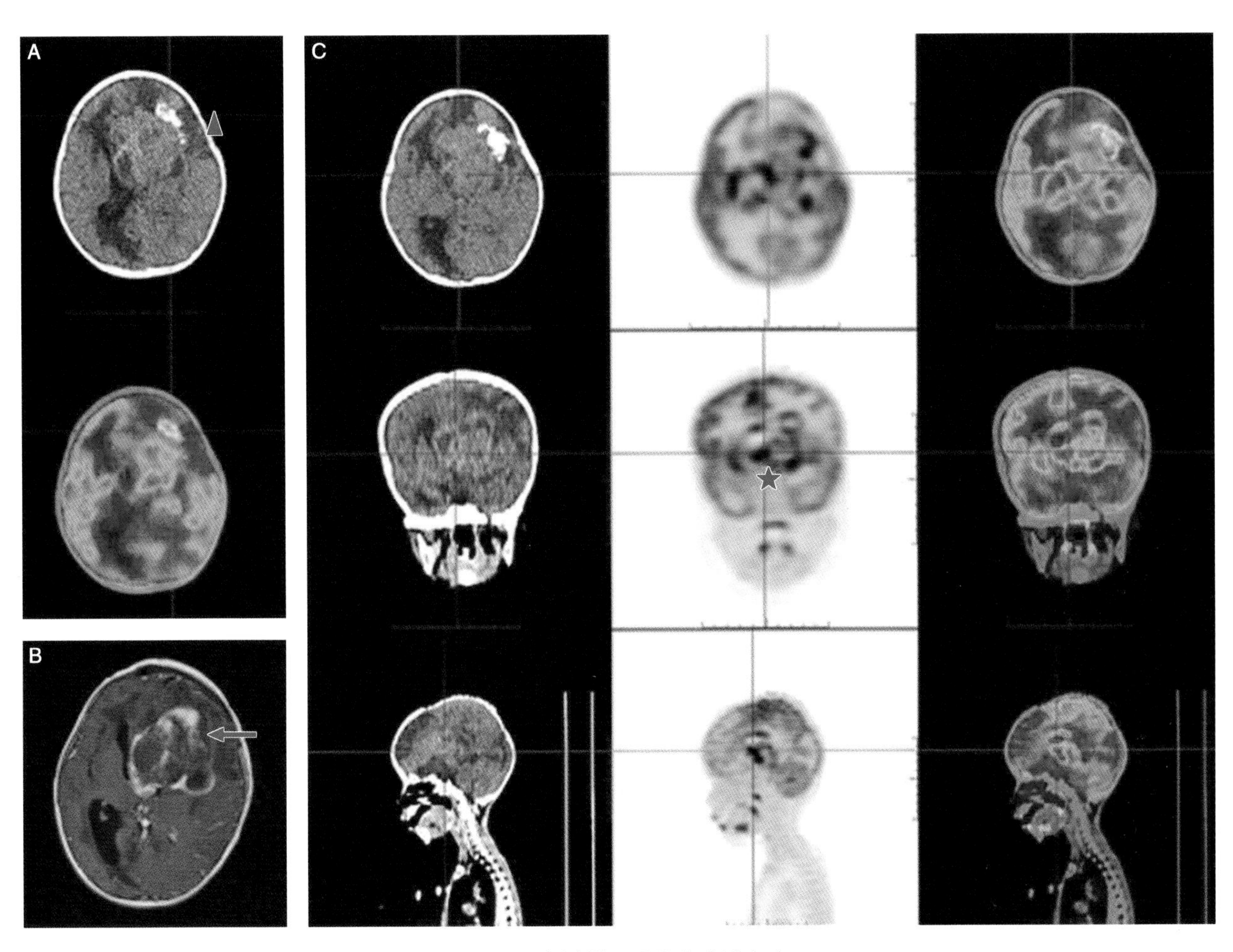

图 2-5　左侧额颞顶巨大胶质肉瘤

A. CT 及 PET/CT 融合图（横断面）：左侧额颞顶区巨大肿瘤伴大片钙化及低密度水肿（蓝色三角右旁），大小约 57mm×58mm×72mm，FDG 摄取增高，分布不均匀；B. MR 图：同期 MR 横断面见肿块为多房性，混杂信号，蓝色箭头提示其钙化显示不佳；C. CT、PET 及 PET/CT 融合图：FDG 摄取最高处（蓝色五角星，SUV_{max} 为 10.9）。

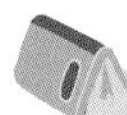

病例 2-6　脑干弥漫型中线胶质瘤

患儿女性，13 岁，发现右侧上、下肢无力，伴上肢麻木、步态不稳 1 个月。头颅 MR：脑干占位，胶质瘤首先考虑。

^{11}C-MET PET/CT 示脑干明显增粗，内见不均质团块影，MET 摄取明显不均匀增高(图 2-6)。

术后病理：脑部高级别胶质瘤，结合部位及酶标 H3K27M(+)提示为弥漫型中线胶质瘤。

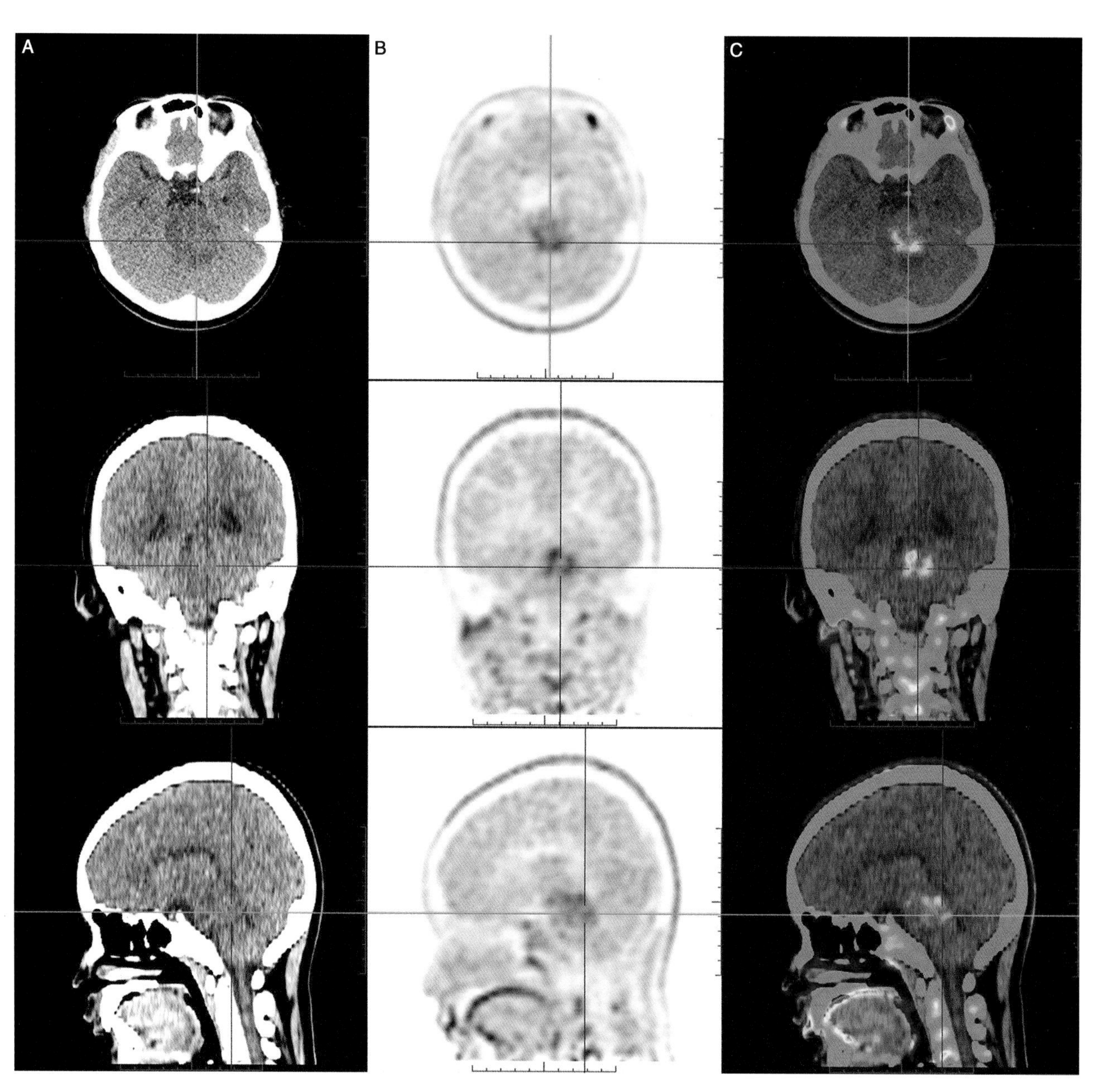

图 2-6　脑干弥漫型中线胶质瘤 ^{11}C-MET 显像

A. CT；B. PET 图；C. PET/CT 融合图。图 A~C 十字标识示脑干等低密度肿块影，截面约 24mm×30mm，肿瘤位于中线，脑干增粗，双侧脑室受压、扩大，MET 弥漫性不均匀摄取(SUV_{max} 为 5.7)。

第三节　髓母细胞瘤

一、疾病简介

髓母细胞瘤(medulloblastoma)又名成神经管细胞瘤,属儿童期最常见的颅后窝肿瘤,首次由 Baily 及 Cushing 命名。起源于胚胎细胞,由未分化细胞(小圆细胞)组成,特征表现为“菊形团”样结构,WHO 定为Ⅳ级。髓母细胞瘤恶性程度高,生长迅速,可沿脑脊液播散种植转移至颅内各脑池,椎管内脑脊液播散常见于胸腰段脊髓,全身转移常见于骨骼转移。

二、临床表现

主要表现为颅内压增高及小脑症状。发病年龄高峰为 10 岁前,80%为 8 岁前,40%为 5 岁以内。常见症状有呕吐、头痛、躯干性共济失调。其中,呕吐发生率最高,也可为早期唯一症状,原因是第四脑室或中脑导水管发生梗阻,导致阻塞性脑积水。手术全切,并经全脑放射治疗后,5 年生存率为 40%~80%。但较易于 3~5 年间复发,易通过脑脊液播散至椎管,也可经血行或淋巴结转移。

三、常规影像学表现

CT 典型表现为小脑蚓部或小脑半球边界清楚的等、高密度肿瘤,密度均匀,可见低密度液化坏死,第四脑室受压、变形,常伴梗阻性脑积水。CT 增强表现为轻到中度均匀强化。脑膜播散可见脑膜增厚伴明显强化,边缘光滑或结节样。MR 特征性表现为肿瘤部位沿中线生长,压迫第四脑室引起脑积水,T_1WI 低信号,T_2WI 高信号,轻到中度强化。

四、PET/CT 影像特点

髓母细胞瘤仅发生于小脑,典型表现为颅后窝软组织密度肿块影,可合并幕上脑室扩张积水,FDG 摄取增高,WHO 分级为Ⅳ级,提示肿瘤代谢水平较高,恶性程度高。瘤体较大者可合并液化、坏死,FDG 摄取低或缺损。因髓母细胞瘤好发转移,^{18}F-FDG PET/CT 全身显像可用于评估全身病情,指导临床诊疗。

病例 2-7　髓母细胞瘤

患儿男性,3 岁,发现头围增大伴步态不稳 2 周。外院 MR:颅后窝占位。

^{18}F-FDG PET/CT 示第四脑室内见稍高密度团块,边界清,见分叶,放射性分布稍高(SUV_{max} 为 3.3),全脑室扩大(图 2-7)。

术后病理:髓母细胞瘤,Ⅳ级。

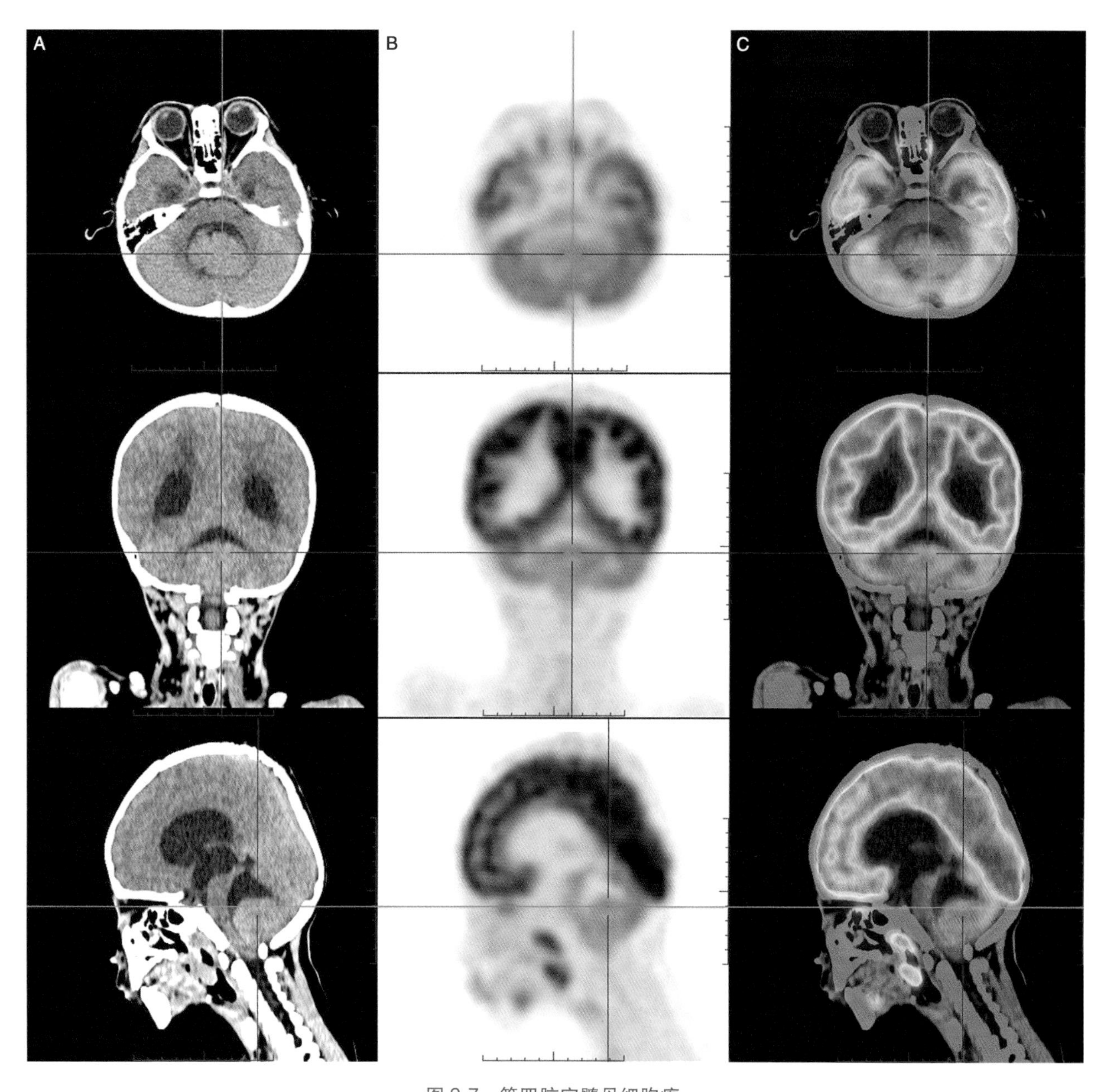

图 2-7　第四脑室髓母细胞瘤

A. CT 图；B. PET 图；C. PET/CT 融合图。十字标识示第四脑室后部分叶状稍高密度团块，大小约 40mm×34mm，FDG 摄取增高（SUV_{max} 为 3.3），低于脑实质。

病例 2-8　髓母细胞瘤 ^{11}C-MET 显像

患儿女性，8 岁，反复头晕 2 个月余，呕吐 3 次。专科查体：患儿精神萎靡，自主体位，神志清，反应可，双侧瞳孔等大等圆，双眼向下凝视，颈项稍强直。当地医院头颅 CT 提示小脑蚓部占位。

^{11}C-MET PET/CT 示颅后窝不规则等密度影，局部层面凸向左脑桥小脑三角池，MET 摄取高于正常脑实质（图 2-8）。

术后病理：第四脑室髓母细胞瘤，经典型，WHO Ⅳ级。

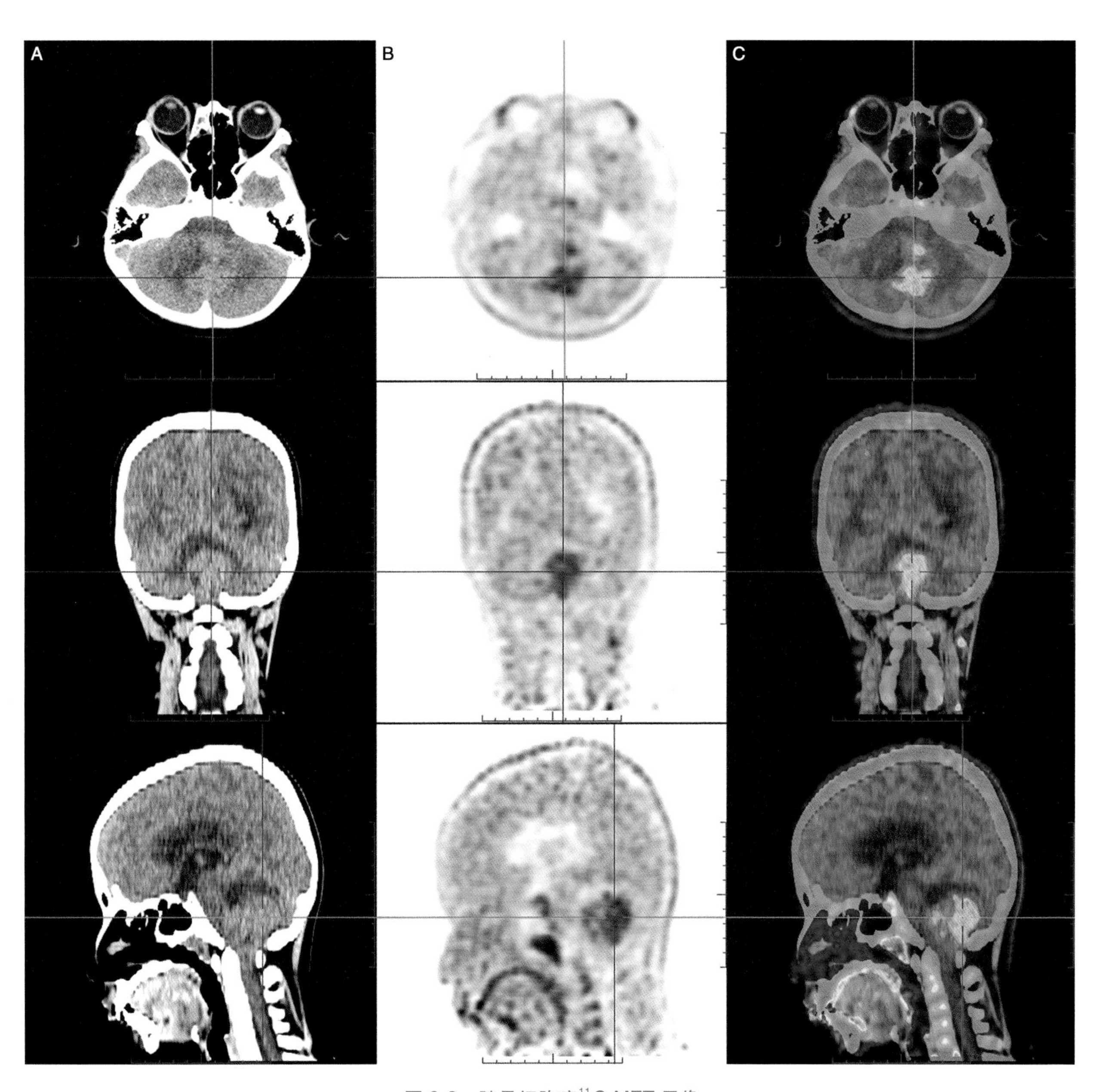

图 2-8　髓母细胞瘤 ^{11}C-MET 显像

A. CT 图；B. PET 图；C. PET/CT 融合图。十字标识示颅后窝区不规则等密度影，MET 摄取增高（SUV_{max} 为 5.7），矢状面示幕上脑室轻度扩张。

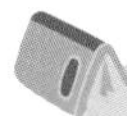

病例 2-9　髓母细胞瘤术后多发转移及治疗后进展

患儿男性,6 岁,第四脑室髓母细胞瘤(Ⅳ级)术后 2 年,头痛半年,加重 1 周。术后曾行全脑及脊髓放疗。MR 提示大脑脚前方及鞍上池、双侧侧脑室管膜下及右侧外侧裂池区结节,脊髓多个小结节灶,考虑播散转移。

^{18}F-FDG PET/CT 示鞍上池、双侧侧脑室室管膜下多发大小不一稍高密度结节,其中鞍上池处病灶较大,截面约 26mm×24mm,FDG 摄取增高(SUV_{max} 为 7.5),经过治疗后,鞍上池原病灶结节较前缩小,FDG 摄取较前下降(截面大小约 19mm×19mm,SUV_{max} 为 5.9),但右侧侧脑室室管膜下病灶较前增大,FDG 摄取同样较前下降(图 2-9)。$C_{1\sim3}$、$C_{6\sim7}$、T_{12}、L_3 及 S_1 水平脊髓见点状 FDG 摄取增高,治疗后范围缩小,代谢轻度下降(图 2-10)。图 2-11 显示 L_3 处播散转移结节灶。

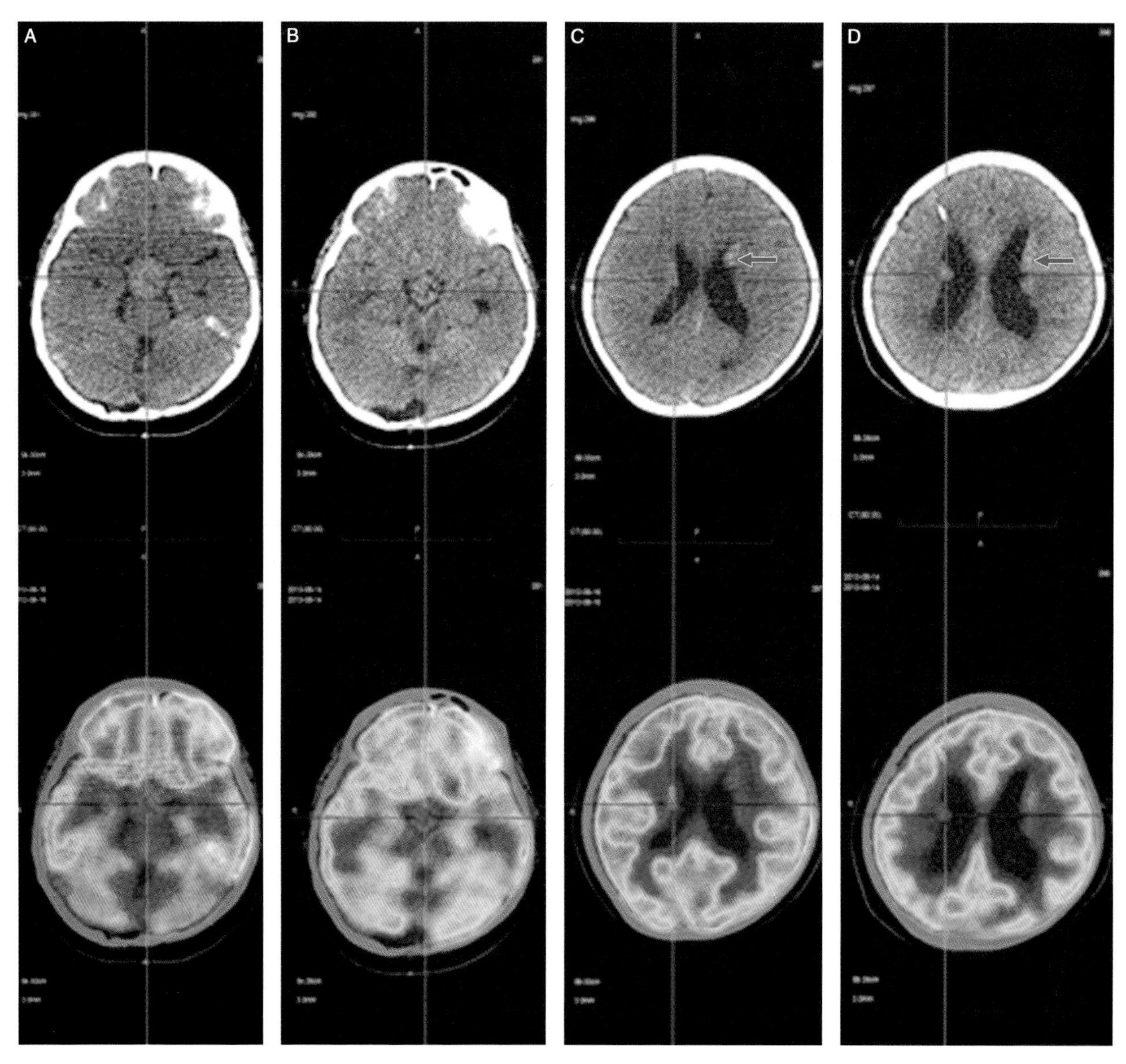

图 2-9　髓母细胞瘤术后脑内播散转移及治疗前后变化

A、B. 十字标识示鞍上池转移灶治疗前后比较,大小缩小,代谢下降;C、D. 双侧侧脑室室管膜下转移灶治疗前后比较,十字标识示右侧侧脑室室管膜下,蓝色箭头为左侧侧脑室前角处,两处病灶均提示范围较治疗前增大,代谢较前下降。

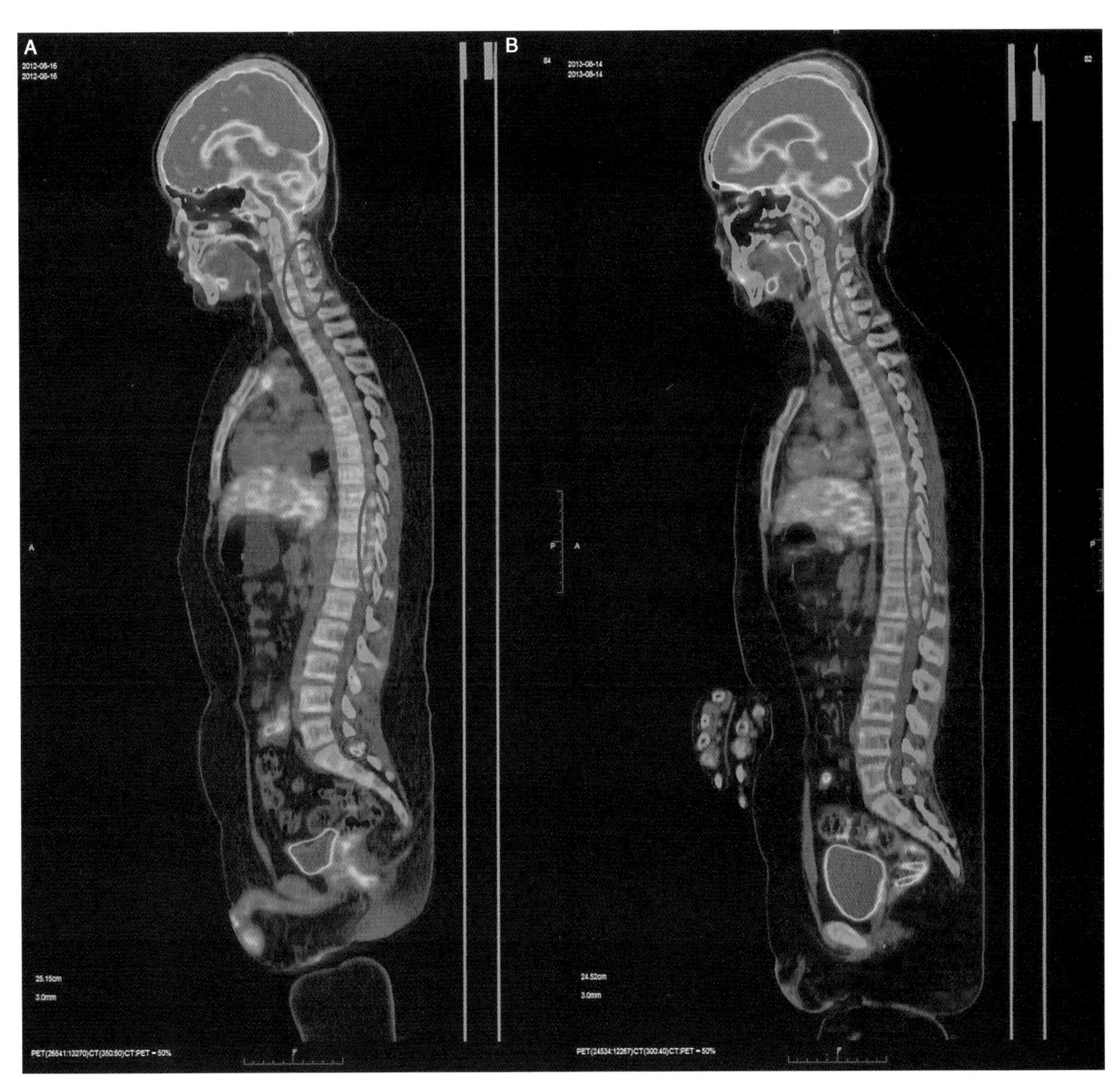

图 2-10　髓母细胞瘤术后脊髓内播散转移及治疗前后变化
A. 红色圆圈示脊柱多发播散转移灶，FDG 摄取增高；B. 治疗后示病灶范围较前缩小，FDG 代谢下降。

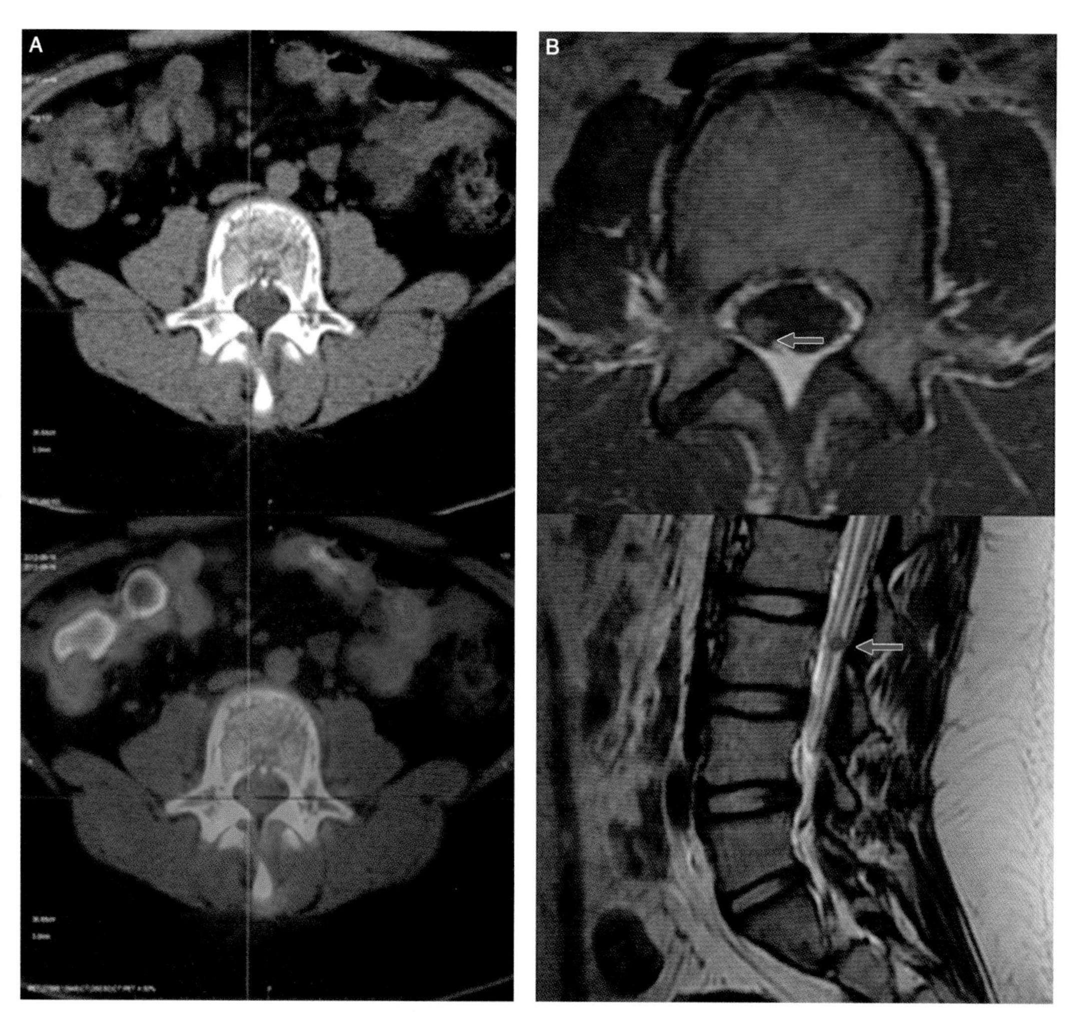

图 2-11　髓母细胞瘤术后 L_3 水平转移灶

A. 十字标识示 L_3 水平脊髓偏右侧等低密度结节灶，FDG 摄取轻度增高（SUV_{max} 为 2.9）；B. 同期 MR 横断及矢状位见同水平病灶（蓝色箭头）。

第四节　室管膜瘤

一、疾病简介

室管膜瘤起源于脑室系统的室管膜细胞及其下的胶质上皮细胞，组织学同属胶质细胞来源肿瘤，幕下占 70%，极少数可发生在大脑半球白质，WHO 分级为Ⅱ级及Ⅲ级。患儿发病年龄较小，60% 发生于 5 岁前，肿瘤主要生长于脑室内，逐渐增大填充脑室，也可造成梗阻性脑积水。15% 室管膜瘤可通过两侧侧隐窝延伸至桥小脑角，并包绕邻近的血管和脑神经。肿瘤多以实质性为主，50% 钙化，20% 囊变。肿瘤可沿脑脊液通路播散种植转移。

二、临床表现

颅高压症状明显，部分伴小脑及脑干症状。50% 以头痛伴呕吐为首发症状。小脑症状表现为步态不稳，肢体或躯干共济失调，肌张力减退，眼球震颤。脑干症状表现为眼球内斜及口角歪斜。

三、常规影像学表现

CT：颅后窝中线处等密度或不均匀高密度病灶，伴斑点状或砂粒状钙化，部分可见囊性变。因肿瘤张力小，占位效应不明显，瘤周水肿较少见，强化程度中等。

MR：T_1WI 呈低或等信号，T_2WI 呈明显高信号，有时可显示其内血管流空信号。

四、PET/CT 影像特点

室管膜瘤在^{18}F-FDG PET/CT 典型表现为颅内软组织肿块，密度欠均匀，可伴囊变及钙化，FDG 摄取轻度增高，提示肿瘤可能偏恶性，较大者可合并囊性变，表现为 FDG 摄取缺损。WHO 分级为Ⅱ级及Ⅲ级（间变型）。

寻找转移灶：室管膜瘤属于胶质细胞来源，可能存在转移。^{18}F-FDG PET/CT 为全身显像，在转移灶探查中具有一定优势。

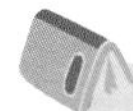

病例 2-10 右顶叶间变型室管膜瘤

患儿男性，7 岁，1 周前突发步态不稳，伴夜间头痛及呕吐。

^{18}F-FDG PET/CT 示右侧顶叶形态不规则囊实性占位，实性部分 FDG 摄取稍高，周围脑实质未见明显水肿，右侧侧脑室轻度受压（图 2-12）。

术后病理：右顶叶间变型室管膜瘤（WHO Ⅲ级）。

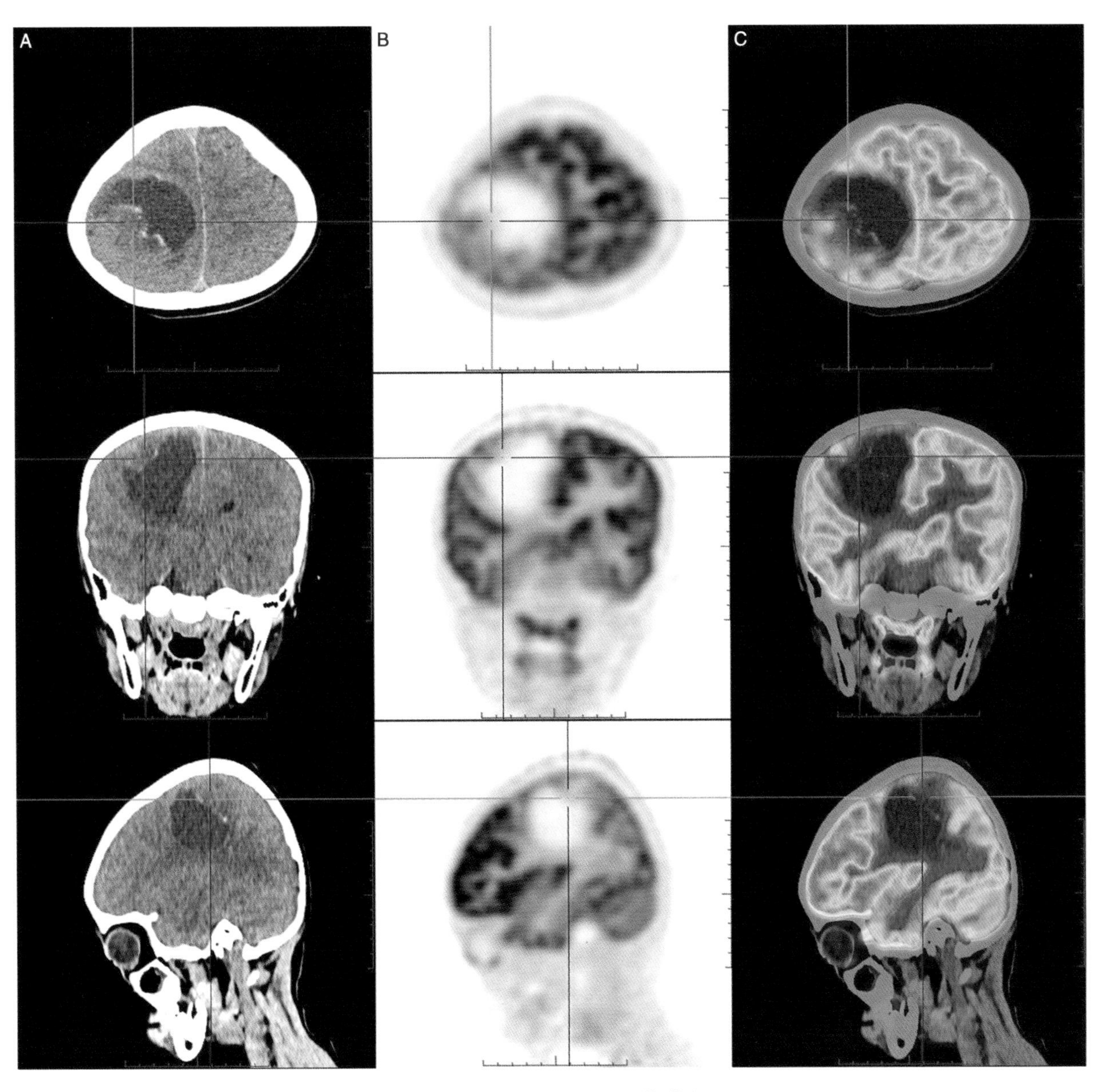

图 2-12 右顶叶间变型室管膜瘤

A. CT 图；B. PET 图；C. PET/CT 融合图。十字标识示右侧顶叶不规则囊实性肿块伴线样钙化，截面约 58mm×47mm，实性部分 FDG 摄取稍高（SUV_{max} 为 1.6），右侧侧脑室略受压，占位效应不明显。

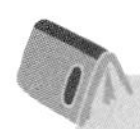

病例 2-11　小脑室管膜瘤 ^{11}C-MET 显像

患儿男性，3 岁，因无明显诱因出现反复头晕伴喷射性呕吐就诊。头颅 CT：小脑密度欠均匀，小脑蚓部可疑占位性病变，幕上脑室系统扩张，脑白质变性。

^{11}C-MET PET/CT 示小脑扁桃体区见不规则等高密度肿块影，向左侧小脑半球及颈髓侵犯，其内密度不均，见散在钙化灶，MET 摄取明显不均匀增高（图 2-13）。

术后病理：小脑间变型室管膜瘤，WHO Ⅲ级。

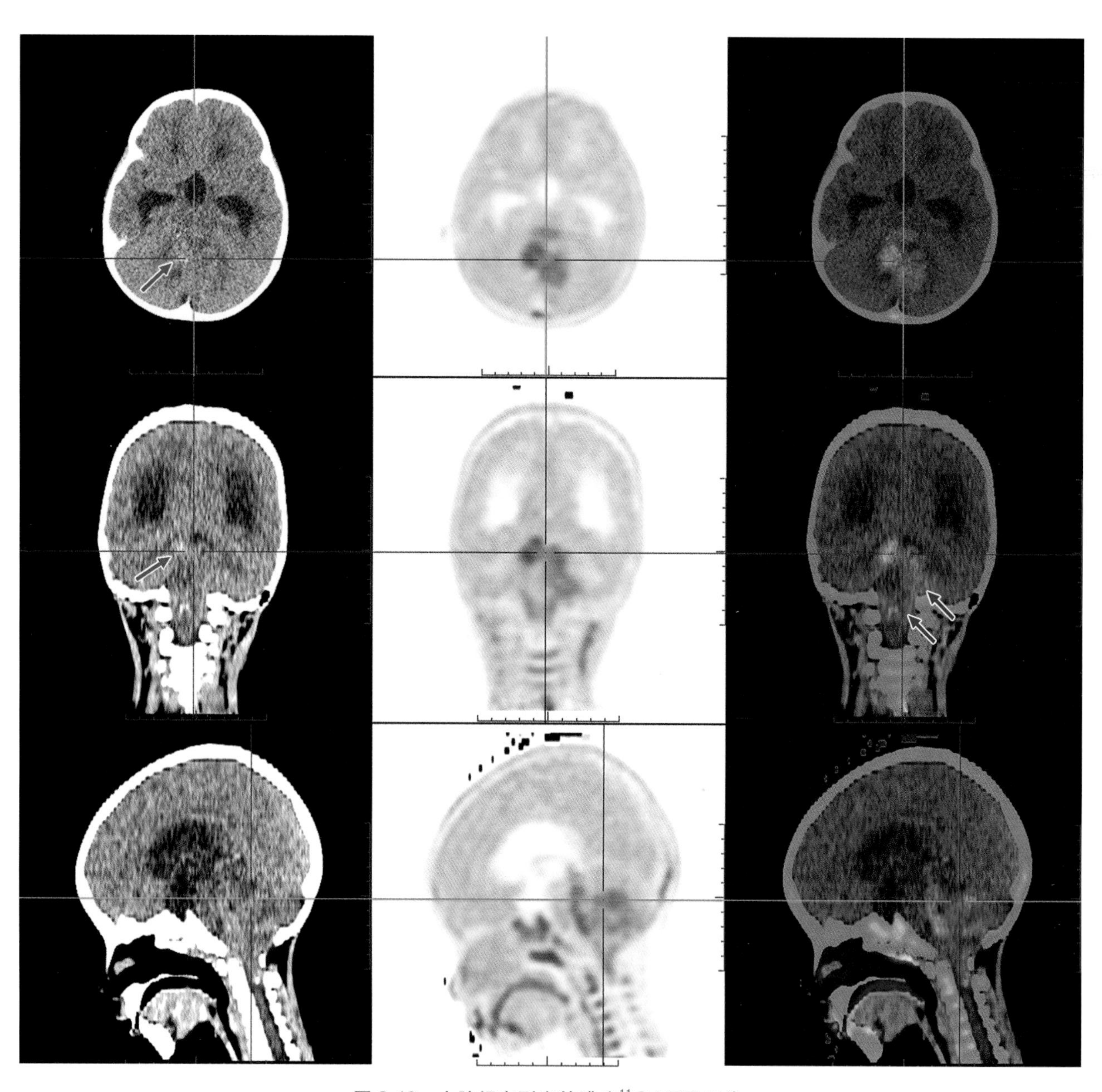

图 2-13　小脑间变型室管膜瘤 ^{11}C-MET 显像

十字标识示小脑扁桃体区见不规则肿块影，截面约 51mm×43mm，向左侧小脑半球及颈髓侵犯（红色箭头），密度不均伴散在钙化（蓝色箭头），MET 摄取增高（SUV_{max} 为 3.4）。

第五节　颅咽管瘤

一、疾病简介

颅咽管瘤占儿童颅内肿瘤的5%～10%，占鞍区肿瘤及鞍上肿瘤的56%，起源不清，非胶质细胞来源，儿童多为造釉细胞型，起源于胚胎期 Rathke 原始上皮细胞。有两个好发年龄，分别为5～10岁及50～60岁，但两者组织学差异明显。多数表现为囊性，囊壁厚薄不一，囊液内含胆固醇结晶及上皮碎屑等。

二、临床表现

临床表现以颅高压多见，表现为头痛、呕吐、视盘水肿，其原因多由室间孔受阻或肿瘤压迫导水管所致；视神经受压可导致视力及视野改变；还可出现下丘脑症状，表现为尿崩症、脂肪代谢及体温调节障碍。垂体功能损害时，可表现为生长发育迟缓等。

三、常规影像学表现

CT：特征表现为鞍区圆形或椭圆形占位，90%肿瘤伴有钙化，典型表现为线状或蛋壳样钙化。增强呈线样强化，若为多房性改变，间隔也可见强化。

MR：因其对钙化显示不佳，临床价值略逊于 CT。

四、PET/CT 影像特点

颅咽管瘤一般位于鞍区，^{18}F-FDG PET/CT 典型表现为鞍区软组织肿块，密度不均匀，可伴囊变及蛋壳样钙化，FDG 摄取不高或仅为轻度增高，合并囊性变及钙化时表现为 FDG 摄取缺损。

病例 2-12　颅咽管瘤

患儿男性，4岁，11天前突发头痛、呕吐。外院头颅 MR：鞍区占位。

^{18}F-FDG PET/CT 示鞍区类圆形混合密度灶，截面大小约 20mm×16mm，向鞍上生长，可见钙化，边界清楚，病灶 FDG 未见摄取（图 2-14）。

术后病理：颅咽管瘤。

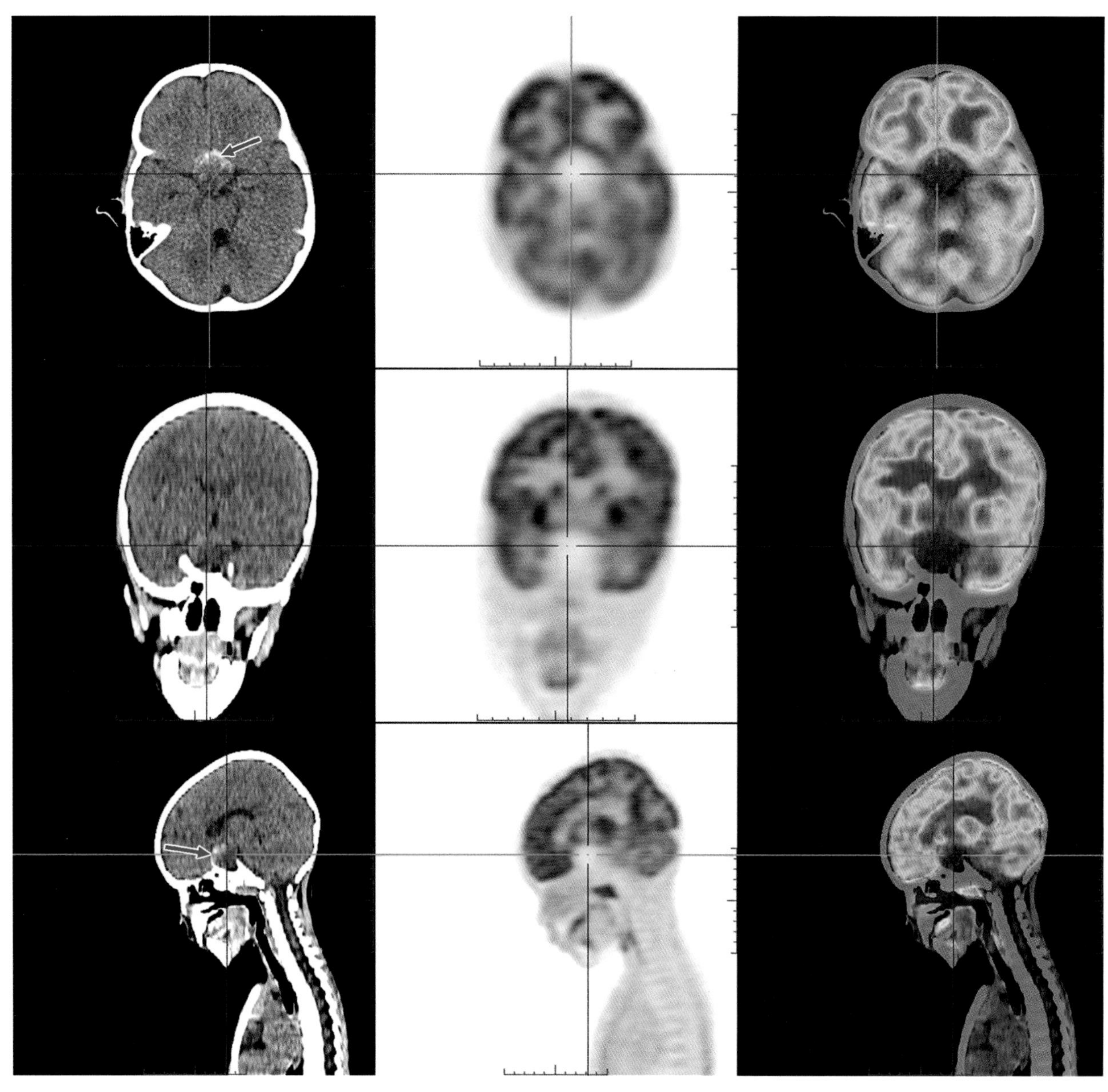

图 2-14 颅咽管瘤
十字标识示鞍区类圆形混合密度灶，截面约 20mm×16mm，可见钙化（蓝色箭头），FDG 摄取缺损。

第六节 生殖细胞瘤

一、疾病简介

生殖细胞瘤由原始的生殖细胞衍生而来，发生于颅内者往往好发于松果体区，其次常见于第三脑室和鞍上区。肿瘤多发生于男性青少年，位于鞍上区的生殖细胞瘤则以女性多见，儿童颅内生殖细胞瘤好发于鞍区及松果体区。该瘤属低度恶性肿瘤，多呈浸润性生长，常有不同程度和不同形式的转移，易向蛛网膜下腔及脑室系统种植、播散。组织学上，肿瘤主要含有两种细胞成分，即上皮样细胞和淋巴样细胞。

二、临床表现

内分泌紊乱常见，表现为性早熟。可伴有下丘脑功能异常，如尿崩等。如果肿瘤位于松果体区，导水管受阻,可产生颅高压症状。位于鞍区者则可引起视力障碍。

三、常规影像学表现

CT:松果体区肿块,等或稍高密度影,无出血、坏死及囊性变,可见分叶,中等强化,通常肿瘤钙化较少。

MR:松果体区略低或等信号,T_2WI 呈等或高信号,增强呈均匀一致性强化,可沿脑脊液或室管膜转移。

四、PET/CT 影像特点

^{18}F-FDG PET/CT 典型表现为等或稍高密度软组织肿块,FDG 摄取越高,提示肿瘤恶性程度越高,全身显像有助于转移灶的发现。

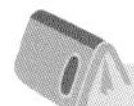

病例 2-13　鞍区生殖细胞瘤

患儿男性,9 岁,2 个月前下蹲时双小腿疼痛,伴视力下降、视物模糊。外院 MR 示鞍上占位。既往“尿崩症”病史,药物治疗 1 年余后症状消失,自行停药。

^{18}F-FDG PET/CT 示鞍上不规则稍高密度结节,密度不均,大小约 44mm×37mm,FDG 摄取轻度高,两侧侧脑室边缘见稍高密度影,脑室扩张,考虑鞍上囊实性占位为恶性,向上侵及侧脑室壁(图 2-15)。

术后病理:生殖细胞瘤。

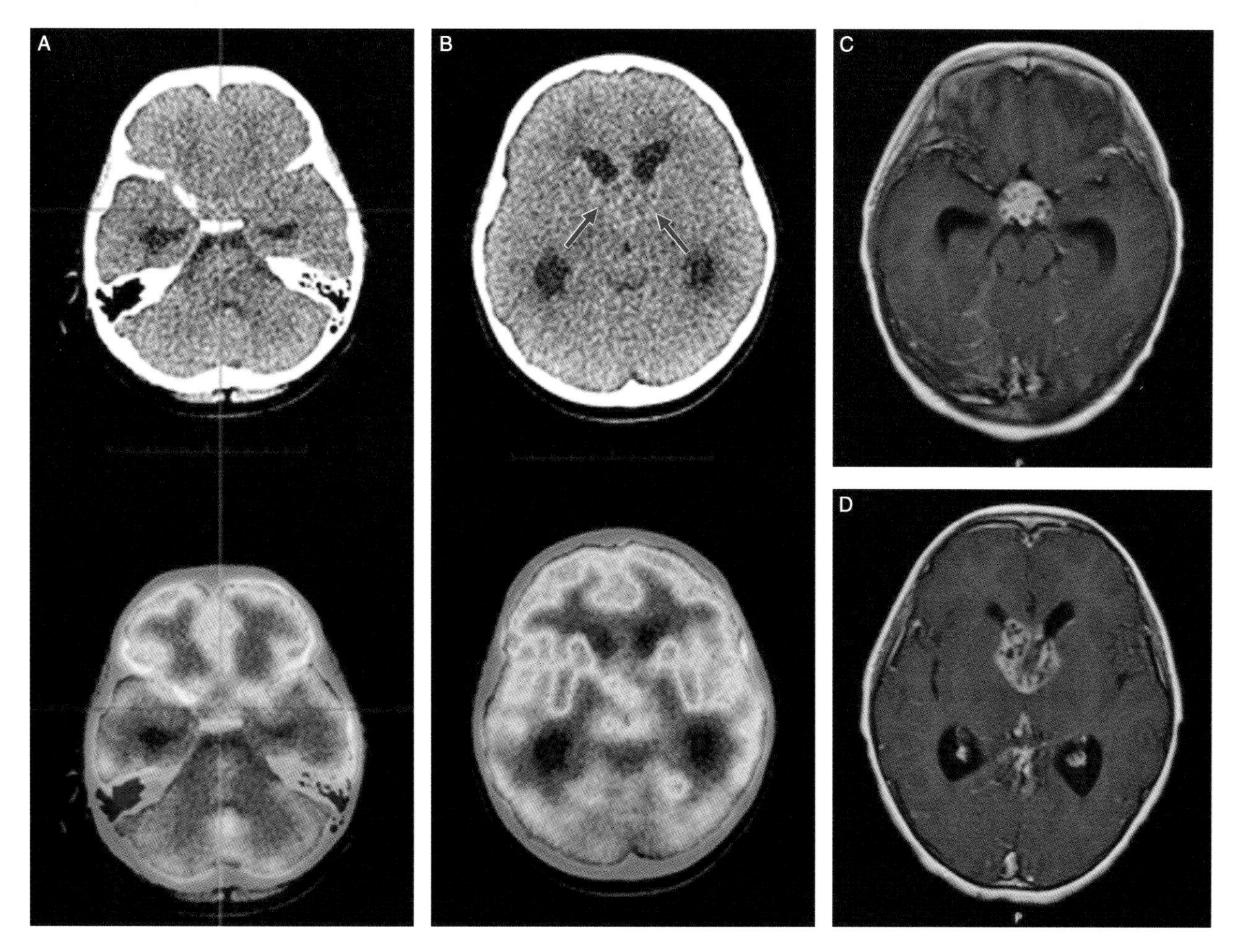

图 2-15　鞍区生殖细胞瘤

A. 鞍上不规则稍高密度结节(十字标识),密度不均,大小约 44mm×37mm,FDG 摄取轻度增高(SUV_{max} 为 4.6);B. 红色箭头提示向上侵犯至双侧侧脑室;C、D. 同期 MR 提示鞍区肿块呈多房性伴间隔,并向上侵犯。

第七节　其他脑肿瘤

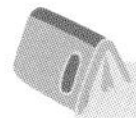

病例 2-14　松果体母细胞瘤

患儿女性，2 岁，反复呕吐，夜间吵闹 10 日余，右眼内视 1 周。

^{18}F-FDG PET/CT 示松果体区稍高密度影，边界尚清，密度不均，FDG 摄取增高，幕上脑室明显扩大，脑中线结构居中。两侧枕叶放射性分布下降(图 2-16)。

术后病理：松果体母细胞瘤，WHO Ⅳ级。

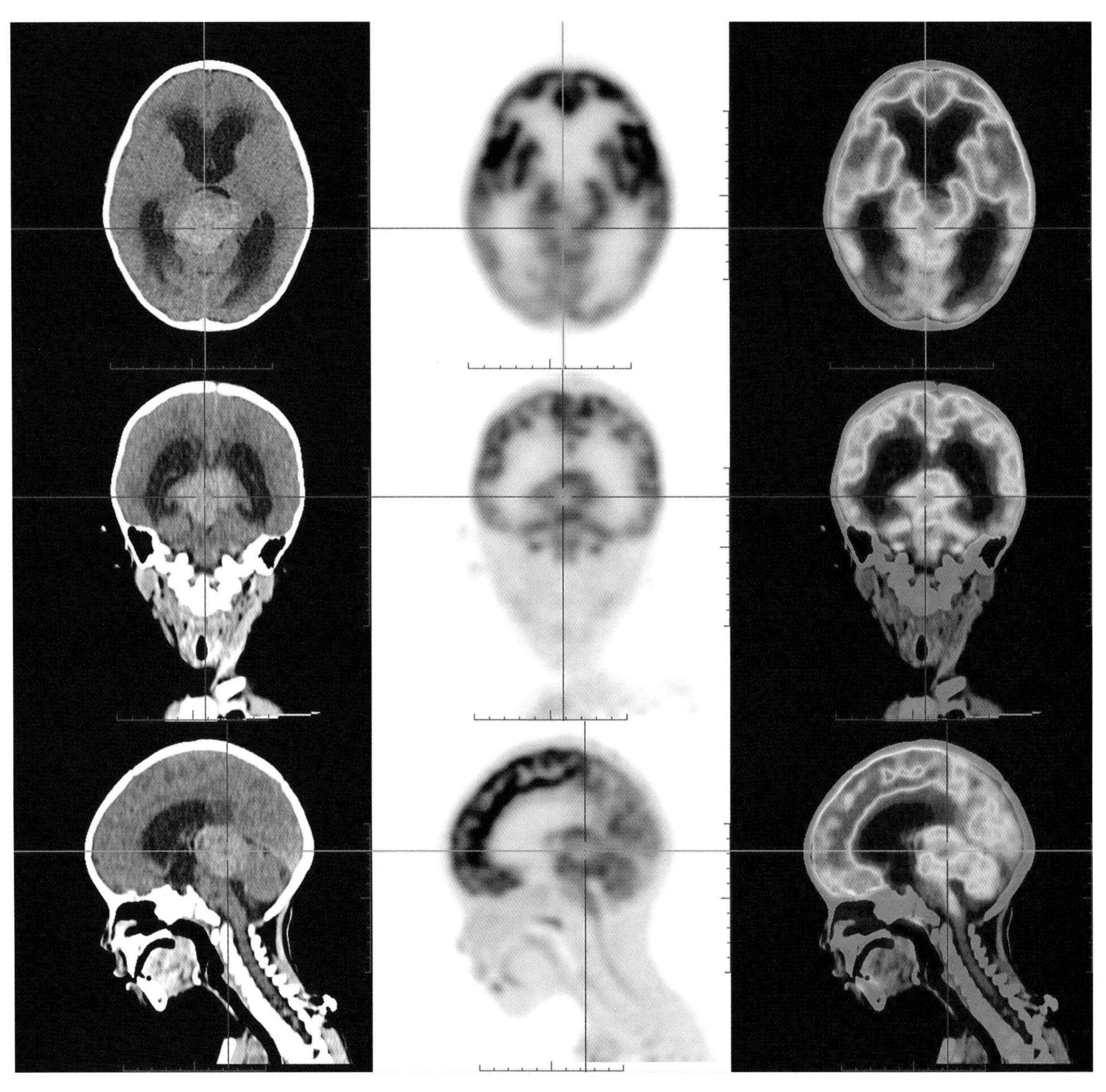

图 2-16　松果体母细胞瘤

松果体区稍高密度影(十字标识)，大小约 45mm×36mm，FDG 摄取增高(SUV_{max} 为 6.9)，幕上脑室扩大。

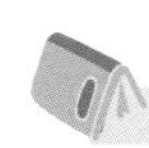

病例 2-15　右额颞顶叶非典型畸胎样/横纹肌样瘤(atypical teratoid/rhabdoid tumor,AT/RT)

患儿男性,9 岁,左侧上肢活动减少约 3 周。外院 CT:右颞部肿瘤。

^{18}F-FDG PET/CT 示右侧额、颞、顶及基底节区混杂密度肿块,伴条状钙化和坏死区,边界尚清晰,周边脑组织水肿,右侧侧脑室受压明显,右侧侧脑室前角未见显示,脑中线左偏;肿块 FDG 摄取呈环形不均匀性明显增高,中心呈放射性分布缺损(图 2-17)。

术后病理:右颞、基底节区非典型畸胎样/横纹肌样瘤(AT/RT,WHO Ⅳ级)。

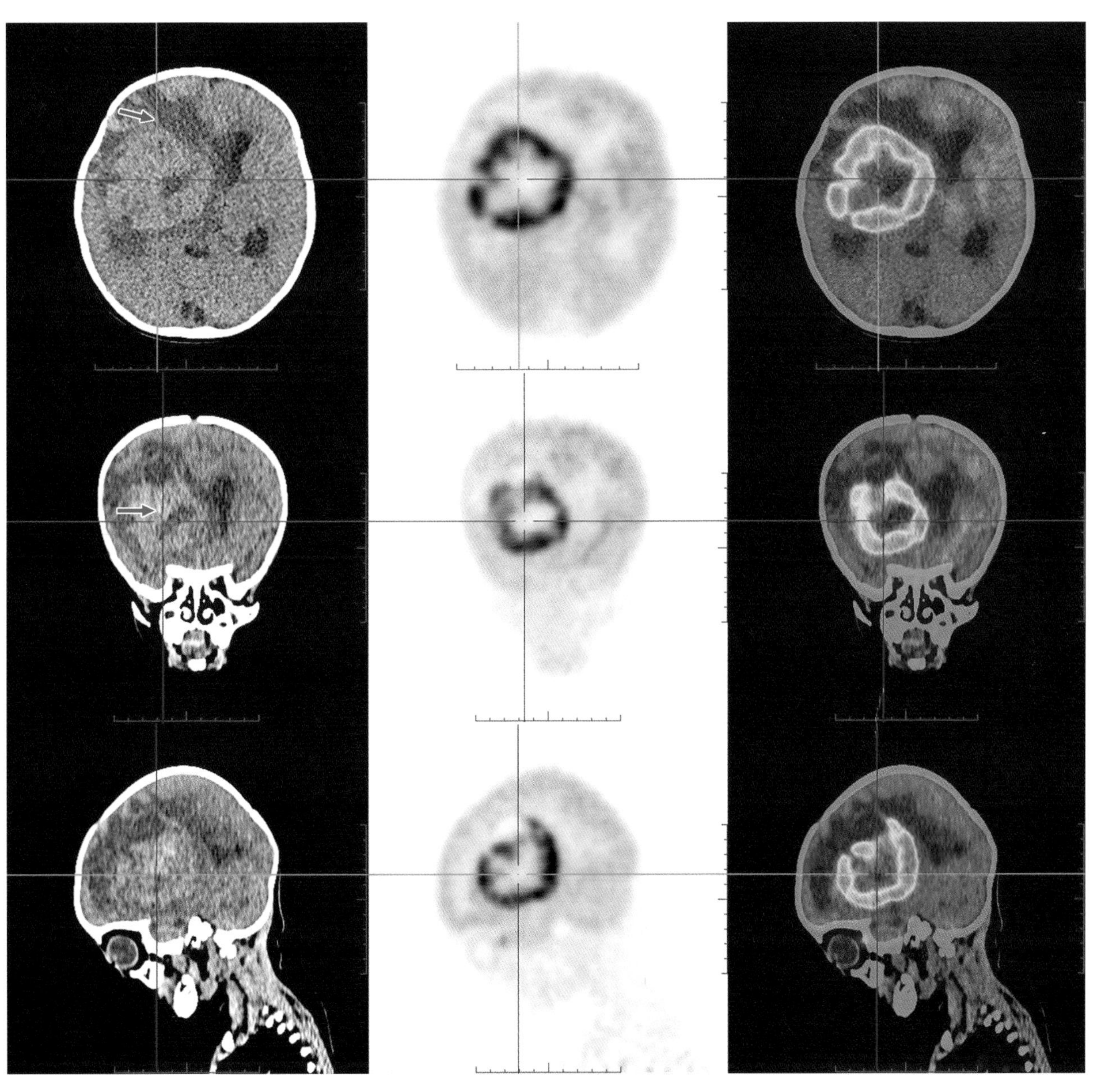

图 2-17　右额颞顶叶 AT/RT

右侧大脑半球内球形混杂密度肿块,大小约 56mm×51mm,伴钙化(蓝色箭头)、液化坏死(十字标识),代谢缺损,肿块周边见低密度水肿带(红色箭头),代谢缺損;肿块实性成分 FDG 摄取呈环形增高(SUV_{max} 为 7.9)。

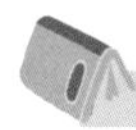

病例 2-16　右额叶节细胞胶质瘤

患儿男性，1 岁，间断抽搐 7 个月余。

^{18}F-FDG PET/CT 示右侧额叶不规则高密度影，边界不清，FDG 摄取增高（图 2-18）。

术后病理：右额叶节细胞胶质瘤。

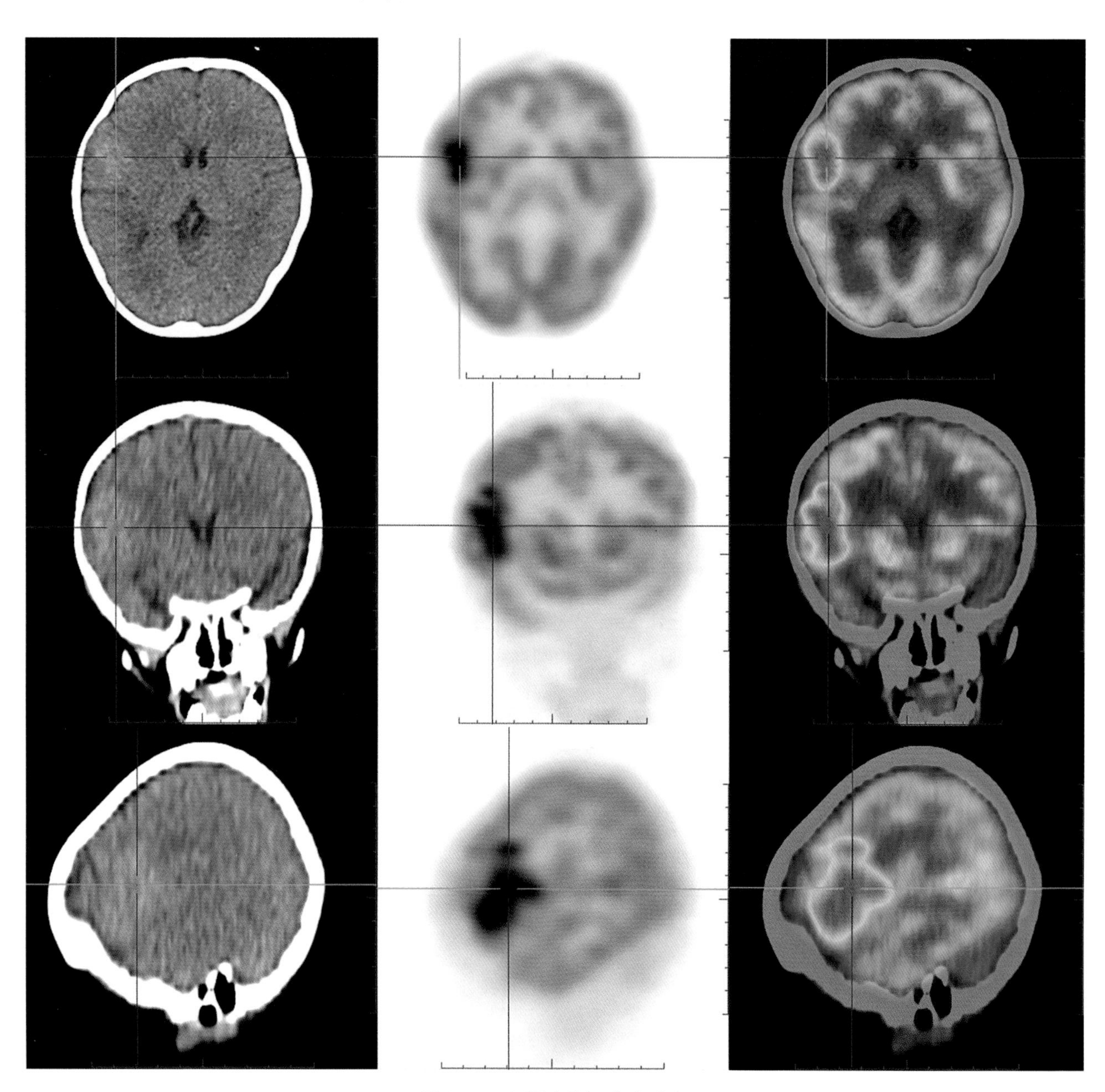

图 2-18　右额叶节细胞胶质瘤

右额叶不规则形稍高密度肿块影（十字标识），边界不清，截面大小约为 25mm×12mm×42mm，FDG 摄取增高（SUV_{max} 为 7.8）。

第八节 小 结

儿童实体肿瘤中脑肿瘤发病率居第二位，致死及致残率均较高，治疗主要靠手术及术后放、化疗。美国中枢神经系统肿瘤治疗指南强烈推荐，需在影像学指导下进行“最大程度安全切除（maximal safe resection）”。循证医学证据为Ⅰa级，即无论是低级别还是高级别脑胶质瘤，“最大程度安全切除”均有助于延缓复发，延长生存时间，提高生存率，同时有助于降低致残率，提高生活质量。因此，影像学检查在术前对肿瘤性质判定、分级及累及范围界定等方面均有重要意义。目前临床大多依靠CT、MR等方式进行判断，但由于个体差异、脑功能重塑及移位等因素，单靠传统解剖标志定位不一定可靠。PET/CT为多显像剂、多模式显像，可同时提供解剖和功能显像信息，目前已成为脑肿瘤研究及临床应用的热点。

SUV_{max}是评价FDG摄取高低的半定量指标，常用于肿瘤诊断和疗效评估。有学者报道，高级别脑肿瘤代谢程度明显高于低级别肿瘤，FDG摄取程度越高的脑肿瘤，往往预示肿瘤可能为高级别Ⅲ~Ⅳ级，且认为FDG的摄取程度与实际病理分级密切相关。由于脑肿瘤往往存在出血、囊变、坏死等改变，同一瘤体不同部位的肿瘤分级不一致，靶区勾画时可通过观察PET/CT的FDG摄取高低，对照同机CT避开坏死、囊变区，在瘤体实质部分找到活性肿瘤病灶，为指导临床活检部位及精准导航治疗提供帮助。

（吴书其）

参考文献

[1] KWON J W，KIM I O，CHEON J E，et al. Paediatric brain-stem gliomas：MRI，FDG-PET and histological grading correlation[J]. Pediatr Radiol，2006，36(9)：959-964.

[2] BREM S S，BIERMAN P J，BREM H. Central nervous system cancers[J]. J Natl Compr Canc Netw，2011，9(4)：352-400.

[3] WU J S，ZHOU L F，TANG W J，et al. Clinical evaluation and follow-up outcome of diffusion tensor imaging-based functional neuronavigation：a prospective，controlled study in patients with gliomas involving pyramidal tracts[J]. Neurosurgery，2007，61(5)：935-948.

[4] SANAI N，MIRZADEH Z，BERGER M S. Functional outcome after language mapping for glioma resection[J]. N Engl J Med，2008，358(1)：18-27.

[5] DUFFAU H. Lessons from brain mapping in surgery for low-grade glioma：insights into associations between tumour and brain plasticity[J]. Lancet Neurol，2005，4(8)：476-486.

[6] CHEN W，SILVERMAN D H，DELALOYE S，et al. ^{18}F-FDOPA PET imaging of brain tumors：comparison study with ^{18}F-FDG PET and evaluation of diagnostic accuracy[J]. J Nucl Med，2006，47(6)：904.

[7] 吴书其，李瑾，陈素芸，等. ^{18}F-FDG PET/CT儿童脑肿瘤高低级别诊断[J]. 放射学实践，2014，29(6)：694-697.

第三章 骨与软组织肿瘤

骨与软组织肿瘤是儿童与青少年较多见的肿瘤，多为良性，少数为恶性。其种类繁多，依据 Enzinger and Weiss classification 分类法，按不同组织起源可分为良性与恶性肿瘤（表 3-1，表 3-2）。

表 3-1 不同起源的骨肿瘤

起源	良性	恶性
骨	骨样骨瘤、骨瘤、成骨细胞瘤	骨肉瘤
软骨	骨软骨瘤、软骨瘤、成软骨细胞瘤、软骨黏液样纤维瘤	软骨肉瘤
纤维组织	骨皮质缺损、非骨化性纤维瘤、骨膜硬纤维瘤、骨纤维结构发育不良	纤维肉瘤
血液	嗜酸性肉芽肿	骨转移瘤、淋巴瘤
不明组织	骨巨细胞瘤、骨囊肿、动脉瘤样骨囊肿	尤因肉瘤（Ewing sarcoma，ES）
血管	血管瘤	上皮样血管内皮瘤
其他	表皮样囊肿	脊索瘤、釉质瘤

表 3-2 不同起源的软组织肿瘤

起源	良性	恶性
纤维组织	纤维瘤、纤维瘤病、纤维组织细胞瘤、黄色肉芽肿	先天性婴儿纤维肉瘤、肌纤维母细胞瘤、恶性组织细胞纤维瘤
脂肪组织	脂肪瘤、成脂细胞瘤	脂肪肉瘤
肌肉组织	平滑肌瘤、横纹肌瘤	平滑肌肉瘤、横纹肌肉瘤
血管肿瘤	血管瘤、血管畸形、淋巴管瘤	血管肉瘤、恶性血管外皮瘤、卡波西型血管内皮瘤
神经肿瘤	神经纤维瘤、丛状神经纤维瘤、神经鞘瘤、黑色素突变瘤、粒细胞肿瘤	恶性外周神经鞘瘤（malignant peripheral nerve sheath tumor，MPNST）、原始神经外胚层肿瘤（primitive neuroectodermal tumor，PNET）
滑膜肿瘤	巨细胞腱鞘瘤	滑膜肉瘤、恶性巨细胞腱鞘瘤
骨外骨和软骨肿瘤	骨化性肌炎、骨外软骨瘤	软骨肉瘤、骨肉瘤
生发性肿瘤	成熟性畸胎瘤	恶性生殖细胞瘤
无法分类的转移性肿瘤	甲床细胞瘤、黏液瘤	腺泡状肉瘤、横纹肌样瘤、神经母细胞瘤、白血病、恶性黑色素瘤
假瘤	脓肿、血肿、滑膜囊肿、腘窝囊肿、脑脊髓膜突出、肉芽肿	

骨恶性肿瘤在 20 岁以下年龄组中发病率约为 8. 7/100 万，占该年龄段恶性肿瘤的 6%，其中最常见的为骨肉瘤和 ES/PNET，分别占儿童骨恶性肿瘤中的 56% 和 34%。儿童期发病率无明显性别差异，而在青

少年期男性发病率略高于女性。

软组织肉瘤在20岁以下年龄组中发病率约为11.0/100万，占该年龄段恶性肿瘤的7.4%，其中最常见的为横纹肌肉瘤，在0~14岁年龄段中约占软组织恶性肿瘤发病的50%，其次为纤维肉瘤、滑膜肉瘤和骨外尤因肉瘤等。男性发病略高于女性。

第一节 骨 肉 瘤

一、概述

（一）疾病简介

骨肉瘤（osteosarcoma）又称成骨肉瘤，是一种常见的原发骨恶性肿瘤，起源于原始骨形成间充质干细胞，最好发于长骨的干骺端（90%），少数见于骨干（9%），少见于骨骺。由于肿瘤经软骨阶段直接或间接形成肿瘤骨样组织和骨组织，所以生长迅速。骨肉瘤大多为高级别的髓内型，预后较差；骨膜型和骨皮质旁型则在长骨皮质外层，多为低级别，预后较好，但骨膜型容易复发及发生转移；另有一种毛细血管扩张型，好发于长骨，以股骨最为常见，该类型预后较差，与髓内型相仿。

（二）发病特点与生存率

骨肉瘤约占儿童恶性骨肿瘤的56%。多发生于5岁以上儿童，发病高峰多在10~14岁，其5年生存率约70%。

（三）常规影像学诊断价值

1. 局部分期 MR具有极高的诊断价值，可以清晰反映肿瘤原发病灶的范围，尤其是T_1加权可准确判断髓腔内侵袭范围；同时，MR判断神经血管束侵犯的准确性高于CT（98% *vs.* 82%），判断肌肉侵犯的灵敏度与特异性也高于CT（96% *vs.* 71%；99% *vs.* 93%）。但是，在判断骨骺及关节侵犯方面特异性较低。

2. 跳跃式转移 是指与原发灶同时发生的较小转移灶，可发生在同一骨骼，也可发生在关节的对侧。在诊断跳跃式转移方面，MR具有较高的特异性，但在灵敏度方面，全身骨显像或者^{18}F-FDG PET/CT更具优势。

3. 分期 骨肉瘤远处转移最常累及肺部，也可转移至骨。CT诊断肺转移具有较高诊断价值，而全身骨显像诊断骨转移具有较高的诊断价值。

4. 预后判断与疗效评估 研究证明，PET/CT的价值高于常规影像学方法。

二、PET/CT影像特点与应用

（一）分期

1. 原发病灶 骨肉瘤原发病灶^{18}F-FDG摄取一般明显升高，文献报道其病灶SUV_{max}为（8.9±4.2），本文2个骨肉瘤病例的原发灶SUV_{max}分别为5.8和21.4。大多瘤灶内FDG摄取分布不均，一般在肿瘤外围FDG摄取较高，即肿瘤活性较活跃、代谢较旺盛的区域，而在肿瘤的内部，包含成骨区、成软骨区和肿瘤坏死区域，这些部位的FDG摄取相对低，甚至放射性分布缺损。

2. 淋巴结转移 多发生于肿瘤的近侧，发生率约10%，一般FDG摄取增高。

3. 远处转移 肺内转移瘤一般可通过CT发现，部分转移灶FDG摄取增高。骨转移灶，结合CT表现和FDG摄取可以对其进行识别。

（二）预后评估

原发灶FDG摄取的高低与肿瘤的侵袭性高低、肿瘤级别和生存率有密切关系，一般而言，FDG摄取越高代表肿瘤的侵袭性越高，肿瘤的级别越高。文献报道，原发灶肿瘤代谢体积（metabolic tumor volume，MTV）≥105ml的骨肉瘤患者预后差于MTV<105ml者。

（三）疗效评估和复发监测

近期文献报道，通过治疗前后病灶FDG摄取的变化反映治疗的有效性，通常用ΔTLG或ΔMTV来进行评估。在复发监测中，[18]F-FDG PET/CT 具有较高的灵敏度、特异性和准确性。

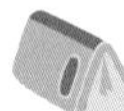

病例 3-1　右侧股骨骨肉瘤

患儿男性，11 岁，右侧大腿近膝关节处肿痛、低热 2 个月余。外院给予抗感染治疗后效果不佳，近期肿物较前增大。

^{18}F-FDG PET/CT 示右侧股骨远侧干骺端 FDG 摄取增高占位，骨肉瘤首先考虑，全身未见明显转移性病变（图 3-1）。

术后病理：骨肉瘤。

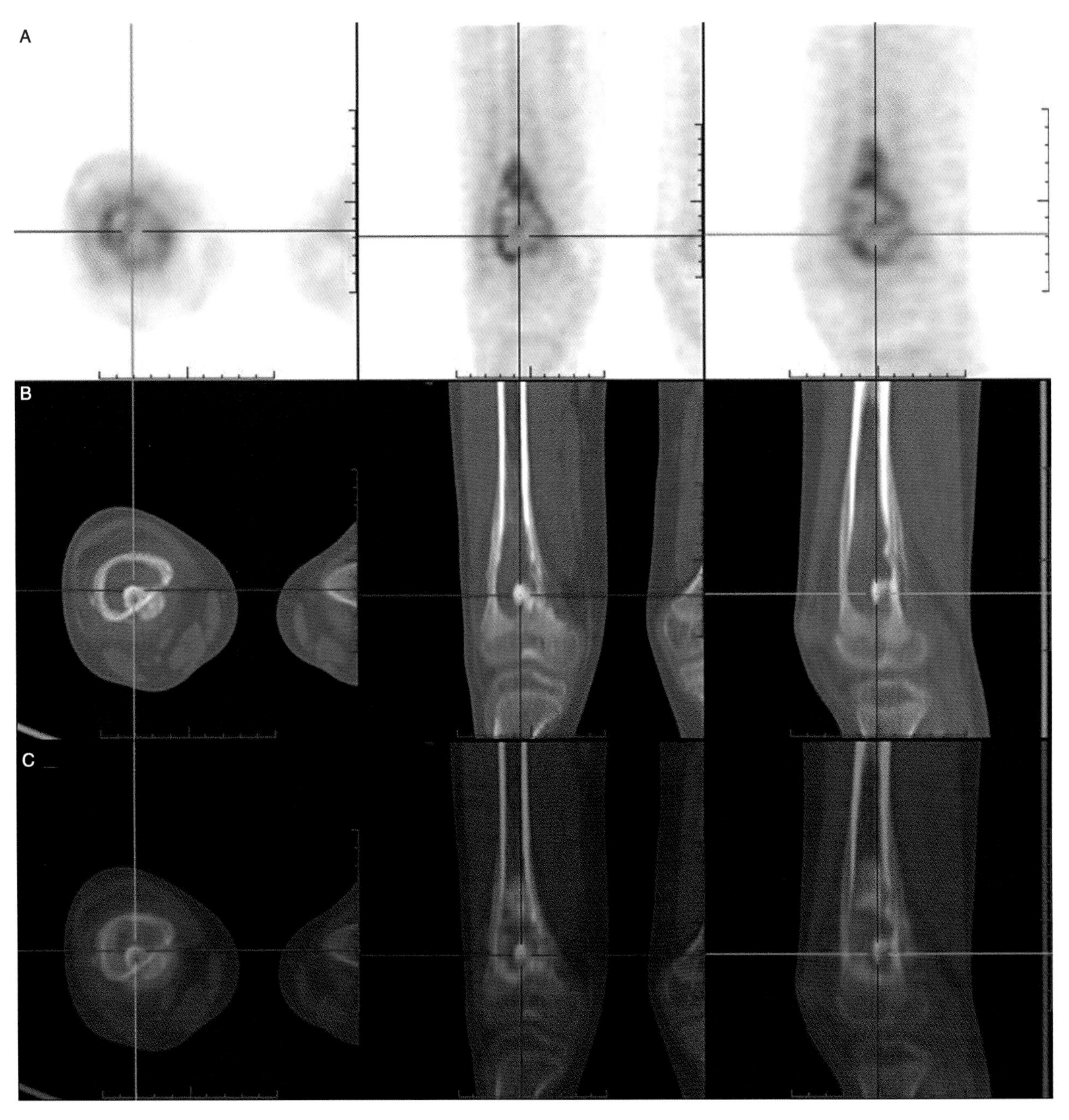

图 3-1　右侧股骨骨肉瘤

A. PET 图；B. CT 图；C. PET/CT 融合图。CT 图示右侧股骨远侧干骺端不规则骨质破坏，见斑片样致密瘤骨形成及葱皮样骨膜反应，周围见软组织密度影。PET 图示病灶 FDG 摄取不均匀性增高（SUV_{max} 为 5.8）。

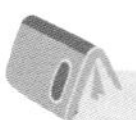

病例 3-2　右侧股骨骨肉瘤伴右侧胫骨转移

患儿男性，10 岁，确诊骨肉瘤半个月余。外院 MR 提示右侧股骨下段骨肉瘤伴病理性骨折。

为治疗前分期行^{18}F-FDG PET/CT，检查示右侧股骨下段 FDG 异常高摄取占位，符合骨肉瘤表现，并沿髓腔向上延伸至股骨中段（图 3-2），同时发现右侧胫骨下段局灶性 FDG 摄取稍增高病灶（图 3-3），考虑跳跃式转移。

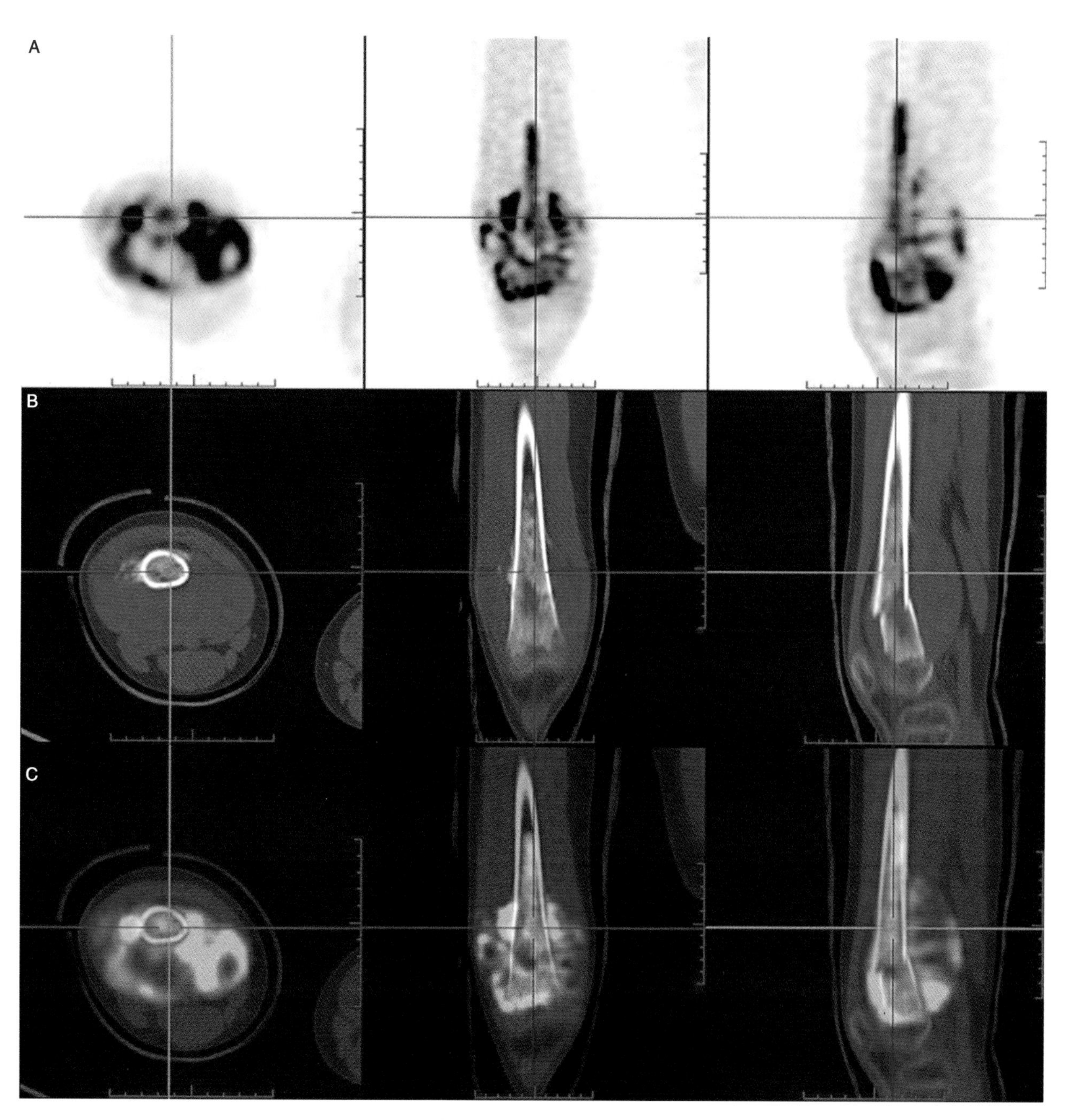

图 3-2　右股骨骨肉瘤伴右胫骨远端转移

A. PET 图；B. CT 图；C. PET/CT 融合图。CT 图示右侧股骨下段软组织肿块伴瘤骨形成及骨膜反应，髓腔内见斑片样致密影。PET 图示病灶 FDG 摄取不均匀性增高（SUV_{max} 为 21.4）。

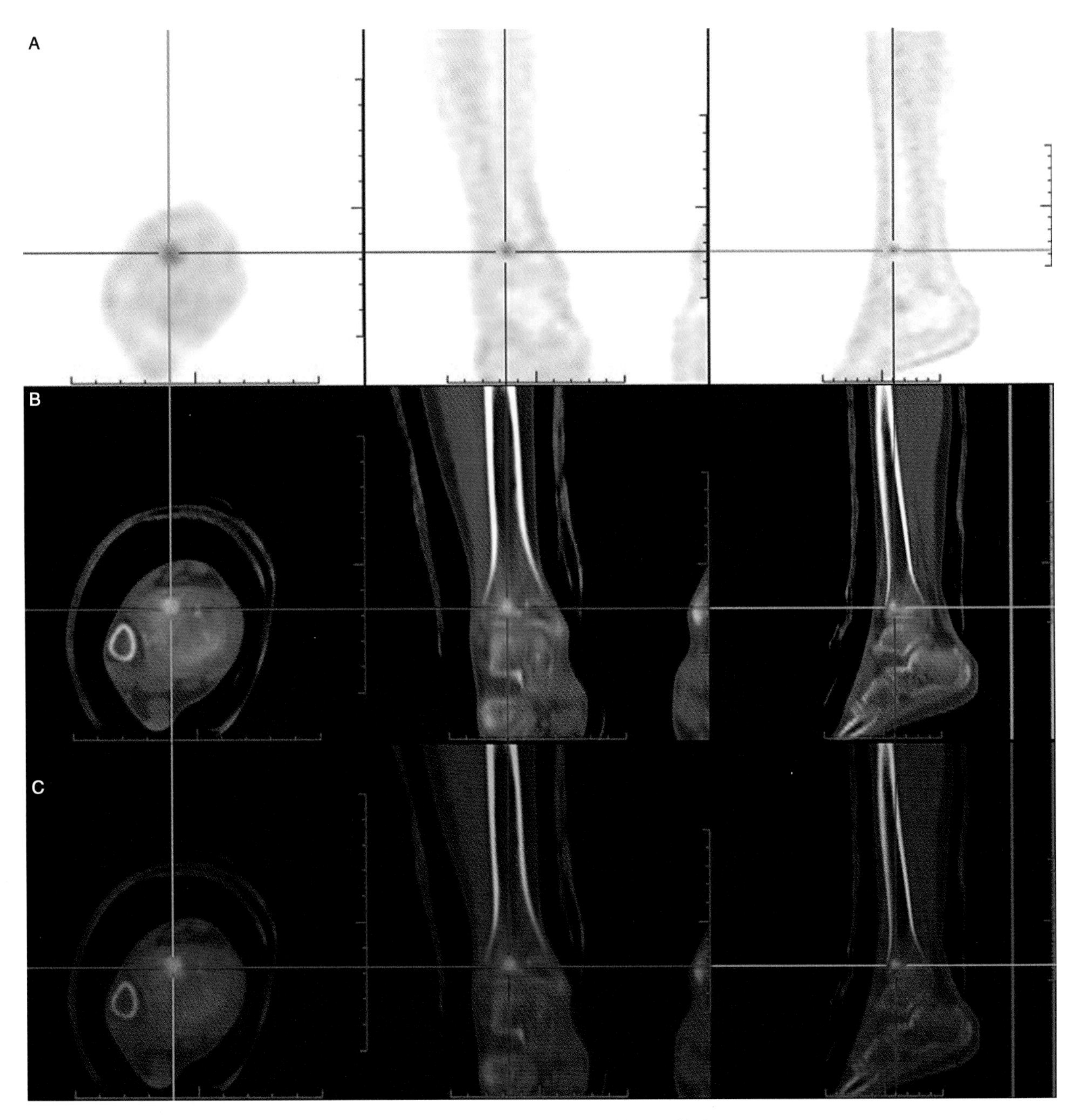

图 3-3 右股骨骨肉瘤伴右胫骨远端转移

A. PET 图；B. CT 图；C. PET/CT 融合图。CT 图示右侧胫骨下端局灶性高密度影，PET 图及 PET/CT 融合图示该部位 FDG 摄取增高（SUV_{max} 为 2.8）。

三、小结

在儿童骨肉瘤的诊治过程中，我们认为 MR 对于原发灶的评估优于 ^{18}F-FDG PET/CT。然而，PET/CT 有其他影像检查无法替代的优势：①原发病灶的 FDG 摄取不均匀，临床可根据 PET 显像结果选取代谢最高的部位进行活检，以获取最活跃的肿瘤组织；②在肿瘤的 N（淋巴结转移）和 M（远处转移）分期中，发挥其高灵敏度的优点和一站式检查的方便性；③通过 PET/CT 对预后、疗效的评估，优化治疗措施；④在放疗靶区勾画时，可以引入 PET 的代谢靶区，使肿瘤活跃区域和非活跃区域的放疗剂量有所区别，从而使放疗计划更有效、不良反应更小；⑤监测复发，利用活性肿瘤具有 FDG 高代谢的特点早期发现复发病灶。

第二节　尤因肉瘤/原始神经外胚层肿瘤

一、概述

（一）疾病简介

尤因肉瘤/原始神经外胚层肿瘤（Ewing sarcoma/primitive neuroectodermal tumor，ES/PNET）是一种少见的、高度恶性的小圆细胞性肿瘤，起源于神经外胚层，显示不同程度的神经内胚层分化。ES 与 PNET 属于同一谱系的肿瘤家族，分子遗传学特征里具有相同的染色体移位现象，共同表达原癌基因产物 CD99。ES 是指缺乏神经内胚层分化证据的肿瘤，PNET 是指有神经内胚层分化特点的肿瘤。

（二）发病特点与生存率

ES/PNET 是儿童第二常见的骨原发恶性肿瘤，以男性偏多，多发生于长骨骨干及干骺偏干部，骨盆和肋骨也是常累及部位，原发于脊柱者少见，以骶骨为主，腰、胸、颈及尾椎的发生率依次递降。单一治疗的 5 年生存率不超过 10%，综合治疗的局限病灶患者 5 年存活率可达到 60%以上。位于骶骨者，预后明显差于位于脊柱其他节段者。

（三）常规影像学诊断价值

1. 原发病灶　发生于骨骼系统的 ES/PNET 多表现为溶骨性骨质破坏，CT 能清晰显示骨质破坏的程度；MR 对骨质破坏不敏感，但能很好地显示肿瘤范围及周围侵犯。

2. 分期　基本同骨肉瘤。

3. 预后判断与疗效评估　基本同骨肉瘤。

二、PET/CT 影像特点与应用

（一）分期

1. 原发病灶　PET/CT 上，ES/PNET 主要表现为局部骨质破坏伴周围软组织包块，其骨质破坏以溶骨性骨质破坏为主，可伴有骨膜反应及骨质增生硬化，软组织包块通常比较明显，并包绕被破坏的骨质，较大软组织包块可伴有小片状坏死、出血，FDG 摄取均有不同程度增高。鉴别诊断主要与朗格汉斯细胞组织细胞增生症（Langerhans cell histiocytosis，LCH）、转移性神经母细胞瘤及淋巴瘤相鉴别，最后确诊需依靠活检或术后病理结果。

2. 转移灶　淋巴结转移较少见；远处转移以肺、骨多见，CT 可显示肺内转移灶，较小病灶可不伴 FDG 摄取增高；骨转移灶结合 CT 表现及 FDG 摄取情况予以诊断。

（二）预后评估

基本同骨肉瘤。

（三）疗效评估和复发监测

基本同骨肉瘤。

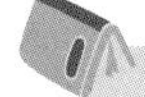

病例 3-3　左侧髂骨 ES/PNET 伴胸椎转移

患儿男性，13 岁，左侧胸背部、肋部、髂前持续性疼痛 20 天，夜间加重，伴午后及夜间低热。生化检查提示神经元特异性烯醇化酶升高（56.46μg/L），C 反应蛋白升高（77mg/L）。

为治疗前分期行 ^{18}F-FDG PET/CT，检查示左侧髂骨 FDG 高摄取占位，伴 T_7 椎体转移（图 3-4）。

术后病理：ES/PNET。

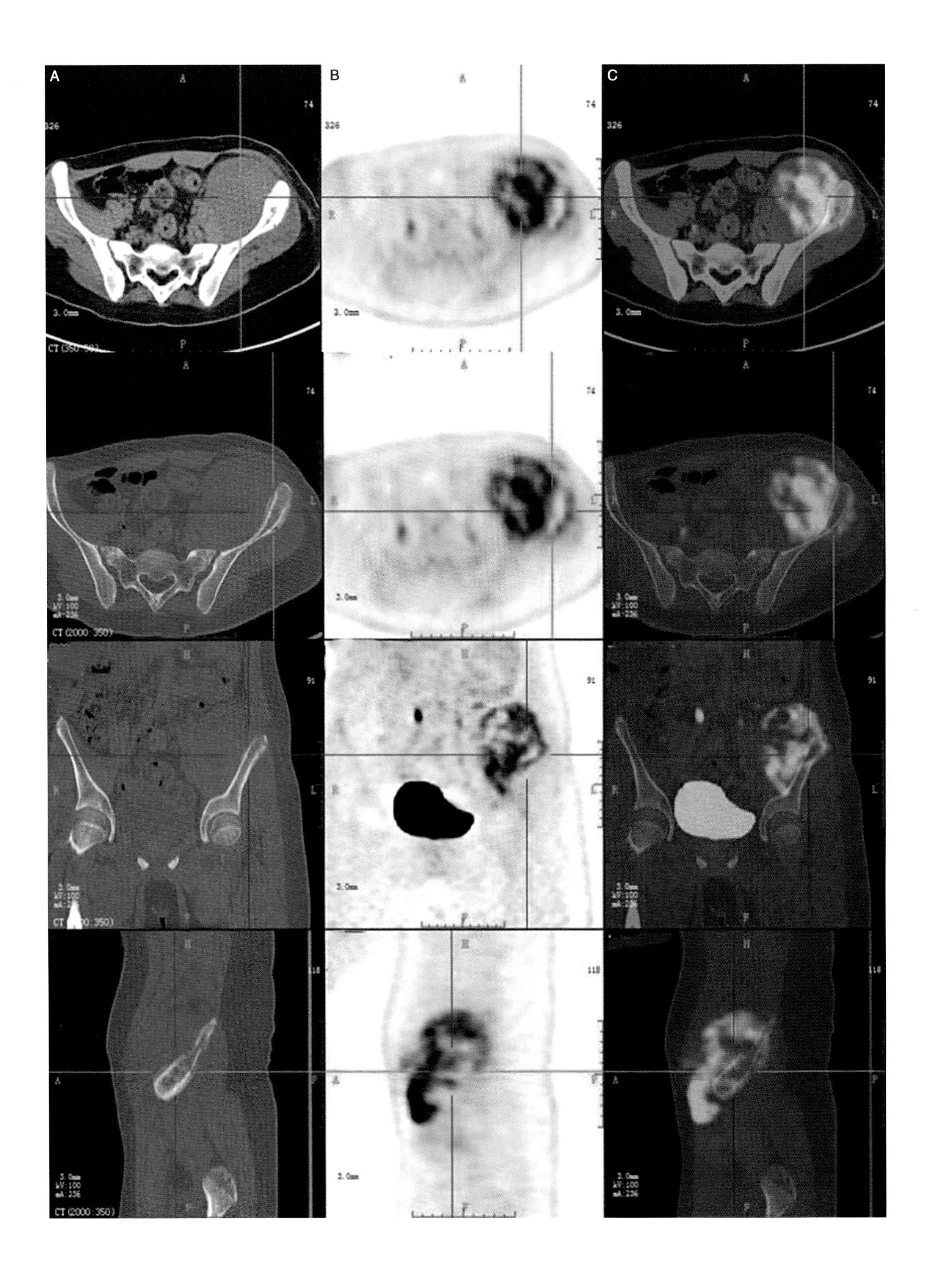
A
B
C
74
326
91
118
CT (2000:350)

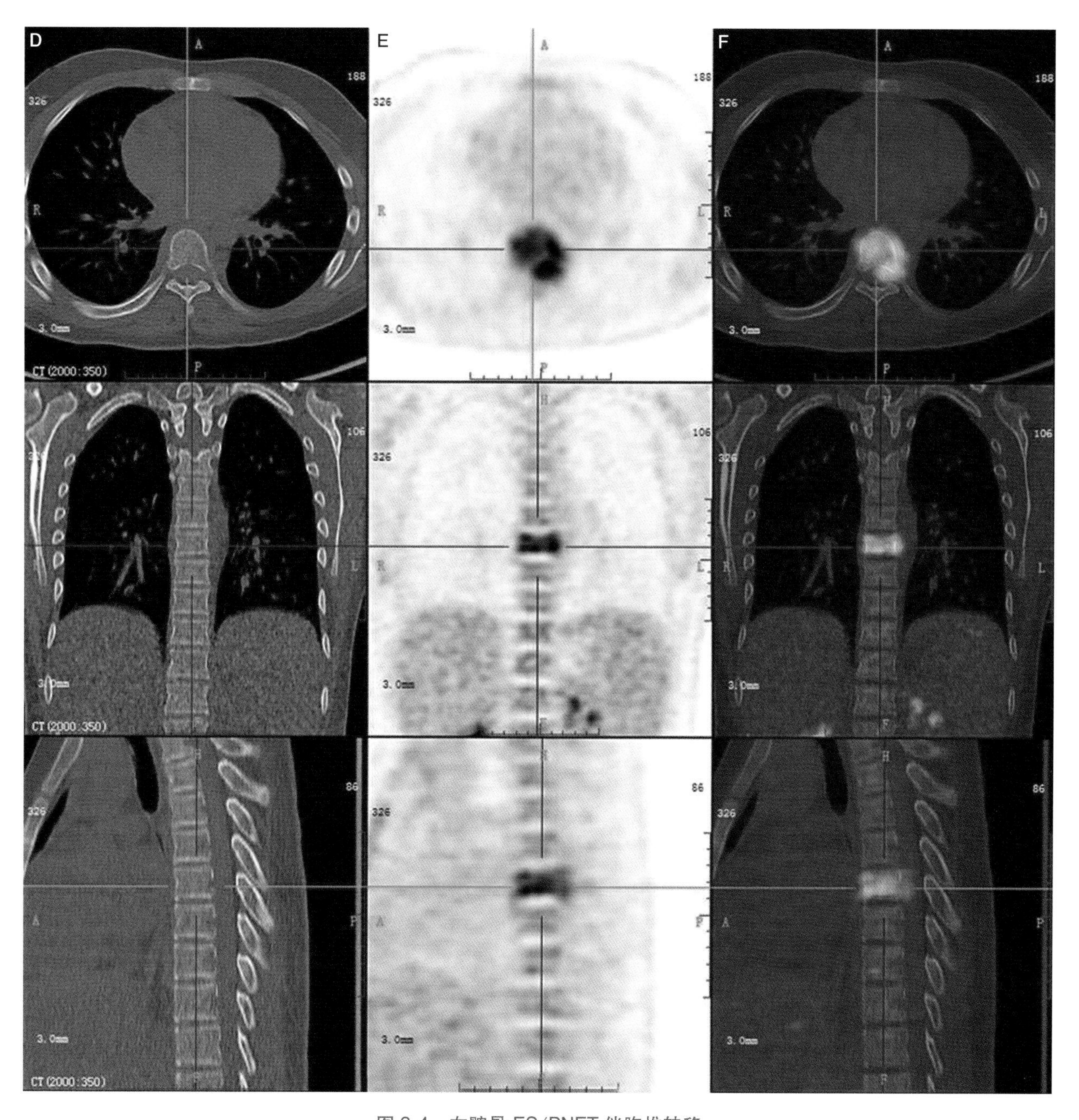

图 3-4　左髂骨 ES/PNET 伴胸椎转移

A. 左侧髂骨溶骨性骨质破坏、局部伴骨膜反应，周围见巨大软组织肿块，内部密度不均，截面大小约 96mm×77mm；B、C. 骨质破坏区及软组织包块可见不均匀 FDG 摄取升高（SUV_{max} 为 15.6）；D. 第 7 胸椎轻度压缩，周围见软组织斑块部分向椎管内侵犯；E、F. 第 7 胸椎病灶 FDG 摄取升高（SUV_{max} 为 7.8）。

病例 3-4　腰椎 ES/PNET

患儿男性，11 岁，无诱因持续性左侧腰痛 4 天。腹部超声示左肾下方低回声区，与左侧腰大肌分界不清。生化检查提示神经元特异性烯醇化酶升高（20.25μg/L）。

^{18}F-FDG PET/CT 示 L_2 椎体、椎弓 FDG 高摄取恶性占位侵入椎管（图 3-5）。

术后病理：ES/PNET。

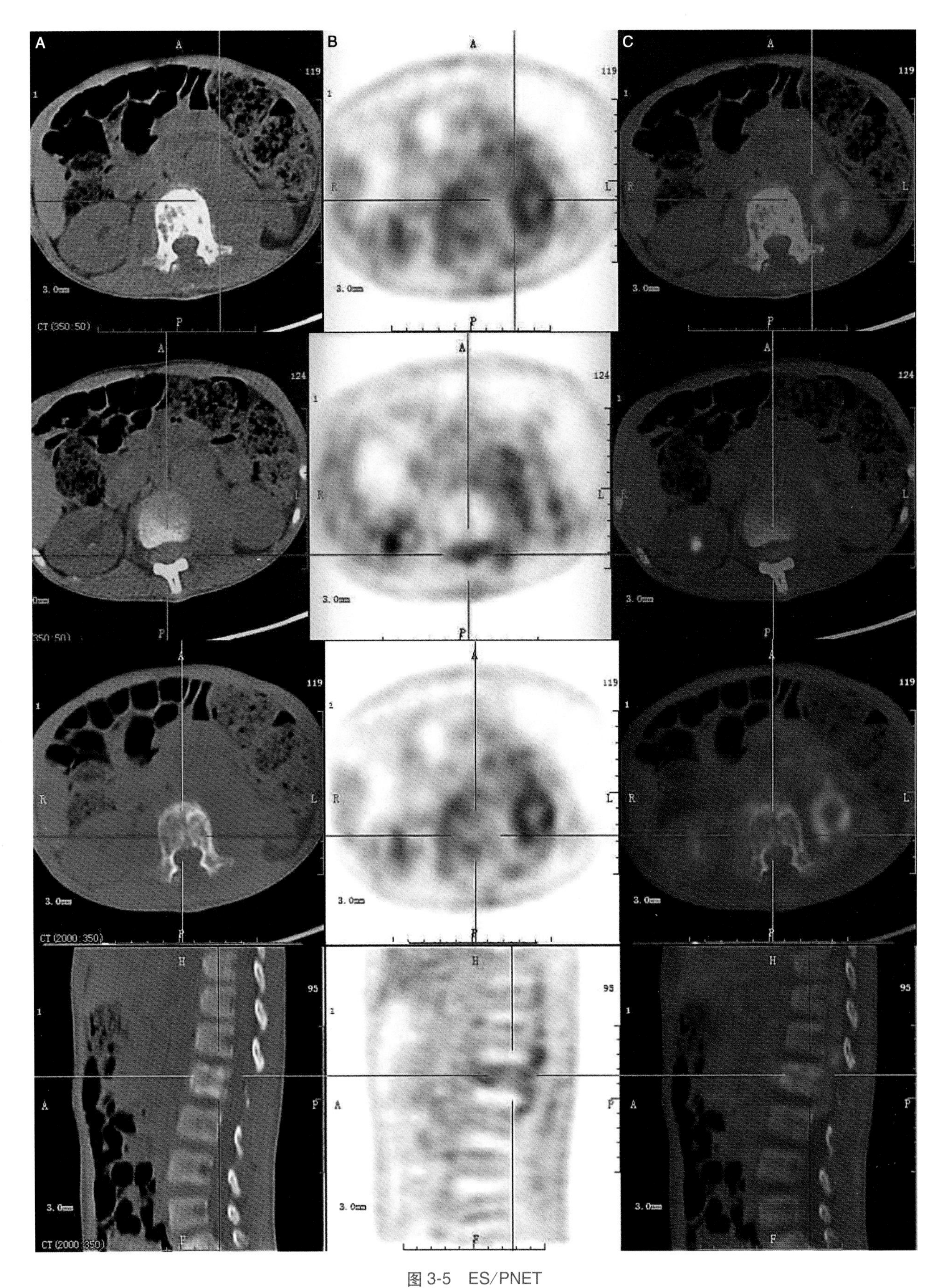

图 3-5　ES/PNET

A. 第 2 腰椎椎体周围软组织包块、局部侵入椎管，病灶与左侧腰大肌分界不清，第 2 腰椎椎体及椎弓骨质稀疏、破坏伴硬化；B、C. 周围软组织包块及椎体 FDG 摄取升高（SUV_{max} 为 6.7）。

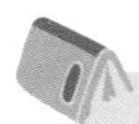

病例 3-5　右胸壁 ES/PNET 术后复发

患儿女性，7 岁，右侧胸壁 ES/PNET 术后及化疗后 5 年，右侧肋骨疼痛 5 天。患儿 2011 年于外院行右侧胸壁 ES/PNET 手术切除，术后行 8 个疗程化疗（具体方案不详）后患儿恢复良好。2012 年 10 月随访时发现原手术区占位，考虑复发，遂行 12 个疗程化疗+8 个疗程放疗（具体方案不详），患儿肿块基本消失（影像学）。5 天前患儿右侧肋骨疼痛。此次^{18}F-FDG PET/CT 检查为明确右侧肋骨疼痛原因及了解全身情况。

^{18}F-FDG PET/CT 示右胸壁 ES/PNET 术后：右侧第 6 前肋周围软组织肿胀，代谢稍高，复发首先考虑，右侧第 6 前肋及肝包膜受侵可能（图 3-6）。

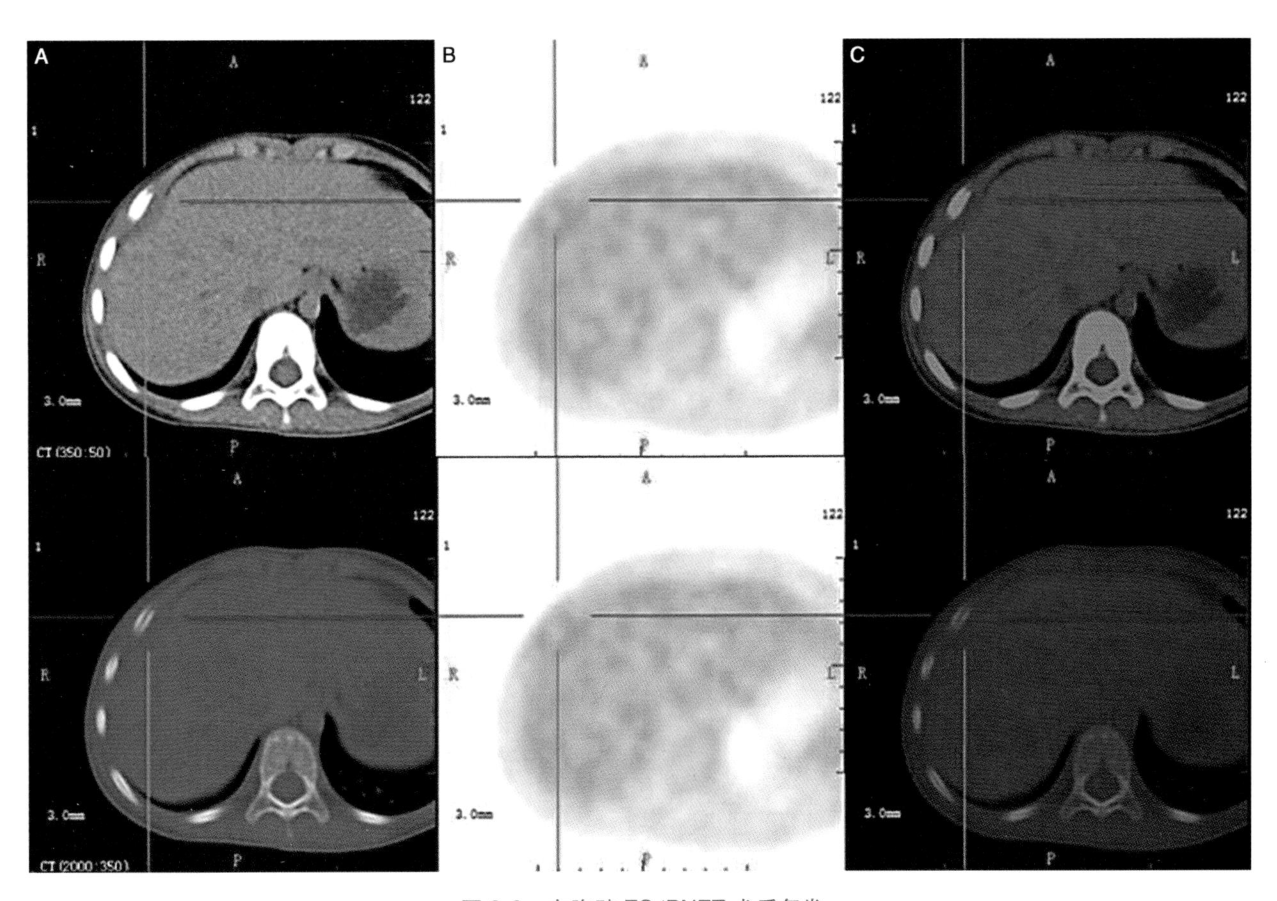

图 3-6　右胸壁 ES/PNET 术后复发

A. 右侧第 6 前肋局部形态欠规则、骨皮质略毛糙，周围软组织肿胀，致肝脏局部受压内陷；B、C. 右侧第 6 肋骨及周围软组织 FDG 摄取稍高（SUV_{max} 为 1.6），肝包膜下小片状 FDG 摄取增高（SUV_{max} 为 2.4）。

三、小结

ES/PNET 在 PET/CT 检查中的表现主要为局部骨质破坏伴周围软组织肿块，病灶 FDG 代谢不同程度升高。以上病例表现为病变范围越大，病灶密度越不均匀，FDG 代谢越高。相比于普通 CT 检查，PET/CT 检查能更加清楚地了解病灶的局部累及范围以及全身受累情况；与 MR 检查相比较，PET/CT 检查能更加清楚地了解骨质破坏的范围、程度以及全身转移情况，辅助临床治疗的决策。此外，利用肿瘤高代谢的特点，PET/CT 能比较准确地了解肿瘤活性范围、指导临床对高代谢区行活检、获得有价值的活检组织，评估肿瘤对放化疗的敏感程度、疗效以及检查与治疗后的病灶复发。

第三节　横纹肌肉瘤

一、概述

（一）疾病简介

横纹肌肉瘤（rhabdomyosarcoma，RMS）是最常见的儿童软组织肉瘤，占所有儿童恶性肿瘤的5%，是继神经母细胞瘤、肾母细胞瘤之外的第三大常见颅外实体肿瘤。RMS主要分为两种病理亚型，即胚胎型横纹肌肉瘤（embryonal rhabdomyosarcoma，ERMS）和腺泡型横纹肌肉瘤（alveolar rhabdomyosarcoma，ARMS）。

（二）发病特点与生存率

美国肿瘤研究所数据显示，每100万儿童中RMS发病数为4.5例。男性发病率略高于女性。从病理类型来看，ERMS占65%~75%，多发生于小龄儿童（0~4岁），主要发生在头、颈、生殖泌尿道；而ARMS占25%~32%，发病在0~14岁的年龄段中较平均分布，主要发生在躯干和四肢。

RMS的预后与发病年龄、肿瘤的部位、肿块大小、病理类型、有无淋巴结和远处转移等因素相关，年幼者生存率高于年长者，肿块<5cm者生存率较高，ERMS的生存率高于ARMS，Ⅰ期低风险组5年生存率可达90%，而Ⅳ期高风险组患者5年生存率不足20%。

（三）常规影像学诊断价值

1. X线　有助于了解软组织肿瘤的范围及与邻近骨质的关系。边界清晰，常提示为良性肿瘤；边界清楚并见有钙化，则提示为恶性肉瘤，多见于滑膜肉瘤、横纹肌肉瘤等。

2. 超声　可见肿瘤的体积范围、包膜边界和瘤体内部肿瘤组织的回声，区别良性或恶性。恶性者体大而边界不清，回声模糊，如横纹肌肉瘤、滑膜肌肉瘤、恶性纤维组织细胞瘤等。超声检查还能引导深部肿瘤的针刺吸取细胞学检查。

3. CT　具有对软组织肿瘤的密度分辨力和空间分辨力的特点。

4. MR　可弥补X线和CT的不足，从纵切面把各种组织的层次同肿瘤的全部范围显示出来，对于腹膜后软组织肿瘤、盆腔向臀部或大腿根部伸展的肿瘤、腘窝部的肿瘤以及肿瘤对骨质或骨髓侵袭程度的显示更为清晰。

二、PET/CT影像特点与应用

（一）分期

1. 原发灶　RMS原发灶FDG摄取普遍增高，然而由于文献样本量较小，SUV_{max}平均或中位值报道不一。一项含有10例ARMS及3例ERMS的研究报道，SUV_{max}中位值为3.7（2.0~6.9）。另一项含有9例ARMS及13例ERMS的研究报道，原发灶SUV_{max}中位值为6.2（2.7~15.4），ARMS的SUV_{max}中位值为8.1，ERMS的SUV_{max}中位值为5.0，两者无显著性差异，尚需更大样本量的数据支持。

2. 淋巴结转移　PET/CT对发现转移淋巴结的灵敏度较高（80%~100%），并优于常规影像（67%~86%）；而在特异性方面相似，PET/CT为89%~100%，常规影像为90%~100%。

3. 远处转移　PET/CT对发现远处转移的灵敏度极高（95%~100%），而常规影像对其灵敏度较低（17%~83%）；PET/CT特异性可达到80%~100%，而常规影像为43%~86%。

（二）预后评估

文献报道，肿瘤原发灶^{18}F-FDG摄取（SUV_{max}）与无进展生存期、总体生存期有关，其高低与肿瘤的级别也有密切关系。

（三）疗效评估

目前国内外指南对于RMS疗效评估主要采用局部超声、增强MR、肺CT及选择性头颅MR的方法，然而研究证明，通过FDG PET/CT评估横纹肌肉瘤治疗前后病灶的大小、数量的变化及病灶的代谢变化（通

常用 ΔSUV_{max}、ΔMTV 或 ΔTLG 判断），也能达到较好的疗效评估作用。

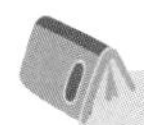

病例 3-6　胚胎型横纹肌肉瘤

患儿男性，1 岁，发现左侧大腿肿块 1 个月余。外院下肢 MR 示左大腿肿物，血供丰富，考虑血管瘤可能。后至我院就诊，并于超声引导下行肿物穿刺活检，病理提示胚胎型横纹肌肉瘤。

为治疗前分期行 PET/CT 检查，PET/CT 示左侧大腿瘤灶呈 FDG 摄取不均匀增高的低密度软组织肿块（SUV_{max} 为 5.2），全身未见明显转移性病变（图 3-7）。

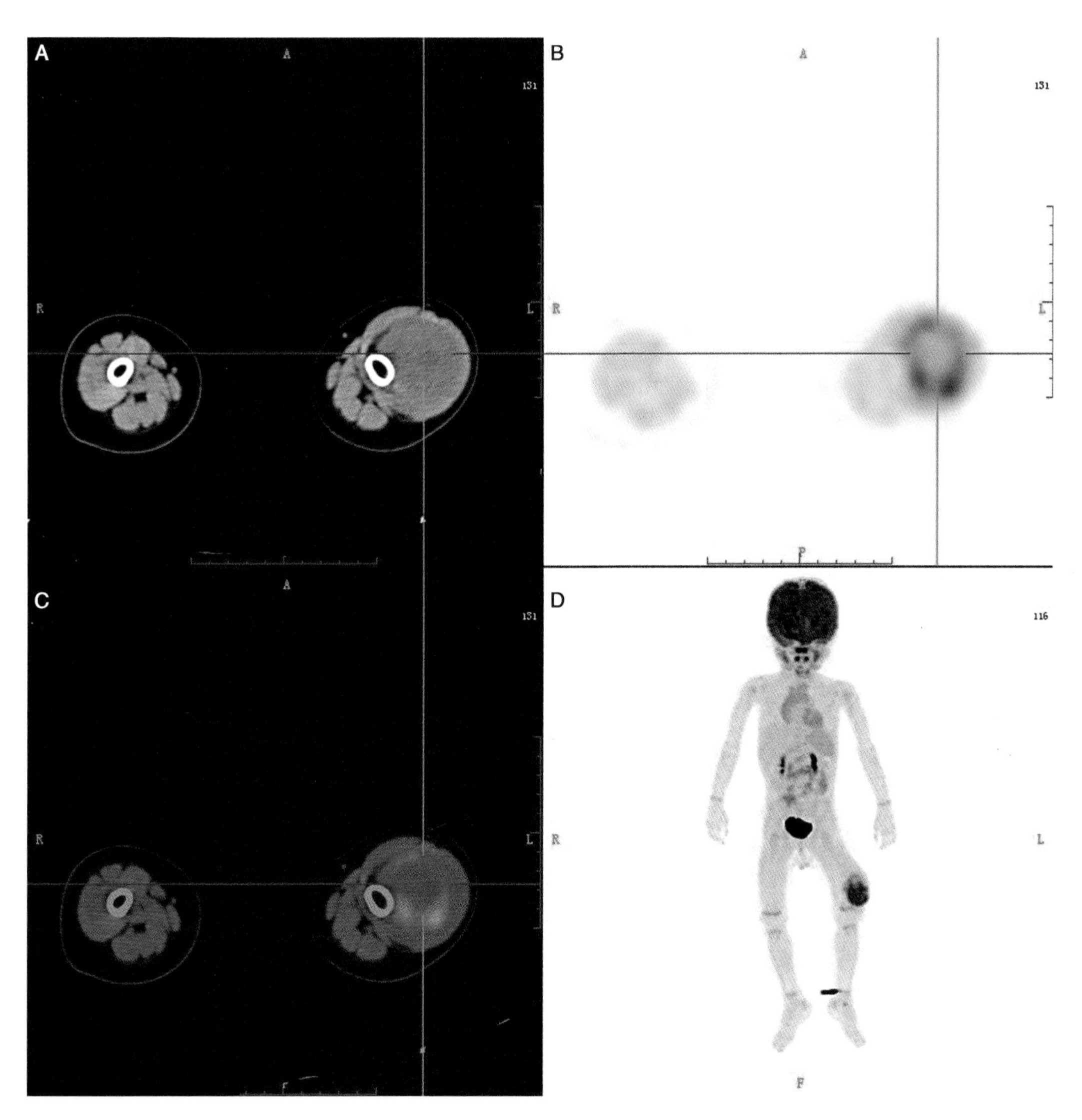

图 3-7　左下肢胚胎型横纹肌肉瘤

A. CT 图，提示左股骨下端低密度软组织肿块影；B、C. 分别为 PET 图、PET/CT 融合图，提示左下肢低密度软组织肿块 FDG 摄取不均匀增高；D. MIP 图，提示除左股骨下端 FDG 高摄取肿块外，全身其余部位未见异常 FDG 高摄取病灶。

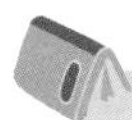

病例 3-7 左侧鼻腔横纹肌肉瘤术后

患儿男性,1 岁,确诊左侧鼻腔新生物 2 周余。术后病理提示左侧鼻腔横纹肌肉瘤,倾向胚胎性-腺泡状混合型。

首次 PET/CT 为术后评估,检查所见:左侧鼻腔外侧壁软组织增厚伴 FDG 摄取异常增高(SUV_{max} 为 4.3)。检查意见:左侧鼻腔外侧壁软组织增厚伴 FDG 摄取异常增高,考虑部分肿瘤活性残留。患者进行化疗后再次行 PET/CT 评估,提示病灶无残留(图 3-8)。

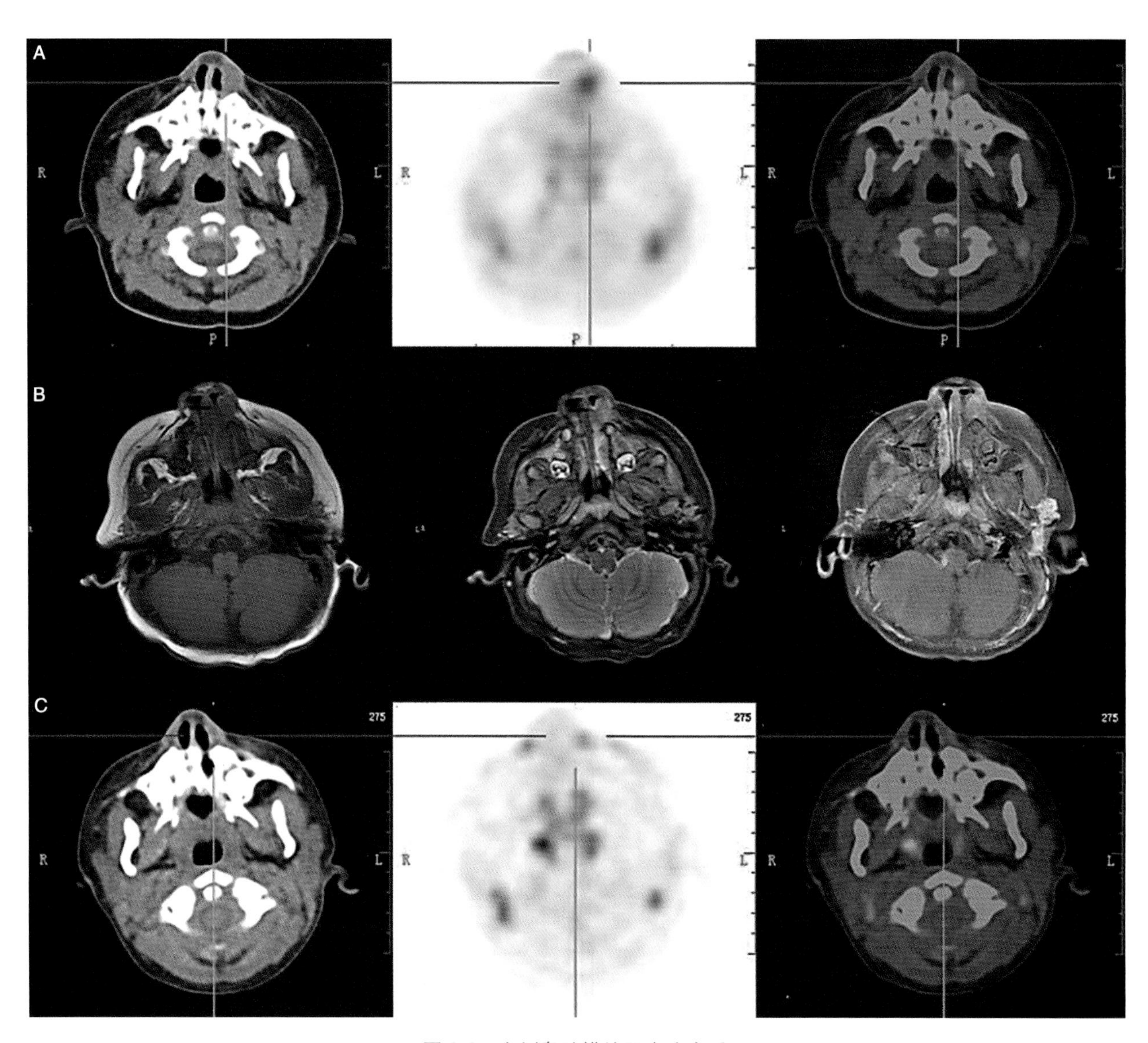

图 3-8 左侧鼻腔横纹肌肉瘤术后

A. 术后化疗前 PET/CT 评估,分别为 CT 图、PET 图和 PET/CT 融合图,提示左侧鼻腔外侧壁软组织增厚伴 FDG 摄取异常增高(SUV_{max} 为 4.3);B. 术后化疗前 MR 评估,分别为 MR TW_1、TW_2 和 T_1 增强;C. 化疗后 PET/CT 再评估,分别为 CT 图、PET 图和 PET/CT 融合图,提示原病灶部位未见明显软组织增厚,局部 FDG 摄取与对侧相比未见明显增高。

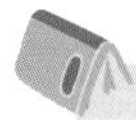

病例 3-8　横纹肌肉瘤

患儿男性，13 岁，无明显诱因半年内体重下降 20kg，伴反复低热、盗汗。检查发现左颞部头皮及盆腔肿物，行盆腔肿块穿刺活检，病理提示腺泡状横纹肌肉瘤。

化疗后行 PET/CT 评估疗效，PET/CT 提示左侧盆壁软组织、左侧大腿收肌群、闭孔内肌、全身多发骨、左盆腔淋巴结肿瘤浸润和转移（图 3-9）。

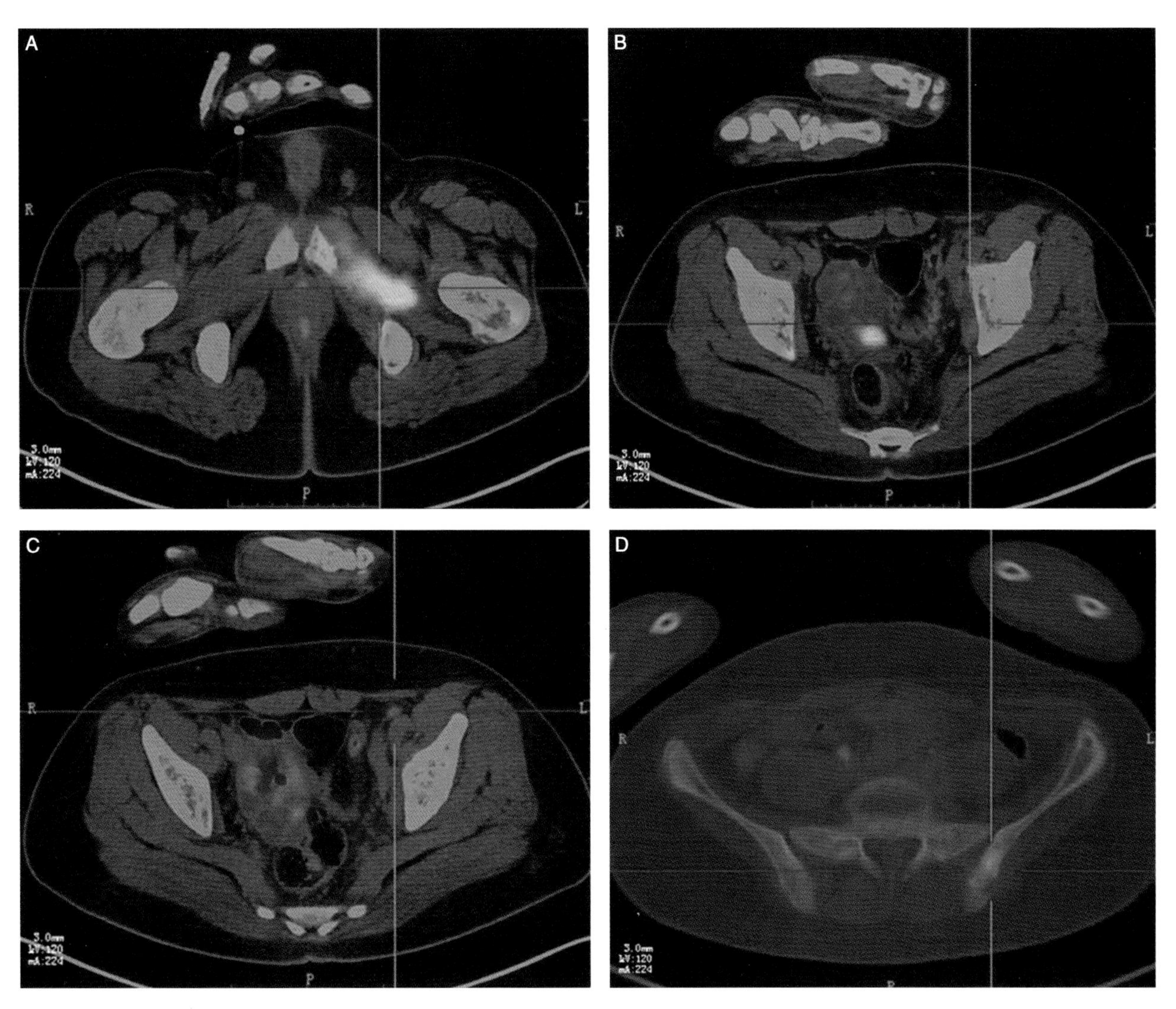

图 3-9　腺泡样横纹肌肉瘤

A. 左侧盆底肌稍肿胀，局部组织间隙消失，FDG 摄取增高（SUV_{max} 为 11.0）；B. 左侧盆壁软组织稍肿胀，FDG 摄取增高（SUV_{max} 为 3.4）；C. 盆腔左侧壁见一大小约 8mm×6mm 淋巴结影，FDG 摄取增高（SUV_{max} 为 2.9）；D. 左侧髂骨 FDG 代谢增高（SUV_{max} 为 6.8）。

三、小结

横纹肌肉瘤是儿童软组织肉瘤中最多见的一种，可以发生在身体的各个部位，从四肢到躯干，乃至眼睛、鼻腔等颅面部器官，也可以有淋巴结转移和远处转移。^{18}F-FDG 肿瘤显像可以较好地显示原发病灶，而且在 N 和 M 分期中具有较高的灵敏度和特异性，并且可以根据病灶对 ^{18}F-FDG 摄取的高低，对肿瘤的级别进行判断，也可以预测患者的预后。在指导临床治疗方面，首先，可以为临床提供有效的活检部位；其次，在化疗或放疗的各个阶段，^{18}F-FDG PET/CT 可以对疗效进行评估，为化疗方案的选择、放疗靶区的勾画提供信息；最后，也可作为一种复发监测的有效手段。

第四节　卡波西型血管内皮瘤

一、概述

卡波西型血管内皮瘤是一种少见的恶性血管肿瘤，主要发生于儿童。表现为弥漫性的血管侵袭性肿瘤，与卡梅现象（合并血小板减少及低纤维蛋白血症）或淋巴管瘤病相关，42%~58%的患者可发生卡梅现象。病变多局部侵犯，极少发生远处转移；常累及躯干和四肢；典型临床表现为暗红色或紫红色斑片或肿块，偶发生于胸壁或腹壁、后腹膜、纵隔、阴囊、舌、脾脏、肺、心脏、肝脏和胃。完整的手术切除是治疗该疾病的有效手段。

约 80%的患者于 10 岁之内发病，约 45%的患者于 1 岁之内发病。该病恶性程度较高，因缺乏有效的治疗方法，死亡率达到 20%~30%，而并发症、致畸比例更高。

二、PET/CT 影像特点

关于影像学表现的文献报道较少，目前认为 MR 对肿块的边界分辨欠佳，当伴有淋巴管瘤病时，可在 T_1 增强见到结节状高信号影。CT 可以较清晰地分辨肿块边界及受累组织，但较难发现肿瘤结节。PET/CT 仅表现为肿瘤对 FDG 摄取的轻度增高，在诊断时应当与淋巴管瘤、肠系膜脂膜炎、肠系膜恶性病变相鉴别。

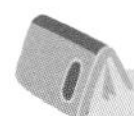

病例 3-9　卡波西型血管内皮瘤

患儿女性，1 岁，无明显诱因下发现患儿右颈肩部肿块 1 年余，并逐渐增大伴右臂上抬受限。B 超示右侧颈部下方皮下低回声灶，考虑皮下血管瘤可能。MR 检查示右侧肩颈部、腋窝、胸廓入口处多发软组织病变，考虑脉管瘤畸形可能。于我院行胸壁肿块活检术，病理提示卡波西型血管内皮瘤。

为评估全身状况行 PET/CT，检查示右侧锁骨区、右侧肩胛骨周围、右上臂肱骨内侧多发 FDG 摄取增高软组织团块、结节，右侧肩胛骨受侵（图 3-10）。

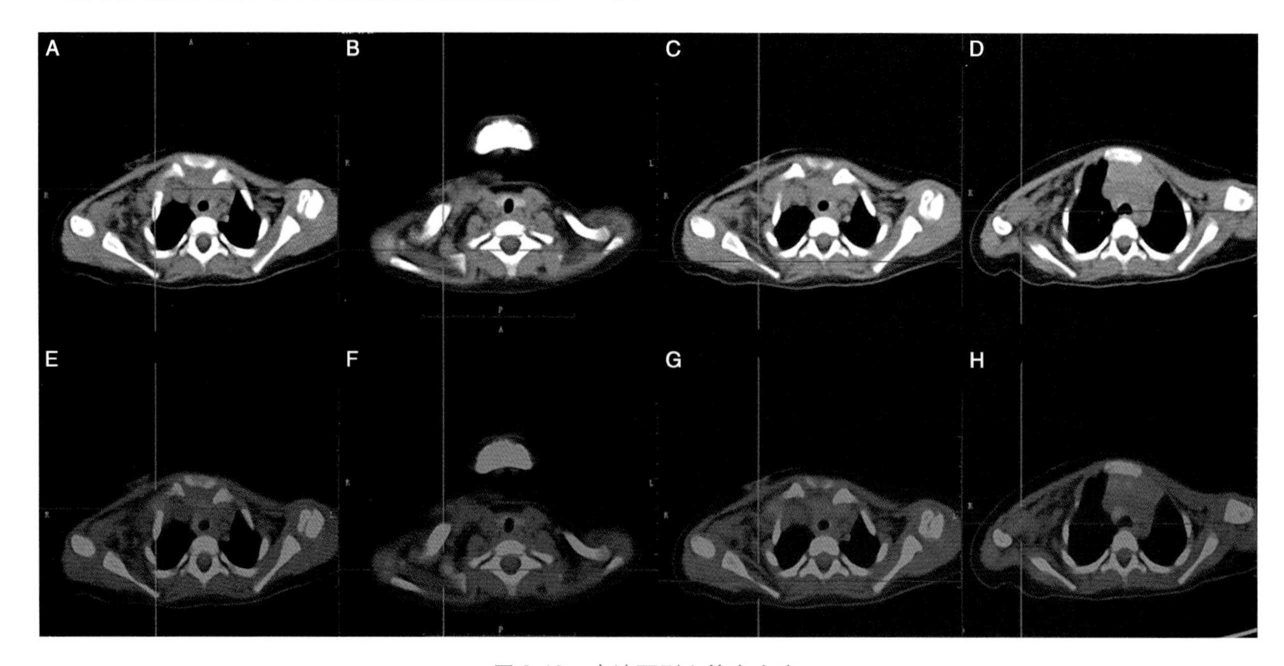

图 3-10　卡波西型血管内皮瘤

A~D. CT 图，显示右侧锁骨区、右侧肩胛骨周围、右上臂肱骨内侧见多发软组织团块、结节影；E~H. PET/CT 融合图，显示上述病灶处 FDG 摄取轻度增高（SUV_{max} 为 2.5）。

第五节　横纹肌样瘤

一、概述

横纹肌样瘤(rhabdoid tumor)是好发于婴幼儿的少见类型恶性肿瘤,依据肿瘤发生部位的不同,将其分为肾横纹肌样瘤(malignant rhabdoid tumor of the kidney,MRTK)、中枢神经系统非典型性畸胎样/横纹肌样瘤(atypical teratoid/rhabdoid tumor,ATRT)、肾外非中枢神经系统横纹肌样瘤(extrarenal extracranial rhabdoid tumor,EERT)三类。横纹肌样瘤是恶性程度极高的肿瘤,预后较差,5 年总体生存率约为 33%。

二、PET/CT 影像特点

^{18}F-FDG PET/CT 在横纹肌样瘤中的应用仅见数例病例报道,目前认为瘤灶对 FDG 的摄取可能与肿瘤的恶性级别有关,病灶 SUV_{max} 范围大致在 3.6~13.8,而本病例是一例肾外横纹肌样瘤,位于头颈部,病灶局部侵犯周围骨组织,病灶 SUV_{max} 为 10.3,未发生淋巴结及远处转移。以上提示,PET/CT 在肿瘤的分期、复发监测和疗效评估中可能具有一定的临床价值。

病例 3-10　肾外横纹肌样瘤

患儿女性,5 岁,声音嘶哑伴吞咽困难 8 个月余。MR 结果提示斜坡区占位,考虑脊索瘤可能。于外院经鼻腔行部分肿瘤切除,病理考虑恶性软组织肉瘤,倾向 INI-1 缺失的横纹肌样肿瘤,经会诊后结合患者年龄和部位,首先考虑肾外横纹肌样瘤。

为评估全身情况行 PET/CT,检查示肿瘤位于右侧鼻咽、咽旁间隙并突向鞍区、颅后窝及椎管,伴斜坡、鞍底、C_1 椎体侵犯(图 3-11)。

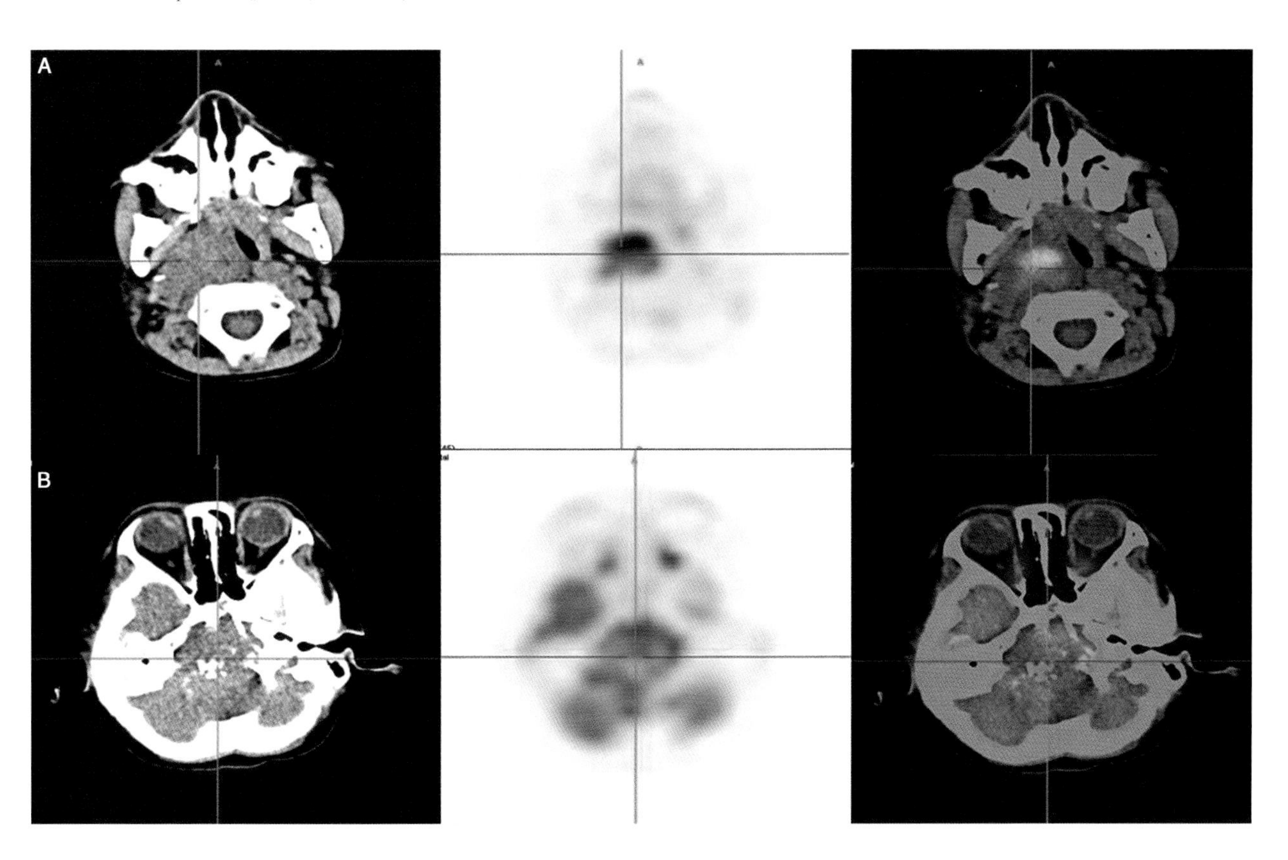

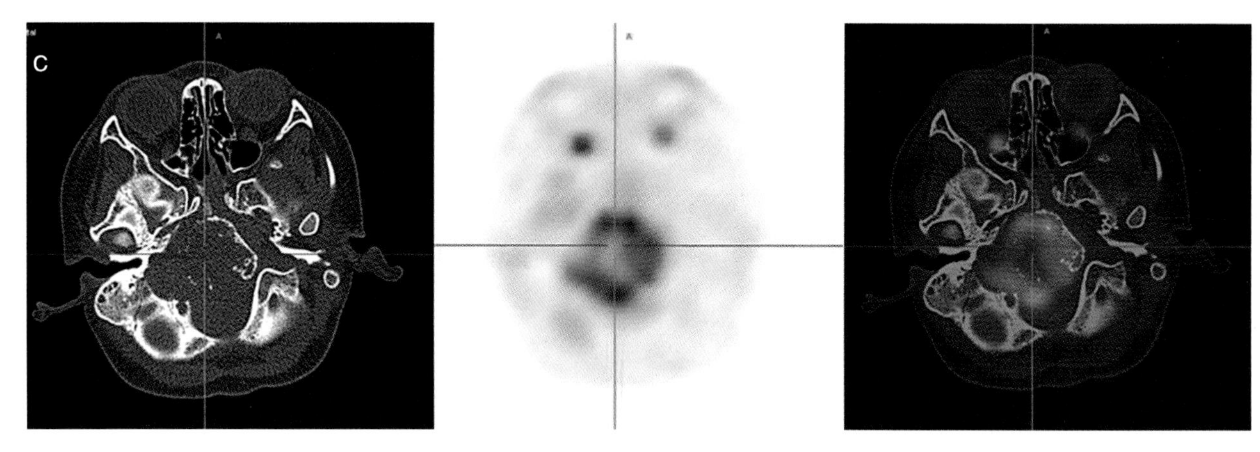

图 3-11　横纹肌样瘤

A、B. 右侧鼻咽、咽旁间隙稍高密度软组织团块，内见散在点、片状高密度灶，上部向垂体窝及颅后窝突出，团块大小约 49mm×44mm×63mm，FDG 摄取增高(SUV_{max} 为 10.3)；C. 斜坡、鞍底、C_1 椎体骨质破坏，向后侵犯椎管腔。

第六节　上皮样肉瘤

一、概述

上皮样肉瘤(epithelioid sarcoma)是临床较少见的上皮样软组织肿瘤，其组织来源不明，部分学者认为它可能是起源于具有多向分化潜能的原始间叶细胞的肿瘤。上皮样肉瘤占全部软组织肉瘤比例不到 1%，好发于 20~40 岁青壮年，儿童极少见。

根据发生部位分为远端型(即经典型，主要位于四肢的末端)和近端型(发生于头颈部及躯干)，以前者多见。远端型以手腕部多见，肿瘤表现为生长缓慢的结节或斑块，如侵犯真皮，可能引起溃疡。近端型上皮样肉瘤发病年龄偏大，通常为深部多发软组织肿块，体积较大，好发于头颈部、盆腔、腹股沟区、会阴肛旁区、外生殖器区等，发生于盆腔者常易产生压迫症状。上皮样肉瘤虽然是一类低度恶性的肿瘤，但早期即可有淋巴结及肺转移。

二、PET/CT 影像特点

虽然有少量文献报道该病的 CT 和 MR 影像学表现，但目前尚无一个明确的影像学特征来鉴别该病与其他软组织恶性肿瘤。PET/CT 影像学表现相关报道则更少，目前我科此类病种 PET/CT 检查 1 例，初步发现该病瘤灶对 ^{18}F-FDG 具有较高亲和力，有可能将 ^{18}F-FDG PET/CT 作为分期、复发监测的手段。

病例 3-11　上皮样肉瘤

患儿女性，3 岁。颈部仰头受限半年，夜间打鼾 2 个月。无颈部疼痛，无头晕、头痛，无发热，无恶心/呕吐等。头颅 CT 示斜坡、寰椎骨质破坏，伴椎旁及鼻咽部软组织肿块，建议 MR 进一步检查。颈椎 MR 示鼻咽部软组织肿瘤伴斜坡、寰椎骨质破坏、侵犯椎管，延髓及颈椎受压向左后移，横纹肌肉瘤待排，建议鼻咽部活检。

为评估全身情况行 PET/CT，检查示鼻咽部肿块伴代谢异常增高，斜坡、寰椎骨质破坏，局部压迫椎管，椎管及延髓受侵可能；远处未见转移(图 3-12)。

鼻咽部活检病理并结合免疫组化结果：上皮样肉瘤。

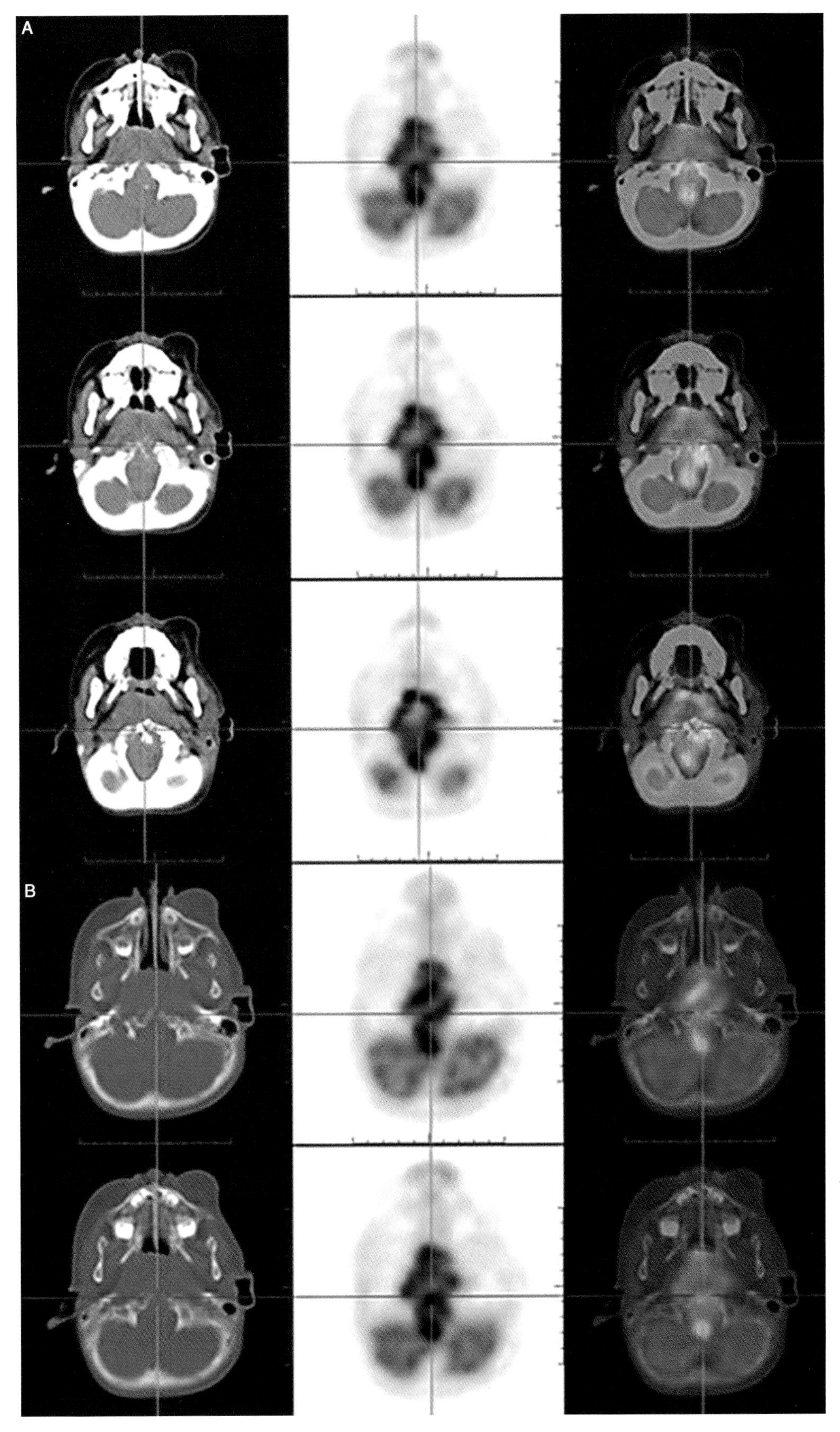

图 3-12　鼻咽部上皮样肉瘤
PET/CT 提示鼻咽顶壁及两侧壁明显增厚呈软组织肿块(A),截面约 35mm×42mm,肿块向前至后鼻腔,向上及枕骨斜坡,致枕骨斜坡骨质破坏,后及寰椎致骨质破坏并向椎管侵犯(B),延髓受压及颈椎受压,下至扁桃体,病灶处 FDG 摄取异常增高(SUV_{max} 为 5.4)。

第七节　神经鞘瘤

一、概述

神经鞘瘤(nerve sheath tumor)又称施万瘤,是由周围神经的神经鞘(即施万鞘)所形成的肿瘤,为良性肿瘤。患者多为30~40岁的中年人,常生长于脊神经后根。少数患者可伴多发性神经纤维瘤病,此类患者皮肤上可有咖啡色素斑沉着及多发性小结节状肿瘤。

二、PET/CT影像特点

当神经鞘瘤为多发时,或者伴多发性神经纤维瘤病时,需与恶性外周神经鞘瘤(malignant peripheral nervous sheath tumor,MPNST)进行鉴别。MPNST是一种少见的软组织肉瘤,占全部软组织肉瘤的5%~10%,发病率约为0.1/10万,因起源于施万细胞(Schwann cell),故又称恶性施万细胞瘤。有研究发现,神经鞘瘤或多发性神经纤维瘤病为良性病变,而MPNST为恶性病变,当行^{18}F-FDG PET/CT时,病灶SUV_{max}的差别具有统计学意义,即可以通过SUV_{max}的高低来判断病变的良恶性。

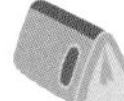

病例3-12　神经鞘瘤

患儿男性,11岁,腹痛20余天。B超示右下腹肿块68mm×31mm,见血流;左中下腹肿块26mm×14mm,未见血流;考虑后腹膜来源。

PET/CT示双侧颈部、锁骨区、肋间隙、双侧腰大肌及左前方见多发大小不等低密度结节影,大者约39mm×31mm,FDG摄取稍高(SUV_{max}为2.0~3.0);胸壁、背部、右侧腰部及左侧臀部脂肪内软组织结节影,大者约15mm×7mm,FDG摄取稍高(SUV_{max}为1.1)。胸腹部皮肤多处增厚(部分伴结节样突出),部分FDG摄取稍增高(图3-13,图3-14)。

后颈部与腹腔肿块穿刺活检病理:神经鞘瘤。

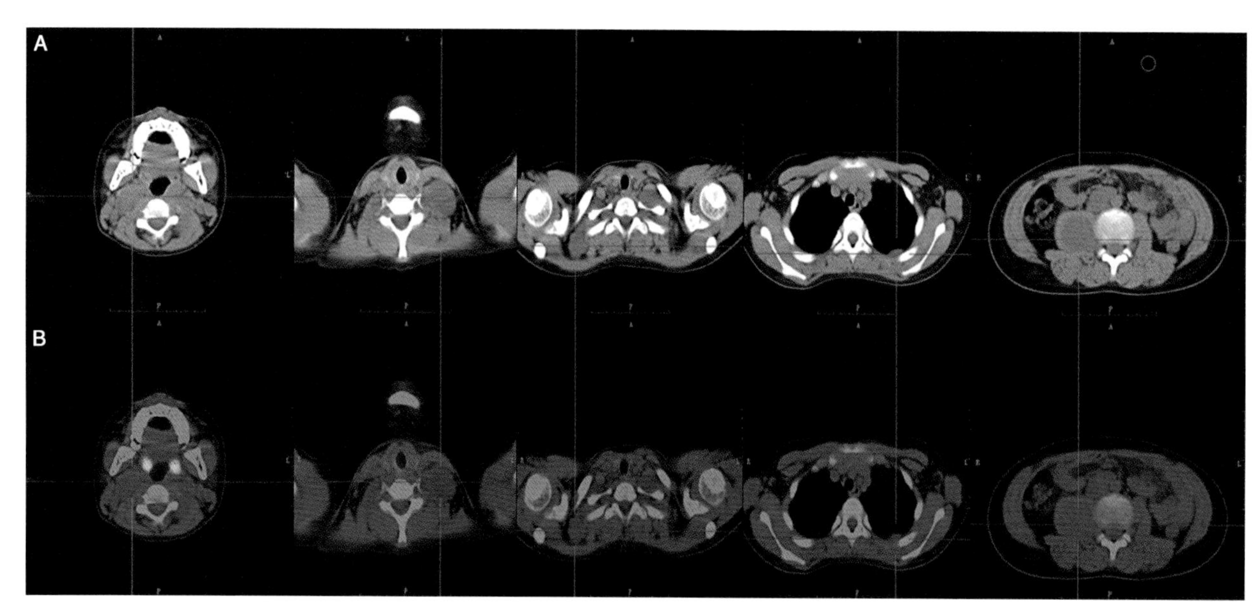

图3-13　神经鞘瘤

A. CT图,显示颈部、锁骨区、肋间隙、腰大肌多发大小不等软组织结节影(CT值为21~23HU);B. PET/CT融合图,显示上述病变处^{18}F-FDG摄取不同程度增高(SUV_{max}为2.0~3.0)。

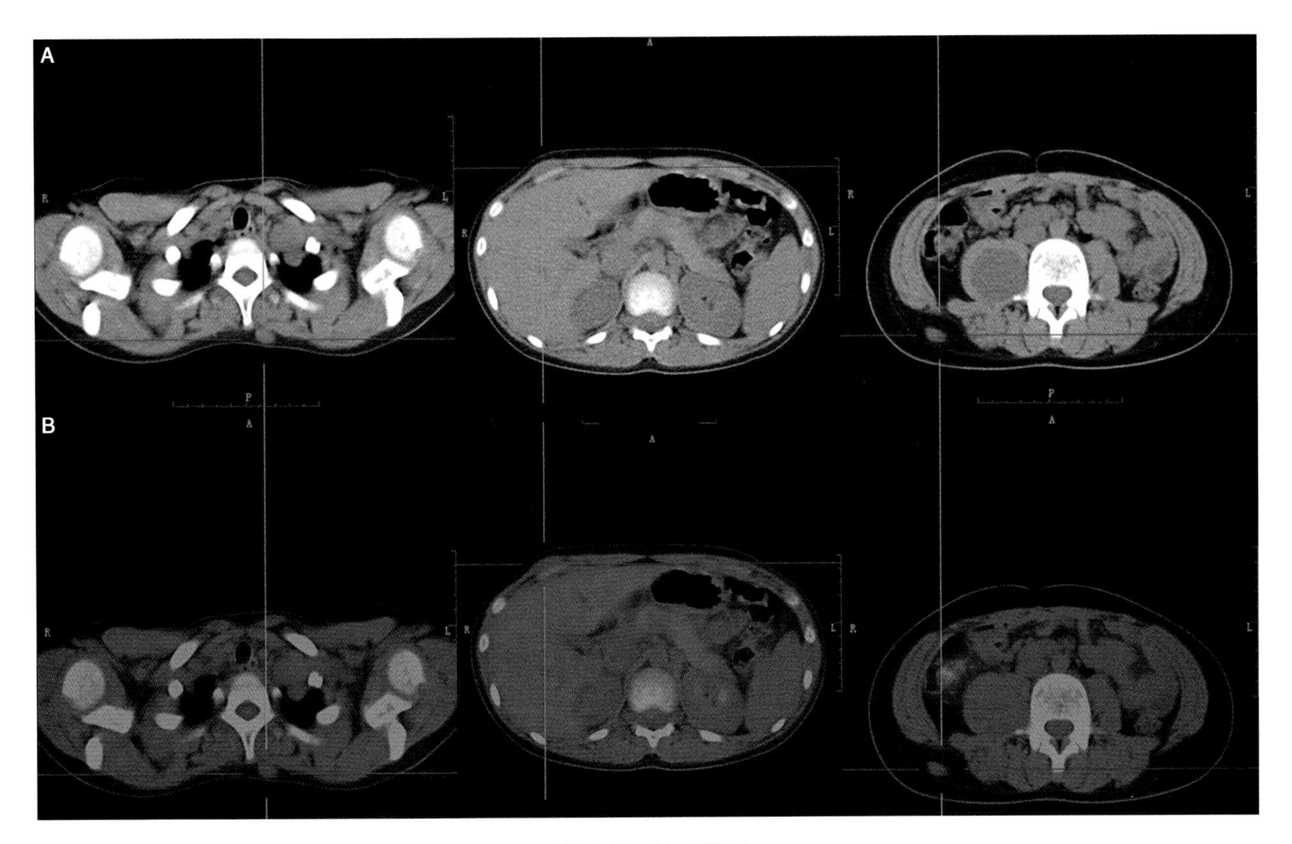

图 3-14　神经鞘瘤

A. CT 图，显示肩背部皮下、腹部皮下、腰部皮下脂肪间隙内多发、大小不等软组织结节影；B. PET/CT 融合图，显示上述病变处 ^{18}F-FDG 摄取不同程度增高（SUV_{max} 为 1.1）。

第八节　炎性肌纤维母细胞瘤

一、概述

炎性肌纤维母细胞瘤（inflammatory myofibroblastic tumor，IMT）在 2002 年被 WHO 定义为“由分化的肌纤维母细胞性梭形细胞组成，常伴大量浆细胞和/或淋巴细胞的一种间叶性肿瘤”，包括浆细胞肉芽肿、组织细胞瘤、纤维黄色瘤、炎性肌纤维组织细胞增生、黏液样错构瘤、假性淋巴瘤、炎性纤维肉瘤和炎性假瘤等，尤以后者常见。好发于儿童和青少年，平均年龄为 10 岁，也可发生在成年人，女性略多见。发生于软组织和内脏器官，可位于全身各处，最常见的部位为肺、大网膜和肠系膜。大网膜是除肺以外最多发的部位，报道占肺外的 43%，其他部位包括软组织、纵隔、胃肠、胰腺、生殖器、口腔、乳腺、神经、骨和中枢神经系统。临床表现取决于发病部位，起病多较隐匿，临床症状多由肿块本身及其压迫周围脏器引起，另可有发热、体重下降、疼痛、贫血、血小板增多、血沉加快等，临床症状与恶性肿瘤相似，但均缺乏特异性，症状和体征往往在肿瘤切除后消失。

二、PET/CT 影像特点

炎性肌纤维母细胞瘤是一种较少见的疾病，诊断比较困难，从 ^{18}F-FDG PET/CT 的表现来看，虽然病灶大多呈高代谢，IMT 的病灶最容易出现在肺和腹膜，但总体来讲，病灶分布没有特征性表现，容易与其他恶性肿瘤混淆。鉴于病灶的高代谢特征，对于了解疾病的累及范围、指导活检以及疗效的观察具有重要的临床意义。

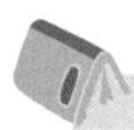

病例 3-13　炎性肌纤维母细胞瘤

患儿男性，11 岁，咳嗽伴咳痰 1 个月余，痰液少量、呈白色，无咯血、胸痛，无气急、胸闷，无低热、盗汗等不适。增强 CT 示两肺多发结节及团块，左侧胸腔积液，右侧胸膜结节样增厚；下腔静脉旁、两锁骨上窝及纵隔、左肺门多发淋巴结，考虑为多发转移灶或全身血液/淋巴系统疾病所致可能。

PET/CT 示全身多发 FDG 高摄取病变，累及两肺（图 3-15）、右侧肩胛骨、左髂腰肌、右腹直肌、双侧股直肌及肌间隙、肝包膜下（图 3-16），另见纵隔、左肺门、右肩背皮下及肌间隙多发代谢增高淋巴结，考虑为肩胛骨恶性病变伴多发转移。

行右关节占位活检术，术后病理：炎性肌纤维母细胞瘤。

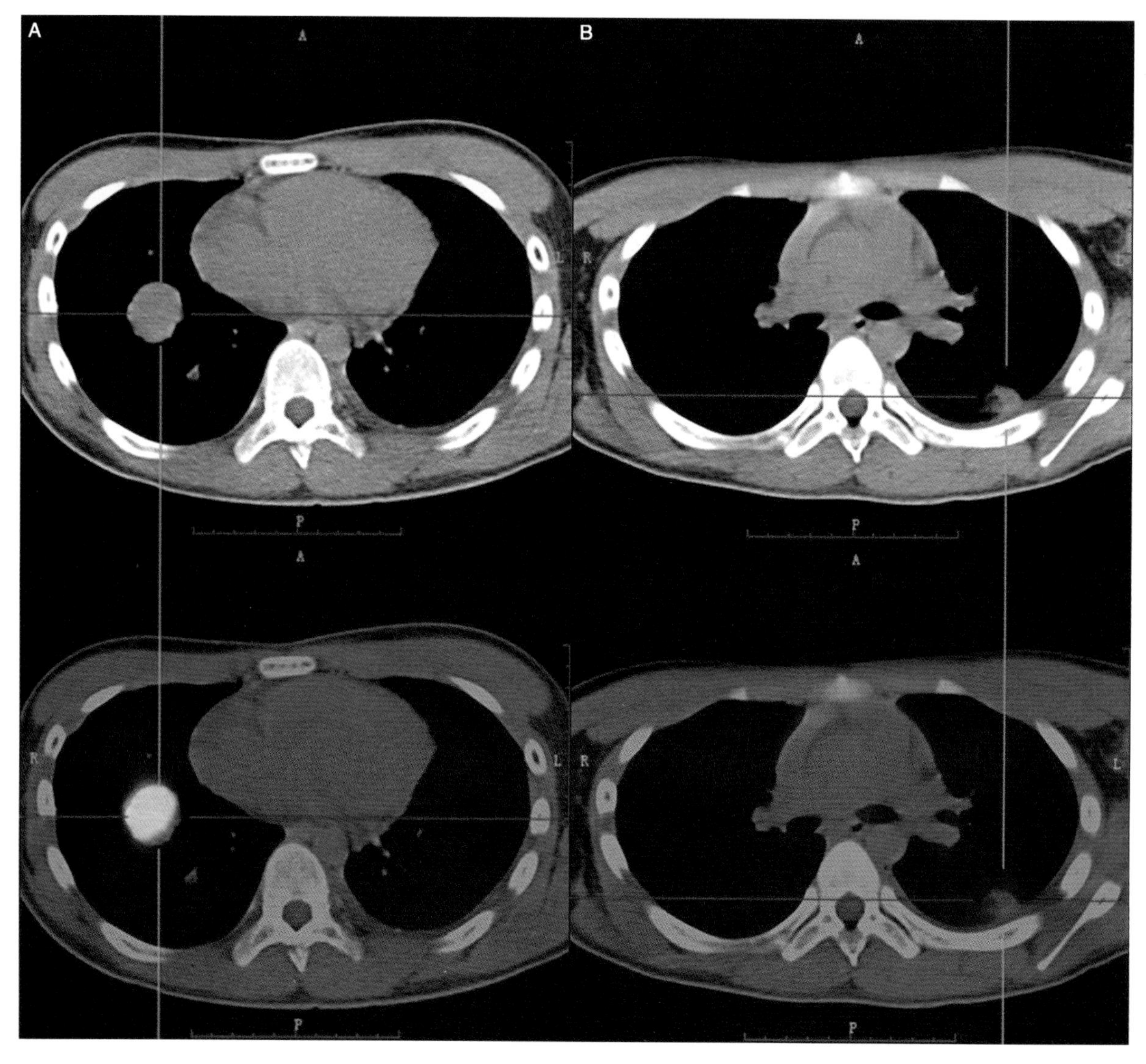

图 3-15　炎性肌纤维母细胞瘤

A. 右肺下叶背段软组织团块影，边界尚清，形态欠规整，密度尚均匀，大小约 27mm×27mm，FDG 摄取增高（SUV_{max} 为 14.9）；B. 左肺内近胸膜结节影，大小约 16mm×12mm，FDG 摄取稍高（SUV_{max} 为 2.3）。

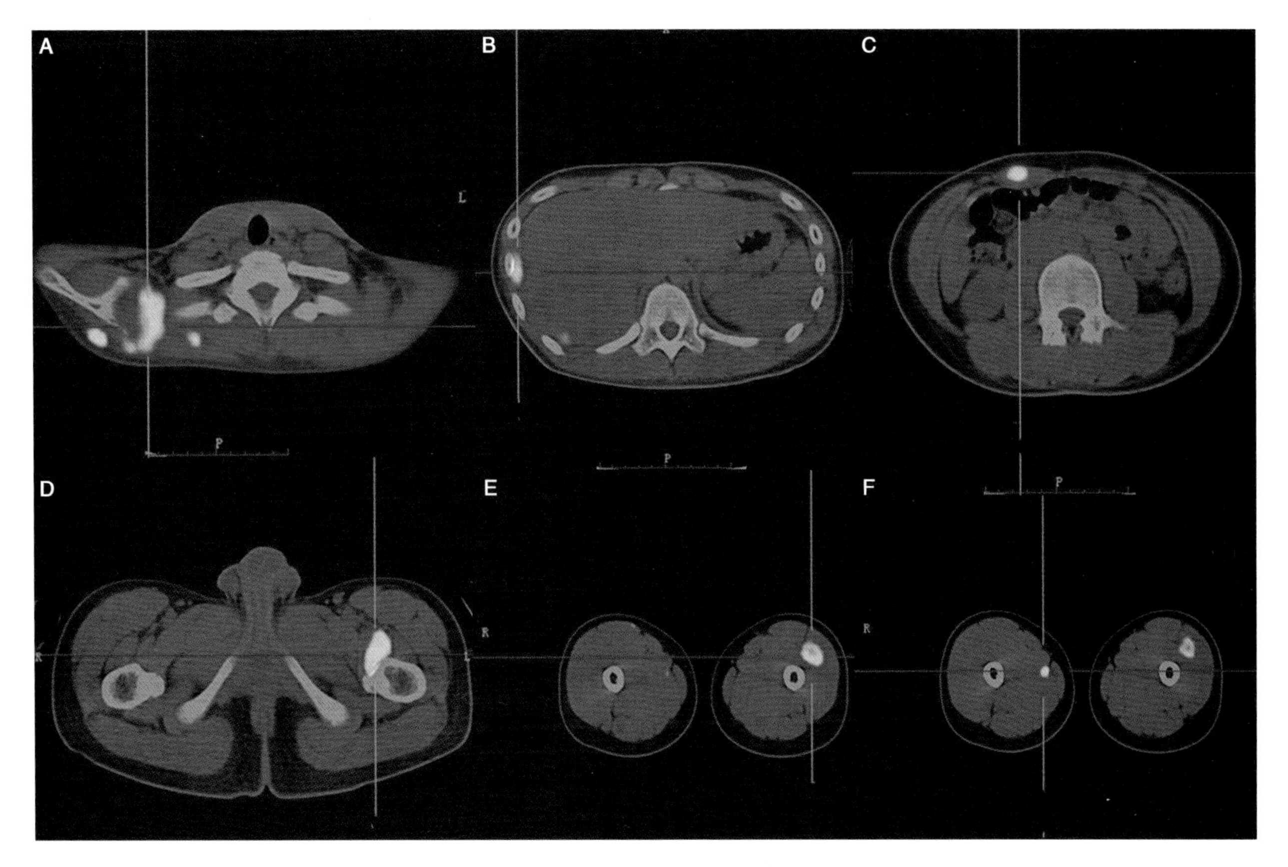

图 3-16　炎性肌纤维母细胞瘤

A. 右侧肩胛骨肌间隙及皮下软组织肿块及结节影，呈片样代谢增高（SUV_{max} 为 19.4）；B. 肝包膜下多发低密度灶，FDG 摄取增高（SUV_{max} 为 11.1）；C. 右腹前壁腹直肌局部肿胀，密度降低，FDG 摄取增高（SUV_{max} 为 11.9）；D. 左侧股骨内侧髂腰肌较对侧略增粗，FDG 摄取增高（SUV_{max} 为 18.3）；E、F. 双侧股直肌及肌间隙多发结节样、条样摄取增高灶（SUV_{max} 为 12.0），以左侧为著。

第九节　恶性纤维组织细胞瘤

一、概述

恶性纤维组织细胞瘤（malignant fibrohistiocytoma）又称恶性组织细胞瘤（malignant histiocytoma），多见于中老年人，男性居多，在儿童中较少见。其肿瘤细胞一般是由组织细胞和纤维母细胞组成（纤维组织细胞瘤），很少全部由组织细胞组成（组织细胞瘤）。病理上可分为多种亚型，包括黏液样、炎症性、血管瘤样和巨细胞性。肿瘤部位多发于四肢深部筋膜或骨骼肌肉组织，其次好发于后腹膜。该病手术切除后复发率为 25%，35%发生转移，存活率为 50%。辅以化疗，可提高生存率。

二、PET/CT 影像特点

恶性纤维组织细胞瘤病灶在 ^{18}F-FDG PET/CT 中一般表现为 FDG 高摄取。从肿瘤的部位特征来讲，除了四肢和腹部多见外，其他许多部位都可以出现，比如胸部（胸腺、纵隔、胸壁、心、肺、横膈和大血管）、上颌窦、泌尿生殖系统（膀胱、肾脏、卵巢）、肛管、脑。从 CT 表现来说，多表现为密度不均的软组织影，中央坏死，很少钙化。所以，PET 影像也多表现伴有中央代谢缺损的高代谢病灶。

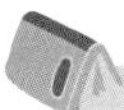

病例 3-14 恶性纤维组织细胞瘤

患儿男性，10 岁，右下腹疼痛半年余。超声示盆腔实性肿瘤伴肝转移。

为治疗前明确病情行 PET/CT，检查示盆腔囊实性团块，肝右叶囊实性混合密度占位，FDG 摄取均增高(图 3-17)。

经盆腔肿瘤部分切除术，术后病理：(血管瘤样)恶性纤维组织细胞瘤。

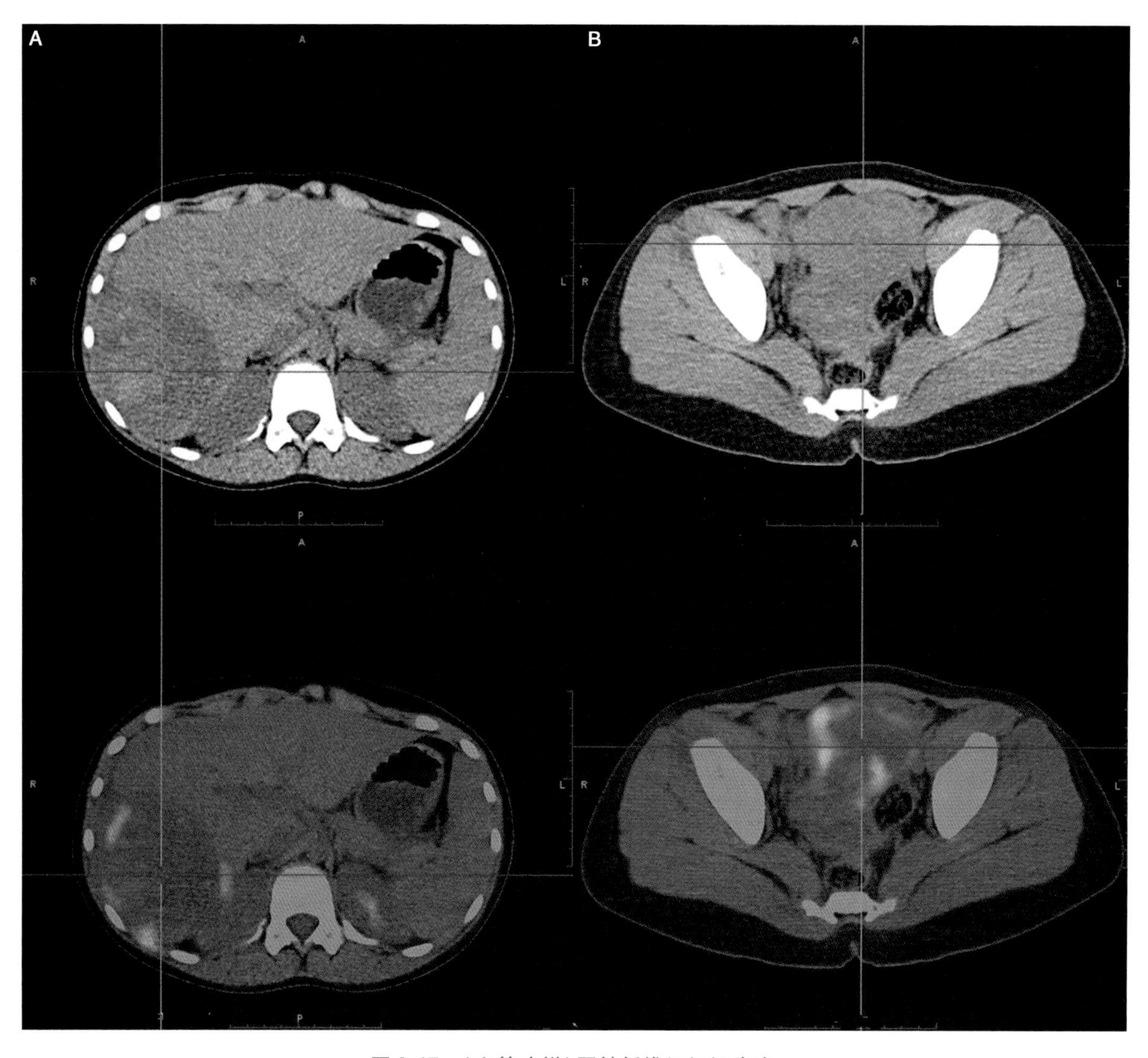

图 3-17 (血管瘤样)恶性纤维组织细胞瘤

A. 肝右叶囊实性混合密度占位，截面大小约 87mm×73mm，囊壁 FDG 摄取增高(SUV_{max} 为 9.0)；B. 盆腔内不规则软组织团块，密度不均伴囊变，大小约 60mm×75mm×60mm，FDG 摄取增高(SUV_{max} 为 6.5)。

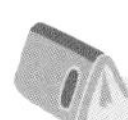

病例 3-15　恶性纤维组织细胞瘤

患儿女性,9 岁,发现左侧颅内外沟通占位 5 天。CT 示左侧额顶部脑外肿块,左侧额部占位伴额骨骨质破坏。

为明确原发病灶行 PET/CT,检查示左侧额顶部 FDG 高摄取软组织肿块,局部骨质破坏,全身未见明显转移性病变(图 3-18)。

术后病理:(血管瘤样)恶性纤维组织细胞瘤。

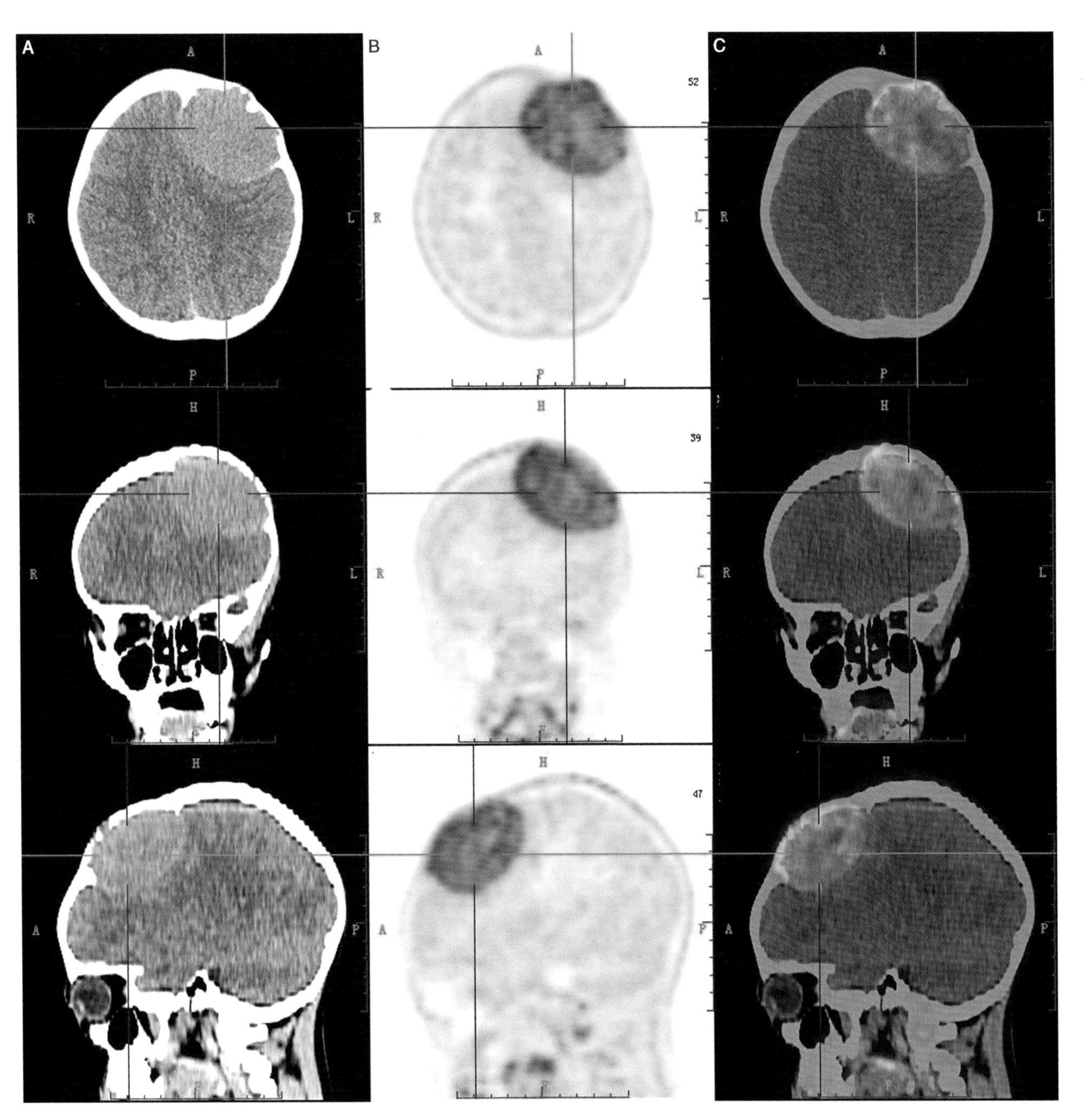

图 3-18　(血管瘤样)恶性纤维组织细胞瘤

A. 头颅 CT 图像,显示左侧额顶部巨大稍高密度软组织肿块,局部骨质破坏,内部密度欠均,截面大小约 63mm×50mm;B、C. 分别为 PET 图、PET/CT 融合图,显示病灶代谢增高(SUV_{max} 为 4.8)。

(傅宏亮　张凤仙)

参考文献

[1] MILLER S L, HOFFER F A. Malignant and benign bone tumors[J]. Radiol Clin North Am, 2001, 39(4): 673-699.

[2] ENZINGER F M, WEISS S W. Soft tissue tumors[M]. 3rd ed. St Louis: Mosby, 1995.

[3] AMANKWAH E K, CONLEY A P, REED D R. Epidemiology and therapies for metastatic sarcoma[J]. Clin Epidemiol, 2013, 5: 147-162.

[4] 张锐,李绍林,张晓东,等. 原发脊柱尤文肉瘤/原始神经外胚层肿瘤临床病理学特征与影像学分析[J]. 中华医学杂志, 2014, 94(23): 1808-1811.

[5] HE S S, ZHAO J, HAN K W, et al. Primitive neuroectodermal tumor of lumbar spine: case report[J]. China Med J (Engl), 2007, 120: 844-846.

[6] DASGUPTA R, FUCHS J, RODEBERG D. Rhabdomyosarcoma[J]. Semin Pediatr Surg, 2016, 25: 276-283.

[7] DONG A, ZHANG L, WANG Y, et al. Abdominal Kaposiform hemangioendothelioma associated with lymphangiomatosis involving mesentery and ileum: A case report of MRI, CT, and ^{18}F-FDG PET/CT findings[J]. Medicine (Baltimore), 2016, 95(6): e2806.

[8] PURANIK A D, PURANDARE N, RAMADWAR M, et al. Extra-renal malignant rhabdoid tumor of head and neck region: Characteristics of tracer uptake on FDG PET/CT in tumor with rare histology[J]. Indian J Nucl Med, 2014, 29(3): 197-198.

[9] NGUYEN V X, NGUYEN B D. Proximal-type epithelioid sarcoma of the scrotum: ^{18}F-FDG PET/CT imaging[J]. Clin Nucl Med, 2013, 38(1): e45-e47.

[10] COOK G J R, LOVAT E, SIDDIQUE M, et al. Characterisation of malignant peripheral nerve sheath tumours in neurofibromatosis-1 using heterogeneity analysis of ^{18}F-FDG PET[J]. Eur J Nucl Med Mol Imaging, 2017, 44(11): 1845-1852.

[11] KARA P O, KOC Z P, CITAK E C, et al. Rare endobronchial inflammatory myofibroblastic tumor in pediatric patient detected on PET/CT imaging[J]. Clin Nucl Med, 2017, 42(9): e407-e408.

[12] CHOI B H, YOON S H, LEE S, et al. Primary malignant fibrous histiocytoma in mediastinum: Imaging with ^{18}F-FDG PET/CT [J]. Nucl Med Mol Imaging, 2012, 46(4): 304-307.

第四章 淋 巴 瘤

淋巴瘤是儿童青少年时期常见的恶性肿瘤之一，是继白血病和脑肿瘤之后的第三大儿童恶性肿瘤。其中，约 53% 为霍奇金淋巴瘤（Hodgkin lymphoma，HL），47% 为非霍奇金淋巴瘤（non-Hodgkin lymphoma，NHL）。目前儿童青少年 HL、NHL 经积极治疗后，长期生存率分别可达到 90% 和 80% 以上。多数儿童淋巴瘤呈 FDG 高摄取，且儿童个体的特殊性，如幼儿无法配合需在显像前镇静，PET/CT 对于儿童一站式评估病灶范围有特殊且较高的临床意义。

第一节 霍奇金淋巴瘤

一、概述

HL 起源于生发中心或生发中心后 B 细胞。发病年龄分布常具有双峰特征。在发达国家，发病高峰分别出现在年轻成人（约 20 岁）及老年人（约 65 岁）；而在发展中国家，发病高峰往往出现在<10 岁的男童及老年人中。

（一）组织学分型

2016 年世界卫生组织沿用以往根据形态学、肿瘤细胞免疫分型、炎性环境及总体生长趋势的分类，将 HL 分为两大类：经典型 HL（占 90%~95% 的病例）及结节性淋巴细胞为主型 HL（占 5%~10%）。经典型 HL 进一步分为四类，包括结节硬化型、富淋巴细胞型、混合细胞型及淋巴细胞消减型。

（二）临床表现

儿童 HL 的症状与体征主要包括无痛性淋巴结肿大、肝脾肿大、全身不适及纵隔肿块，结外累及较少见。结外病灶发生率一般按以下顺序：骨髓、骨、肝、肺、心包、胸膜等。

1. 淋巴结肿大 约 80%HL 患儿表现为无痛性淋巴结肿大，以累及颈部、锁骨上及腋窝等横膈上方区域为主，且常从一组淋巴结蔓延至邻近淋巴结组。触诊呈橡皮感，较炎性淋巴结质地更硬。

2. 纵隔肿块 约 75%HL 患儿就诊时胸部 X 线检查发现纵隔肿块。纵隔肿块在 12 岁以上患儿中更常见，10 岁以下幼龄儿童较少出现（约 75% *vs.* 33%），与幼龄患儿组织学分型上混合细胞型 HL 较多有关。

3. 全身症状 可表现为非特异性全身症状，包括乏力、厌食和体重减轻。相对成人，较少患儿出现 B 症状（持续性发热、夜间盗汗及体重下降等）。

（三）鉴别诊断

HL 需注意与其他原因导致的淋巴结肿大相鉴别，包括其他恶性肿瘤（如鼻咽癌、横纹肌肉瘤等软组织肿瘤、NHL 等）、感染性或炎性病变（如结核、EB 病毒感染、自身免疫性疾病、反应性增生性淋巴结炎）等。

二、PET/CT 影像特点与应用

（一）影像特点

以连续的从一组淋巴结蔓延至邻近淋巴结组为特点的肿大淋巴结或结外病变，伴 ^{18}F-FDG 高摄取表现（病例 4-1，病例 4-2）。少数不典型者可出现跳跃性病灶分布（病例 4-3）。

（二）分期价值

^{18}F-FDG PET/CT 在儿童 HL 中的应用主要包括分期及疗效评估。目前普遍认为^{18}F-FDG PET，尤其^{18}F-FDG PET/CT 在发现侵袭性淋巴瘤淋巴结和结外病灶上比常规影像学检查如增强 CT、MR、骨扫描、超声等更敏感；发现骨髓受累也比骨髓活检更敏感（病例 4-4），敏感性及特异性分别为 96%～99%、95%～100%。PET/CT 可改变 9.4%～33.0%的儿童及青少年 HL 分期，其中上调分期及下调分期者约各占一半，部分患儿因此改变治疗方案。

（三）疗效评估

与^{18}F-FDG PET/CT 成人淋巴瘤疗效评估相似，推荐采用 Deauville 5 分法作为疗效评估标准：①1～2 分：无摄取或 FDG 摄取低于纵隔血池水平，提示完全代谢缓解（complete metabolic response，CMR；病例 4-5）。②3 分：FDG 摄取高于纵隔血池水平且低于肝脏本底水平，提示可能 CMR（若采用标准方案且早期评估者可认为 CMR）。③4～5 分：高于或远高于肝脏本底水平，提示残留病灶（若 FDG 摄取较治疗前摄取下降，提示部分缓解或疾病稳定；若 FDG 摄取较治疗前增高或新增 FDG 摄取阳性病灶，代表疾病进展）。④X：考虑很可能与淋巴瘤无关的 FDG 摄取增高病灶。

在随访过程中 PET 扫描显示的阴性结果可作为无残留病灶或疾病复发的强有力证据，而结果为阳性时需谨慎对待，要结合其他显像方法或活检结果综合判断。

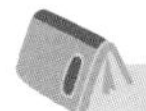

病例 4-1　经典型霍奇金淋巴瘤——纵隔肿块

患儿男性，13 岁，胸痛伴呼吸困难 2 周。前纵隔肿块经病理确诊为经典型霍奇金淋巴瘤。

为化疗前分期行^{18}F-FDG PET/CT，检查示肿瘤累及前纵隔及颈胸部多发淋巴结（图 4-1）。

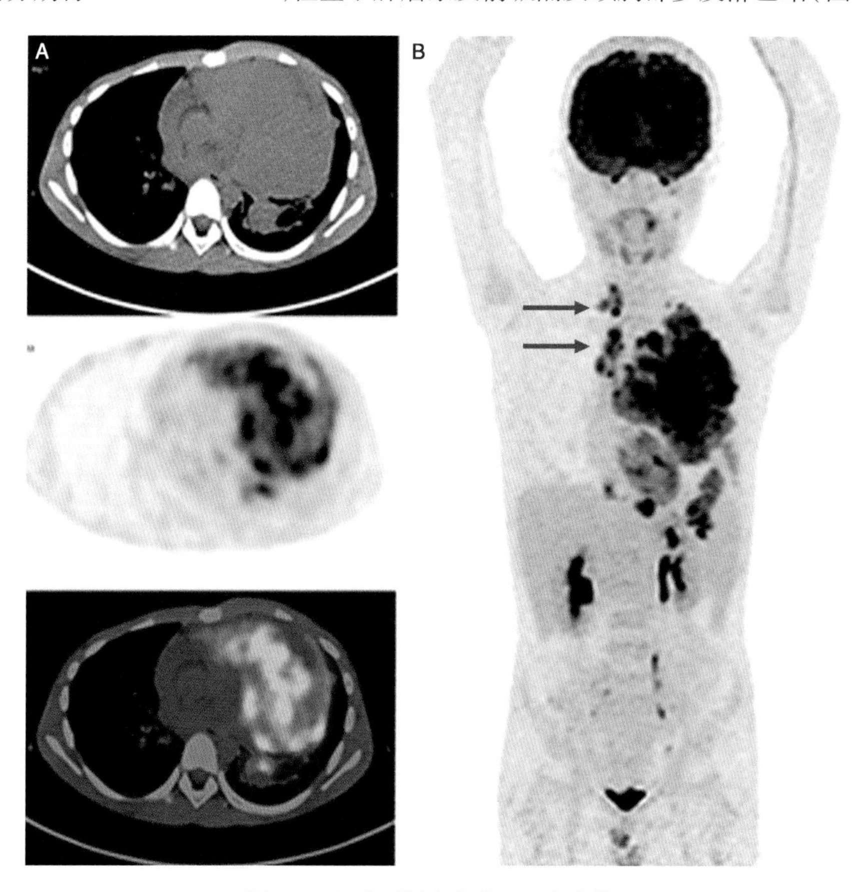

图 4-1　经典型霍奇金淋巴瘤治疗前

A. PET/CT 横断面显示左前纵隔软组织肿块，形态不规则，伴不均匀 FDG 摄取增高（SUV_{max} 为 14.8）；B. MIP 图提示肿瘤同时累及右侧颈根部及纵隔多发淋巴结（箭头）。

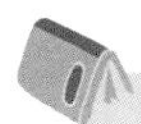

病例 4-2　经典型霍奇金淋巴瘤——颈部淋巴结肿大

患儿男性，8 岁，发现颈部淋巴结肿大半年余。抗感染治疗效果不佳，行左颈部淋巴结活检，病理提示经典型霍奇金淋巴瘤，富淋巴细胞型。

治疗前^{18}F-FDG PET/CT 示肿瘤累及双侧颈部、左锁骨区淋巴结。另发现鼻咽顶后壁及双侧腭扁桃体对称性^{18}F-FDG 摄取增高（图 4-2）。

后行鼻咽部高代谢灶活检，术后病理：黏膜慢性炎，淋巴组织增生，未见肿瘤细胞。

上述提示，肿瘤患儿的 PET/CT 阅片时需尤其注意生理性或炎性摄取与肿瘤累及的鉴别。

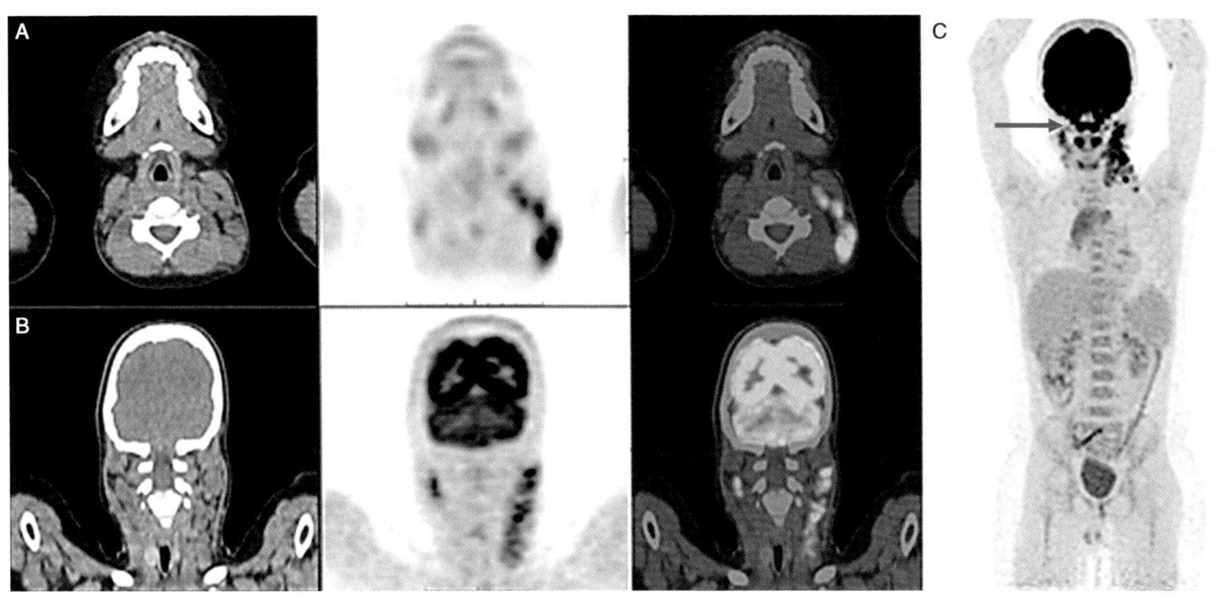

图 4-2　经典型霍奇金淋巴瘤，富淋巴细胞型治疗前

A、B. PET/CT 横断位及冠状位图像示双侧颈部及左锁骨区多发淋巴结肿大，FDG 摄取增高（SUV_{max} 为 13.6）；C. MIP 图见鼻咽顶后壁及双侧腭扁桃体对称性^{18}F-FDG 摄取增高（箭头，SUV_{max} 为 12.7）。

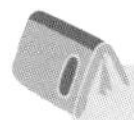

病例 4-3 经典型霍奇金淋巴瘤——多灶性骨髓累及

患儿男性，12 岁，发现左颈部肿块 1 个月余。行左颈部肿块活检，病理提示经典型霍奇金淋巴瘤，富淋巴细胞型。左侧髂骨翼处骨髓穿刺涂片及活检均未见肿瘤累及。

治疗前^{18}F-FDG PET/CT 示肿瘤累及横膈上、下多组淋巴结（左侧颈部、颌下、锁骨上、纵隔淋巴结及胰十二指肠淋巴结）；骨髓多灶性累及（左侧第 5 前肋、T_6、T_{10} ~ T_{11} 椎体、骶骨），局部骨质无明显密度异常改变（图 4-3）。

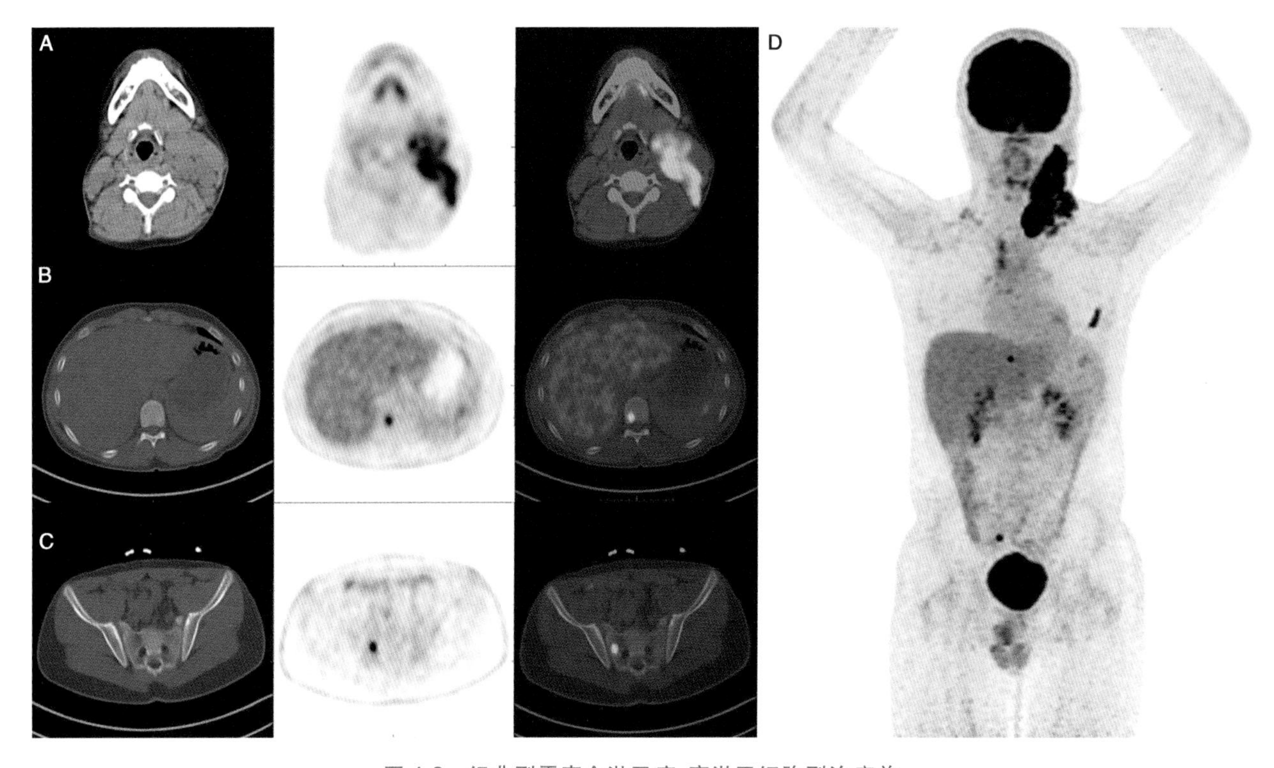

图 4-3 经典型霍奇金淋巴瘤，富淋巴细胞型治疗前

A. PET/CT 示左侧颈部及颌下淋巴结肿大，^{18}F-FDG 摄取增高（SUV_{max} 为 19.8）；B、C. T_{10} 及骶骨骨髓 FDG 高摄取灶（SUV_{max} 为 12.0），局部骨质未见明显异常；D. MIP 图提示横膈上下多组淋巴结及全身骨髓多灶性累及。

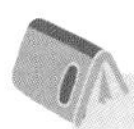

病例 4-4 经典型霍奇金淋巴瘤——髂骨肿块

患儿男性，6 岁，发现左髂骨肿块 10 日。增强 CT 示左侧髂骨骨质破坏，考虑朗格汉斯细胞组织细胞增生症可能。

^{18}F-FDG PET/CT 示左侧髂骨 FDG 高摄取占位，全身多发淋巴结肿大，骨髓多灶性^{18}F-FDG 摄取增高，局部骨质无明显异常(图 4-4)。

左侧髂骨病灶活检，术后病理：经典型霍奇金淋巴瘤，混合细胞型。

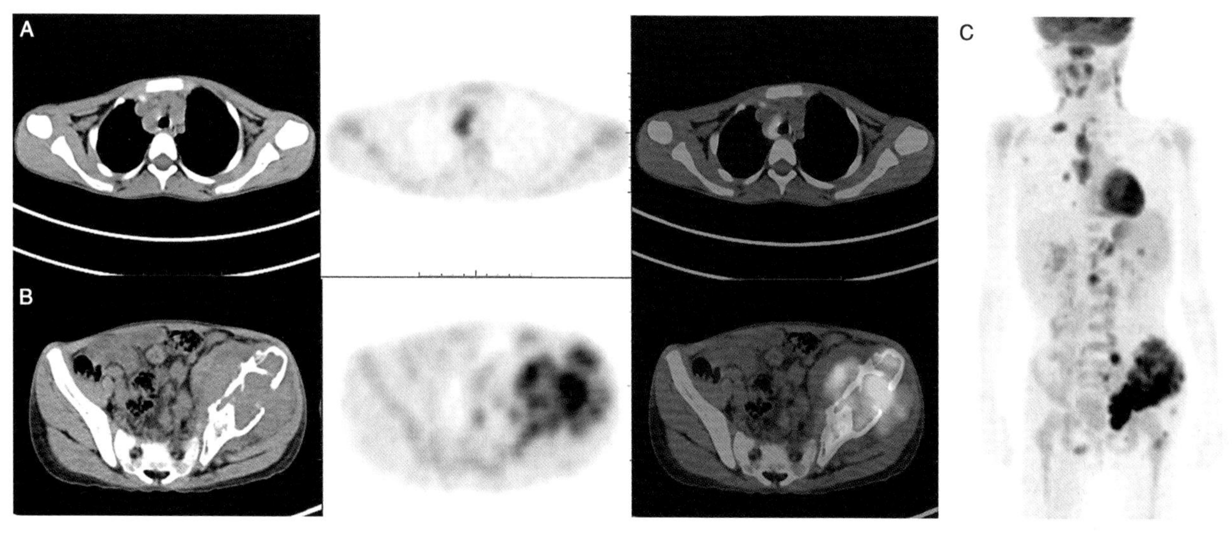

图 4-4 经典型霍奇金淋巴瘤，混合细胞型治疗前

A. PET/CT 融合图示纵隔淋巴结肿大伴 FDG 摄取增高(SUV_{max} 为 6.7)；B. PET/CT 融合图示左侧髂骨膨胀性骨质破坏，局部形成 FDG 高摄取的软组织肿块(SUV_{max} 为 10.4)；C. MIP 图示 HL 累及左侧髂骨、横膈上下多组淋巴结(双侧颈部、右侧锁骨上、纵隔、右侧腋窝、后腹膜、盆腔、左侧腹股沟淋巴结)，以及多灶性骨髓累及(T_1 椎弓根、左侧股骨近端及右侧坐骨，局部骨质未见异常)。

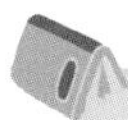

病例 4-5 霍奇金淋巴瘤化疗间期及化疗结束后疗效评估

患儿男性,13 岁,纵隔经典型霍奇金淋巴瘤化疗 4 个疗程后(病例 4-1 患儿)。

^{18}F-FDG PET/CT 示纵隔肿块及淋巴结病灶均较治疗前明显缩小,^{18}F-FDG 摄取下降,Deauville 评分为 3 分,考虑 CMR;化疗结束后再次行 PET/CT 评估,提示纵隔软组织灶较前进一步缩小,无明显^{18}F-FDG 摄取,Deauville 评分为 1 分,考虑 CMR(图 4-5)。患儿随访 2 年无肿瘤复发。

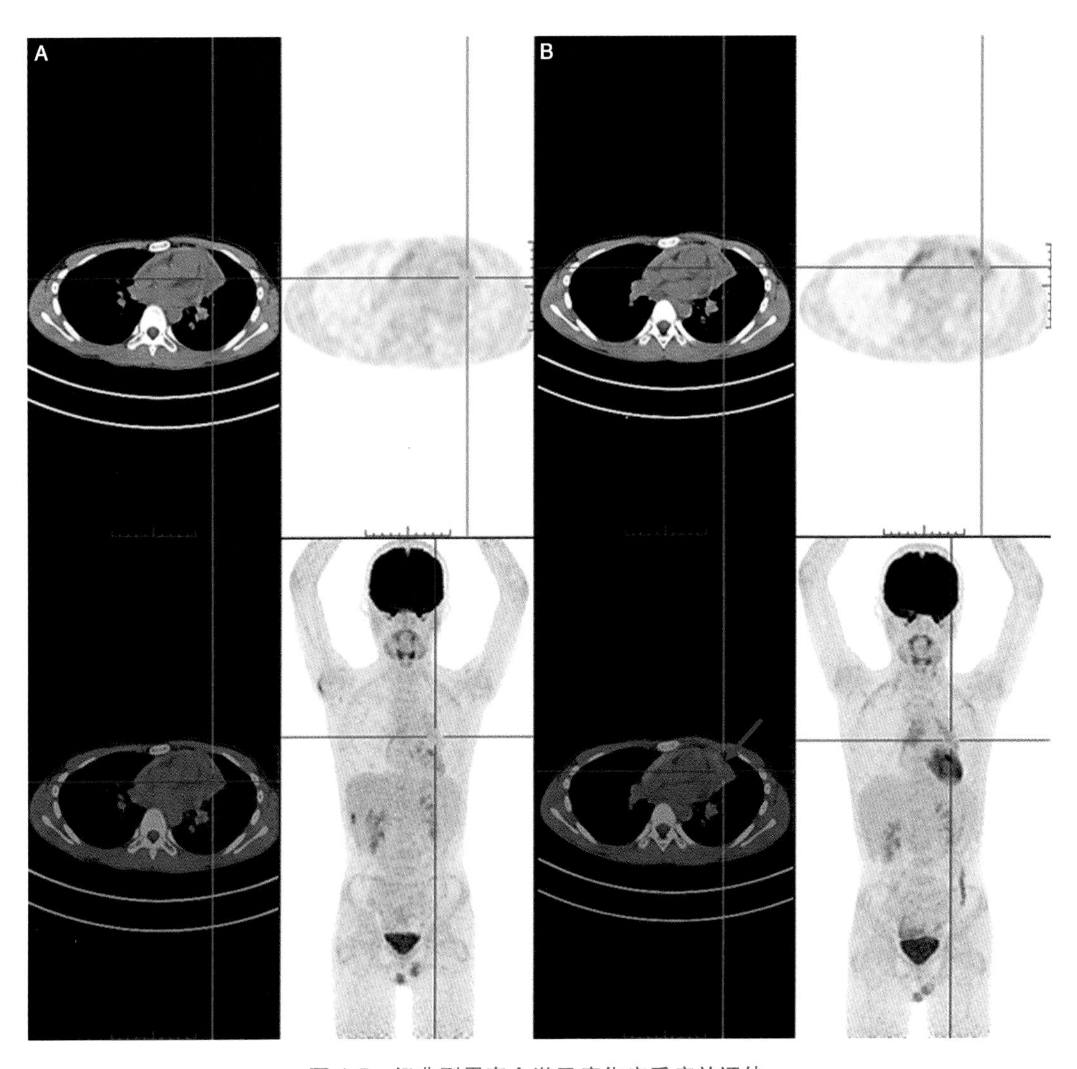

图 4-5 经典型霍奇金淋巴瘤化疗后疗效评估

A. 化疗 4 个疗程后 PET/CT 示左前纵隔肿块较治疗前所示(图 4-1)明显缩小,^{18}F-FDG 摄取明显下降。B. 化疗结束后 PET/CT 示左前纵隔少许软组织灶残留,较治疗间期所示进一步缩小,且无明显^{18}F-FDG 摄取;另见增生的胸腺组织与纵隔肿块相连(箭头),儿童纵隔肿瘤患者需注意勿将胸腺生理性摄取误认为肿瘤病灶残留。

第二节 非霍奇金淋巴瘤

一、概述

NHL 包括起源于多种不同类型细胞(前驱 B 细胞、前驱 T 细胞、成熟 B 或成熟 T 细胞)的淋巴组织恶性肿瘤。儿童及青少年 NHL 发病高峰年龄为 5~15 岁,男女比例约 2.5∶1。与成人 NHL 不同,儿童及青少年 NHL 组织生物学上以高级别、高侵袭性为主,惰性淋巴瘤在儿童中少见。目前国内外报道,经过积极治疗后生存率可达 80%以上。由于 NHL 以结外累及为主,因此不适用于 Ann Arbor 分期,目前广泛使用的是 St. Jude 分期法,以及由 St. Jude 分期法发展而来的 2015 IPNHLSS 分期法。肿瘤负荷大(乳酸脱氢酶>1 000 或 2 倍上限)、治疗间期无明显缓解、骨髓和/或中枢神经系统累及和复发是 NHL 主要的不良预后因素。

(一) 组织学分型

主要包括伯基特淋巴瘤(Burkitt lymphoma,BL;也称 Burkitt 淋巴瘤)、大 B 细胞淋巴瘤、淋巴母细胞淋巴瘤(lymphoblastic lymphoma,LBL)和间变大细胞淋巴瘤(anaplastic large cell lymphoma,ALCL)。其他亚型如外周 T 细胞淋巴瘤、自然杀伤 T 细胞淋巴瘤及滤泡细胞淋巴瘤等,总和占所有儿童 NHL 约 5%。

(二) 临床表现

儿童及青少年 NHL 临床表现主要为肿瘤累及部位相关症状与体征以及发热、乏力、夜间盗汗、体重下降等。肿瘤累及腹部者(35%)可呈现腹痛、腹部肿块、黄疸、消化道症状等;累及头颈部者(13%)表现为淋巴结肿大、颌面部肿胀、扁桃体肿大、鼻咽部阻塞、脑神经麻痹等;累及纵隔者(26%)可出现上腔静脉综合征;较少累及中枢神经系统。

二、PET/CT 影像特点与应用

(一) 影像学表现

Burkitt 淋巴瘤是儿童 NHL 中最常见的类型,占所有儿童青少年 NHL 的 30%~50%。中位年龄为 8 岁,以男童多发。5~9 岁患儿占比超过 1/3。肿瘤可累及多部位:胃肠道,尤其回盲部(病例 4-6)、腹膜(病例 4-7)、腹膜后、头颈部、胸膜、肾脏及性腺。起源于腹部和/或头颈部者最多见,常表现为进展型,20%~25%骨髓或中枢神经系统累及。累及肠道时,增强 CT 可出现较为典型的“三明治征”(病例 4-6)。以 ^{18}F-FDG 高摄取为主,我们总结 20 例 Burkitt 淋巴瘤患儿最高瘤灶 SUV_{max} 中位值为 14.3(范围为 5.6~24.1,95%CI 11.6~17.0)。

LBL 占所有儿童青少年 NHL 的 20%~25%。T 淋巴母细胞淋巴瘤(T-cell lymphoblastic lymphoma,T-LBL)常发生于青少年、年轻成人,男女比例为 2∶1。最常见的表现是前纵隔肿块(70%~75%),可合并胸腔积液、心包积液、颈部与锁骨上淋巴结肿大。与累及前纵隔的其他淋巴瘤如 HL 或 DLBCL 不同,T-LBL 在 ^{18}F-FDG PET/CT 上往往表现为纵隔肿块“浇灌样”改变,病灶较为均质,边缘光滑(病例 4-8)。肾脏累及并不少见,表现为弥漫性肿大或低密度肿块。另外,也可合并其他脏器包括肝、脾、肺、中枢神经系统、骨髓和睾丸的累及(病例 4-9)。约 1/3 的患儿骨髓累及,5%患儿可出现中枢神经系统累及。B 淋巴母细胞淋巴瘤(B-cell lympphoblastic lymphoma,B-LBL)常累及皮肤、软组织(病例 4-10)、骨(病例 4-11)及外周淋巴结,以早期局限性改变为主,中位年龄为 6~7 岁。我们对 31 例 LBL 患儿瘤灶 FDG 摄取进行总结,发现 T-LBL 及 B-LBL 的 FDG 摄取均相对低于其他亚型儿童及青少年 NHL,SUV_{max} 中位值为 7.8(范围为 1.9~14.6,95%CI 6.4~9.2)。

大 B 细胞淋巴瘤占所有儿童青少年 NHL 10%~15%,包括弥漫大 B 细胞淋巴瘤(diffuse large B-cell lymphoma,DLBCL)、原发纵隔 B 细胞淋巴瘤(primary mediastinal B-cell lymphoma,PMBL)。与成人 DLBCL 不同,儿童 DLBCL 以生发中心为主。我们总结 16 例 DLBCL 患儿瘤灶 ^{18}F-FDG 摄取,SUV_{max} 中位值为 16.7(范围为 8.4~36.6,95%CI 8.8~24.5;病例 4-12)。

ALCL 是成熟 T 细胞淋巴瘤，占儿童 NHL10%～15%，中位年龄为 10 岁，以男性为主。约 3/4 患儿出现 B 症状（发热、盗汗、体重下降），发热更为常见。与成人 ALCL 不同，95%以上儿童 ALCL 为 ALK+。90%表现为外周淋巴结肿大，纵隔和/或腹腔淋巴结也较常见（病例 4-13）。最常见的结外病灶包括皮肤、软组织、骨、肺，其中软组织及肌肉肿块最常见（病例 4-14），骨病变表现与原发性骨肿瘤相似（病例 4-15），皮肤结节可为单灶或多灶，可溃烂。中枢神经系统和骨髓累及不常见。我们研究发现，ALCL 患儿瘤灶 FDG 摄取相对是最高的，其 SUV_{max} 中位值为 22.9（范围为 7.5～43.7，95%CI 16.3～29.6）。

（二）NHL 骨髓 PET/CT 影像特点

我们根据儿童及青少年 NHL 患儿 ^{18}F-FDG PET/CT 图像骨髓 FDG 摄取特征（bone marrow uptake pattern，BMP），将其定义为四类（图 4-6）：①BMP0：骨髓 FDG 摄取低于肝脏本底水平；②BMP1：中轴骨骨髓 FDG 摄取弥漫均匀性增高（高于肝脏本底水平），但不累及长骨远段；③BMP2：全身骨髓 FDG 摄取弥漫均匀性增高（高于肝脏本底水平），并累及长骨远段；④BMP3：局灶或多灶性骨髓 FDG 异常高摄取，伴或不伴 CT 图像上骨质密度异常。我们研究发现，治疗前儿童及青少年 NHL 患者骨髓 BMP0～1 者，提示无肿瘤骨髓浸润，需注意的是，对于 LBL 患儿 BMP1 者可能存在假阴性；BMP2 者提示肿瘤骨髓浸润可能性大，且骨穿结果往往呈阳性；BMP3 者表明骨髓浸润可能性大，但若病灶远离髂骨或病灶数≤10 个者骨穿结果往往呈阴性。

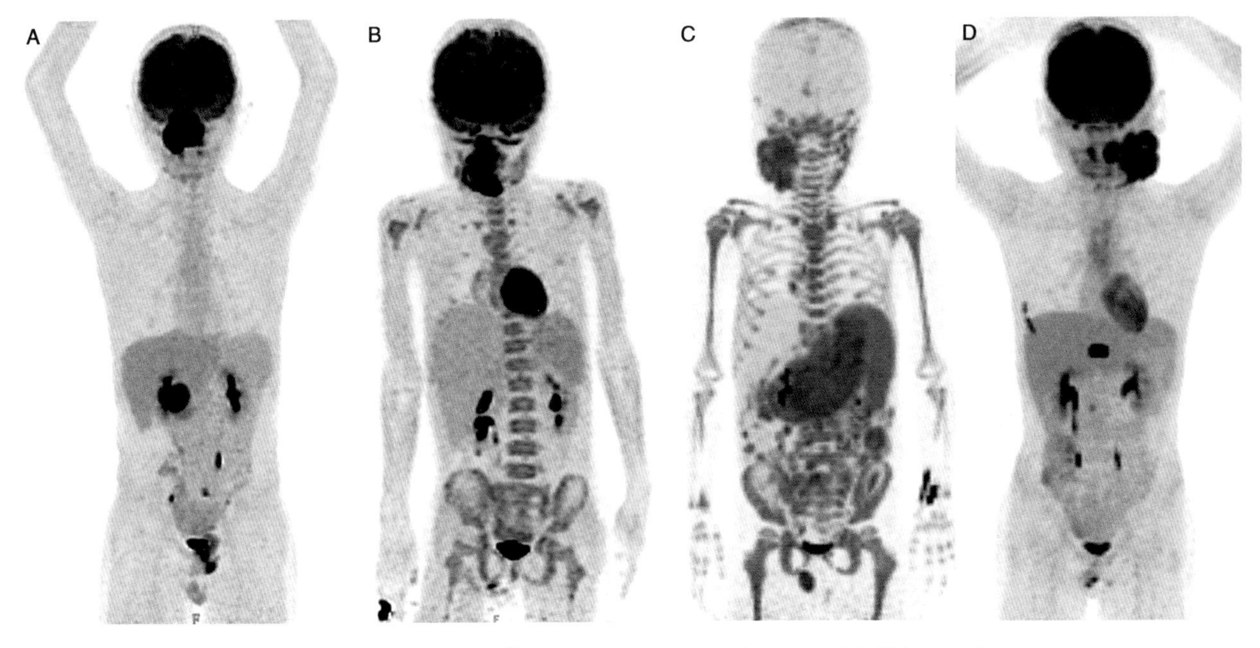

图 4-6 儿童 NHL 患儿 ^{18}F-FDG PET/CT 不同类型骨髓放射性摄取图像
A. BMP0；B. BMP1；C. BMP2；D. BMP3。

（三）疗效评估

基本同 HL（病例 4-16，病例 4-17）。

（四）总结

尽管儿童 NHL 大部分亚型具有 FDG 高摄取的特征，但缺乏大样本数据，目前 PET/CT 在儿童 NHL 的作用尚未被确认。由于文献报道及数据有限，HL 与 NHL 分期“金标准”目前仍主要依靠常规影像学如 CT、MR、B 超及骨髓活检。由于儿童 NHL 大部分为高级别高侵袭性，因此多表现为 ^{18}F-FDG 高摄取。我们研究发现，治疗前 ^{18}F-FDG PET/CT 不仅有助于儿童及青少年 NHL 准确分期，检测骨髓侵犯敏感性更高，并具有显著预后价值，可帮助临床进一步危险分层并指导治疗。惰性淋巴瘤如结外边缘区淋巴瘤、小淋巴细胞淋巴瘤、外周 T 细胞淋巴瘤等在儿童群体中罕见；另外，由于惰性淋巴瘤 FDG 摄取程度低且病灶范围局限，因此并不推荐 ^{18}F-FDG PET/CT 作为其分期手段。

在淋巴瘤治疗过程中，若早期发现患者对化疗反应不佳，可及时强化或更换治疗方案；同样重要的是，早期发现化疗疗效极佳的患者，应尽量避免过度治疗。研究证明，治疗间期肿瘤病灶^{18}F-FDG 摄取水平变化，比常规影像学方法判断肿瘤大小改变，在判断 HL 和 NHL 患儿化疗疗效方面更为准确。目前化疗间期行 PET/CT 显像的最佳时间点尚未达成一致，且评估化疗疗效的 PET 图像代谢标准缺乏共识，^{18}F-FDG PET/CT 疗效评估的敏感性（77.8%～100.0%）和特异性（54.5%～97.7%）在文献报道中数据差异较大。尽管如此，^{18}F-FDG PET/CT 在儿童 NHL 的阴性预测值一致性较高（85.7%～100.0%），早期 PET 显像结果阴性可提示疗效佳且预后良好；反之，NHL 患者在治疗间期病灶持续 FDG 高摄取则提示预后较差。

病例 4-6　Burkitt 淋巴瘤——回盲部

患儿男性，2 岁，反复中下腹痛 1 年余，加重 1 个月。我院腹部 CT 示中下腹占位，伴局部肠道壁增厚，淋巴瘤首先考虑。肿瘤活检提示 Burkitt 淋巴瘤。

为化疗前分期行^{18}F-FDG PET/CT，检查示肿瘤累及回盲部肠道及肠系膜淋巴结（图 4-7）。

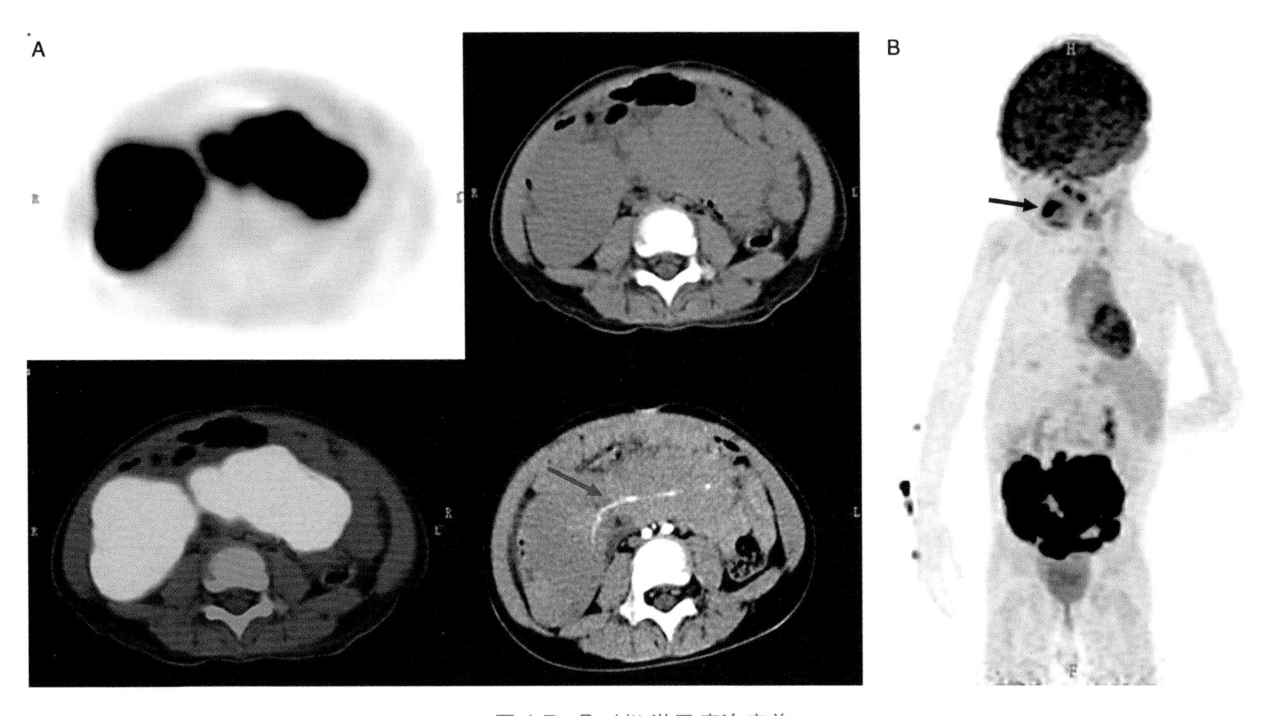

图 4-7　Burkitt 淋巴瘤治疗前

A. PET/CT 示回盲部肠壁增厚，肠系膜淋巴结肿大，FDG 摄取均明显增高（SUV_{max} 为 19.1）；增强 CT 示腹部肿块呈“三明治征”（红色箭头）。B. MIP 图可见吮吸所致舌体生理性放射性浓聚（黑色箭头）及胸腺生理性摄取并向左下颈部延伸。

病例 4-7　Burkitt 淋巴瘤——腹膜

患儿男性，13 岁，无明显诱因下出现腹痛，伴恶心、呕吐 10 日。

^{18}F-FDG PET/CT 示小肠肠壁及腹膜广泛增厚伴^{18}F-FDG 摄取增高，纵隔、两侧胸骨旁、腹盆腔及腹膜后多发 FDG 高摄取肿大淋巴结（图 4-8）。

腹腔肿块活检，术后病理：Burkitt 淋巴瘤。

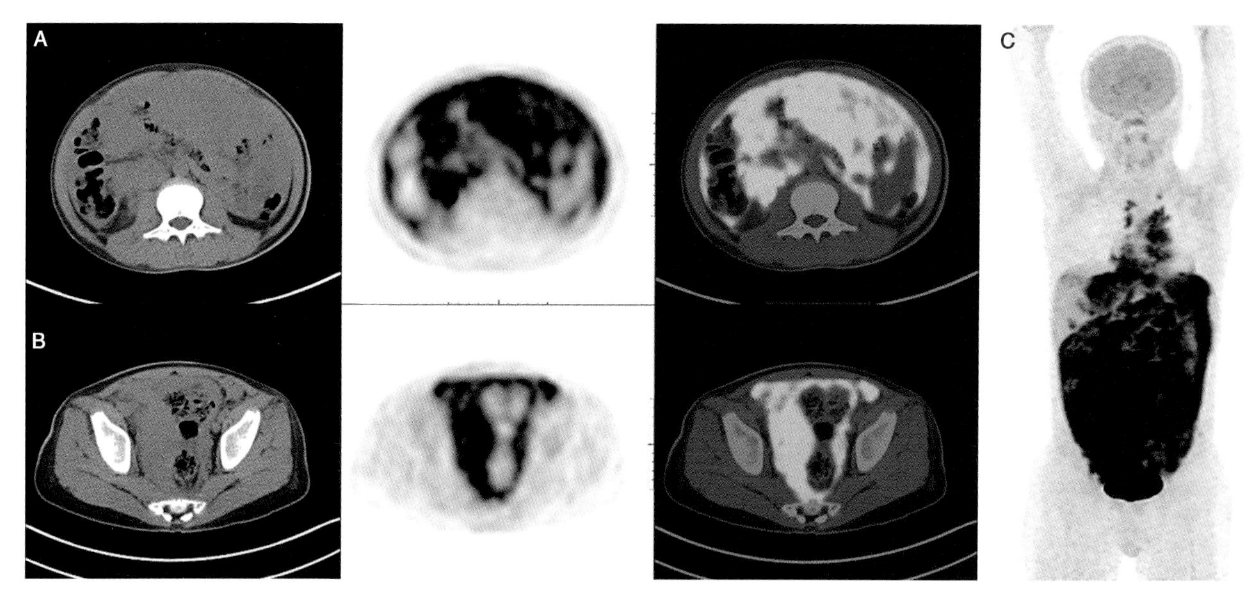

图 4-8 Burkitt 淋巴瘤治疗前

A、B. ^{18}F-FDG PET/CT 示小肠肠壁及腹膜广泛增厚伴^{18}F-FDG 摄取增高(SUV_{max} 为 12.9);C. MIP 图示纵隔、两侧胸骨旁、腹盆腔及腹膜后多发淋巴结累及,FDG 均为高摄取(SUV_{max} 为 10.9)。

病例 4-8 T 淋巴母细胞淋巴瘤——纵隔肿块

患儿男性,18 岁,反复咳嗽 3 周余,胸闷胸痛伴发热 3 日。增强 CT 示前纵隔巨大肿块,侵袭性胸腺瘤首先考虑,淋巴瘤或畸胎瘤可能。患者前纵隔肿块穿刺病理提示 T-LBL。

为化疗前分期行^{18}F-FDG PET/CT,检查示纵隔巨大 FDG 摄取增高占位,余全身未见明显异常 FDG 摄取病灶(图 4-9)。

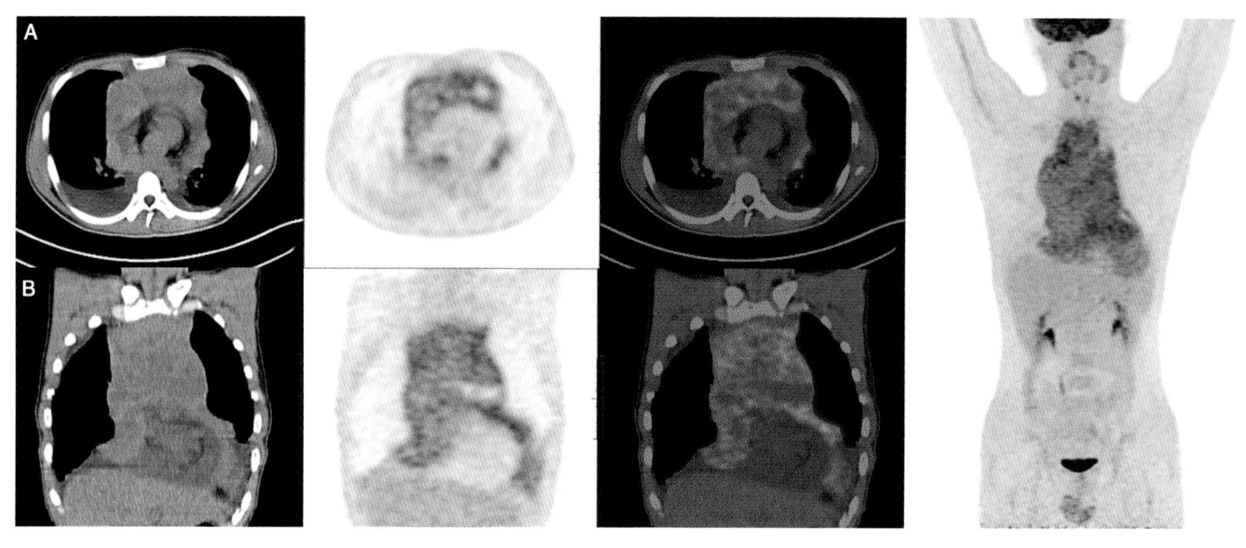

图 4-9 T 淋巴母细胞淋巴瘤治疗前

A. PET/CT 横断面示纵隔肿块包绕大血管及心包,FDG 摄取增高(SUV_{max} 为 8.0),合并两侧胸腔积液;B. PET/CT 冠状位示纵隔肿块呈"浇灌样"表现,密度及 FDG 摄取分布较均匀,肿块外缘光滑锐利。

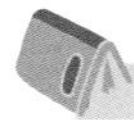

病例 4-9 T 淋巴母细胞淋巴瘤——睾丸累及

患儿男性，11 岁，咳嗽 2 周余，加重伴胸痛 5 天，2 周内体重下降 2.5kg。纵隔肿块活检提示 T-LBL。为化疗前分期行 ^{18}F-FDG PET/CT 显像，检查示肿瘤累及前纵隔、双肾和双侧睾丸（图 4-10）。

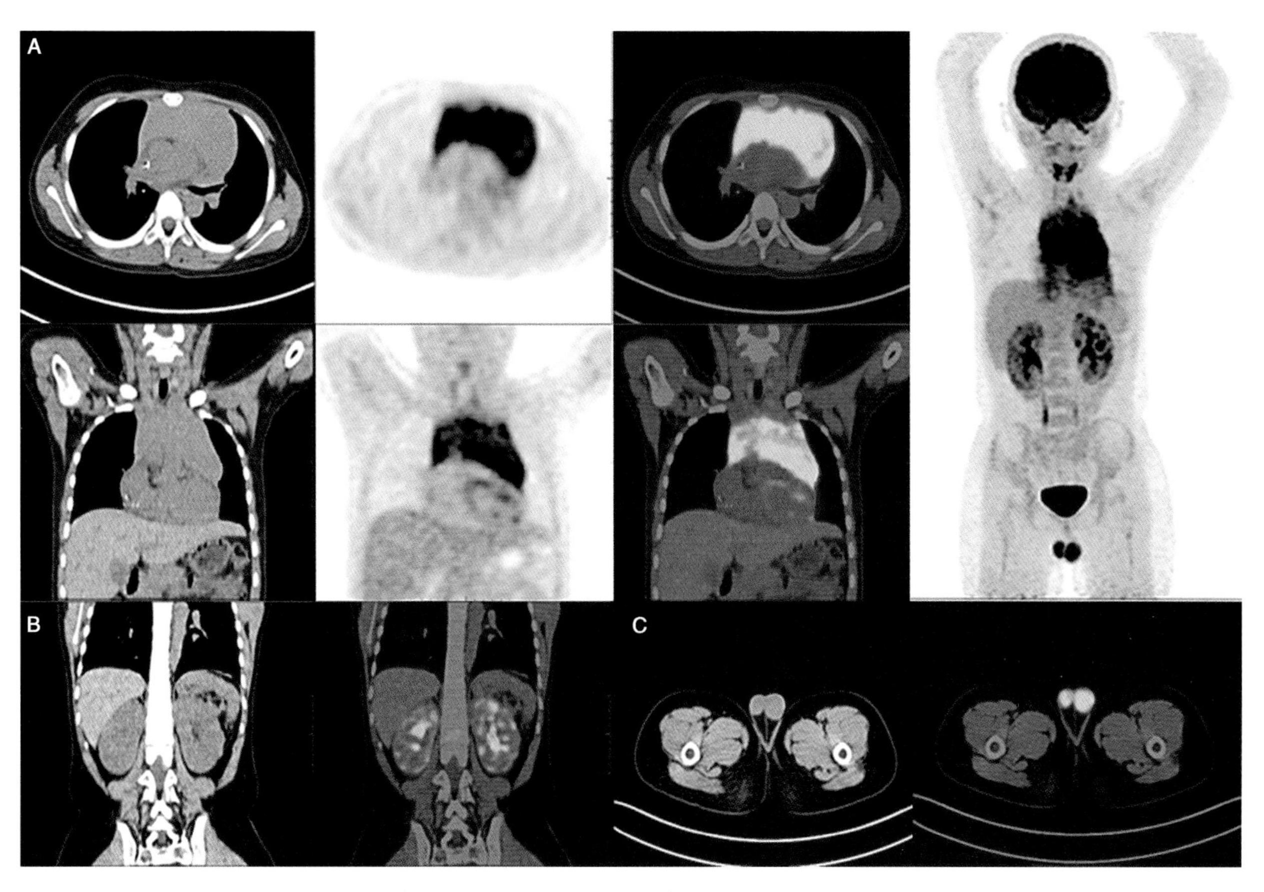

图 4-10 T 淋巴母细胞淋巴瘤治疗前

A. PET/CT 示前纵隔 FDG 高摄取"浇灌样"肿块（SUV_{max} 为 12.6）；B. 双肾形态增大，肾实质 FDG 高摄取并呈结节样改变（SUV_{max} 为 9.7）；C. 双侧睾丸增大伴异常 FDG 高摄取（SUV_{max} 为 11.8）。

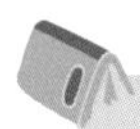

病例 4-10 B 淋巴母细胞淋巴瘤——颌面部肿块

患儿男性,4 岁,发现左侧颌面部肿块 1 个月。行病理活检提示 B-LBL。

为化疗前分期行^{18}F-FDG PET/CT,检查示肿瘤累及左侧颌面部及颈部淋巴结,余全身未见明显 FDG 异常摄取病灶(图 4-11)。

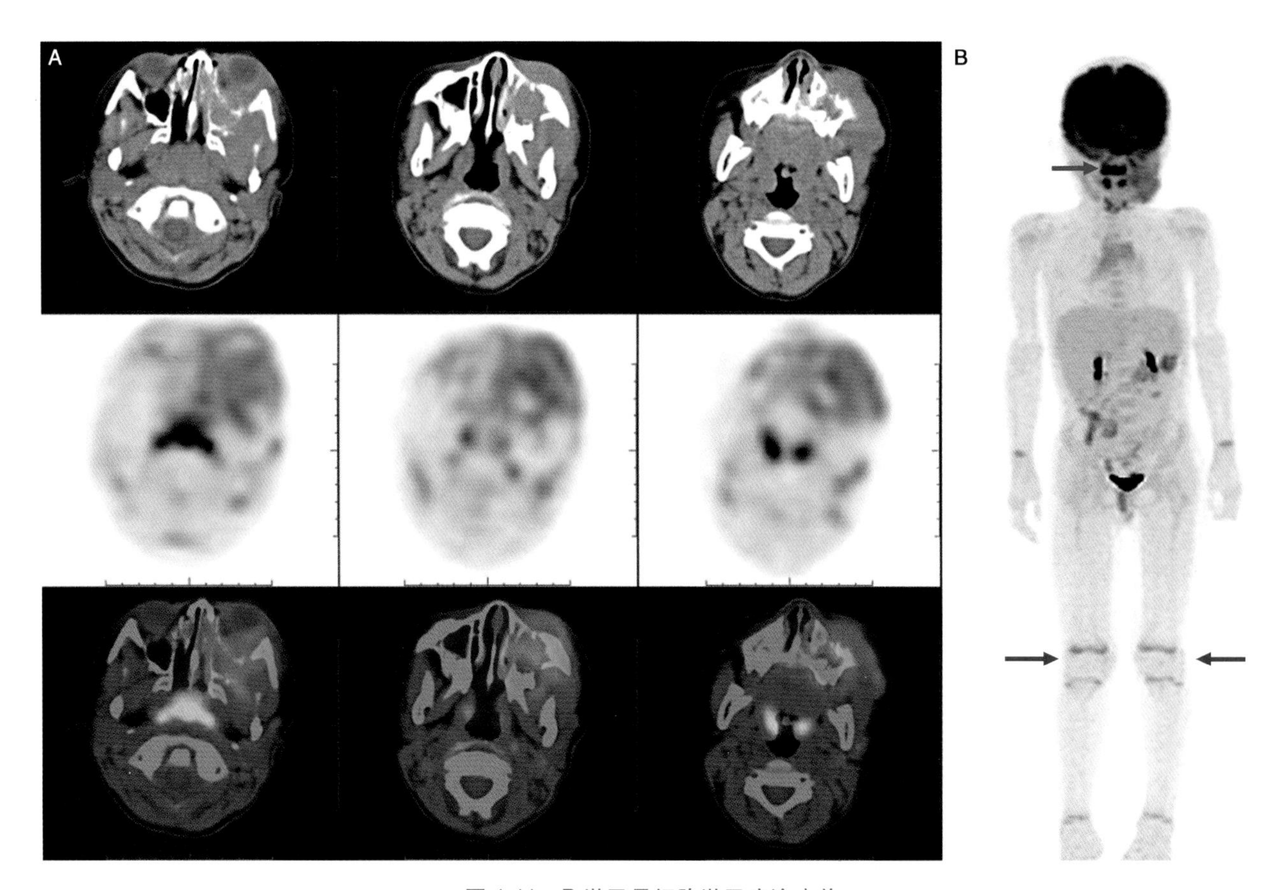

图 4-11 B 淋巴母细胞淋巴瘤治疗前

A. PET/CT 示左侧颌面部肿块侵犯左侧上颌窦、筛窦、左侧眼眶、翼腭窝及颞下窝(SUV_{max} 为 5.0);B. MIP 图示鼻咽腺样体(蓝色箭头)、胸腺、四肢长骨干骺端(红色箭头)FDG 生理性摄取增高。

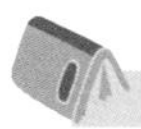

病例 4-11 骨原发 B 淋巴母细胞淋巴瘤

患儿女性,7 岁,右上臂疼痛 5 个月,间歇发热。骨髓穿刺活检提示未见肿瘤细胞。

^{18}F-FDG PET/CT 示全身多发骨^{18}F-FDG 摄取异常增高,累及左侧下颌骨、左侧锁骨、双侧肩胛骨、左侧肱骨远端、右侧肱骨及右侧尺桡骨近端(图 4-12)。

右上肢骨病灶活检,术后病理:B-LBL,考虑骨原发性淋巴瘤。

鼻咽部活检,术后病理:增殖体增生。

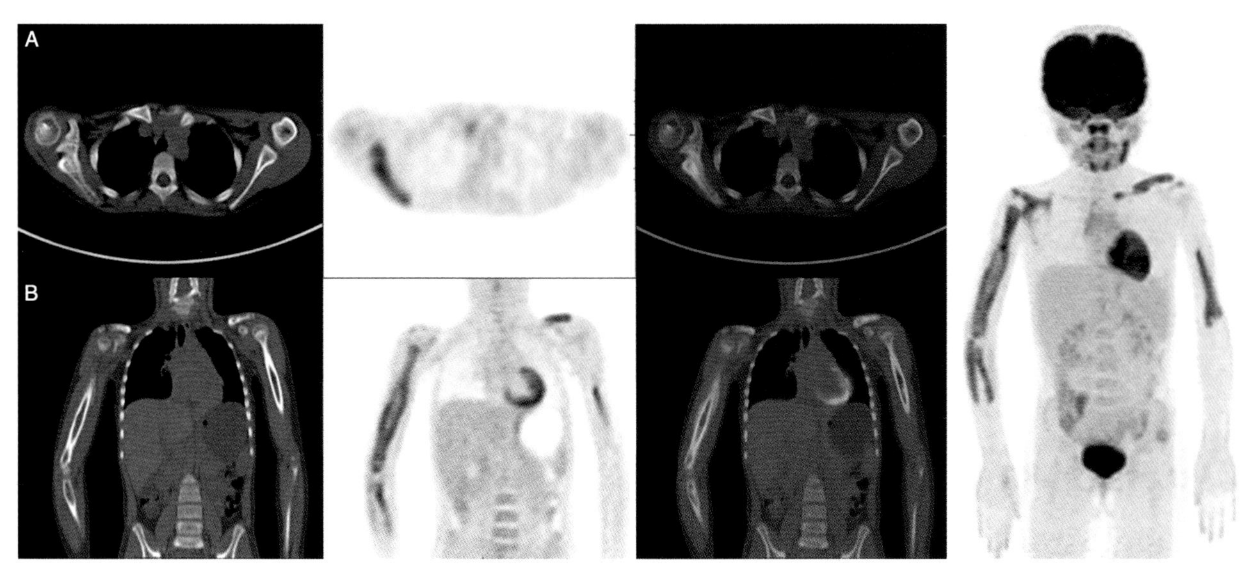

图 4-12 骨原发 B 淋巴母细胞淋巴瘤治疗前

A. PET/CT 示右侧肩胛骨骨皮质变薄,部分呈膨胀性改变伴骨缺损,^{18}F-FDG 摄取增高(SUV_{max} 为 6.2);B. PET/CT 冠状位示左侧肱骨远端、右侧肱骨全段及右侧尺桡骨近端骨皮质不均匀变薄,呈膨胀性改变,部分层面见骨缺损,右侧肱骨周围可见连续性骨膜反应,均表现为^{18}F-FDG 摄取增高(SUV_{max} 为 6.5)。

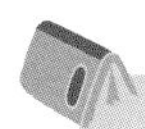

病例 4-12 弥漫大 B 细胞淋巴瘤

患儿女性，11 岁，发现颈部肿块伴咳嗽、胸闷 1 个月，胸闷加重伴胸痛、皮肤黄染 5 日。颈部淋巴结活检确诊为弥漫大 B 细胞淋巴瘤；骨髓穿刺活检未见肿瘤细胞。

^{18}F-FDG PET/CT 示淋巴瘤累及全身多区域淋巴结（纵隔、两侧胸骨旁、左侧腋窝、腹腔、胰周、腹膜后及盆腔淋巴结），另见多发结外器官受累，包括双侧甲状腺、两肺、肝、脾、胰腺、双肾、胸膜、腹膜及全身多骨（图 4-13）。

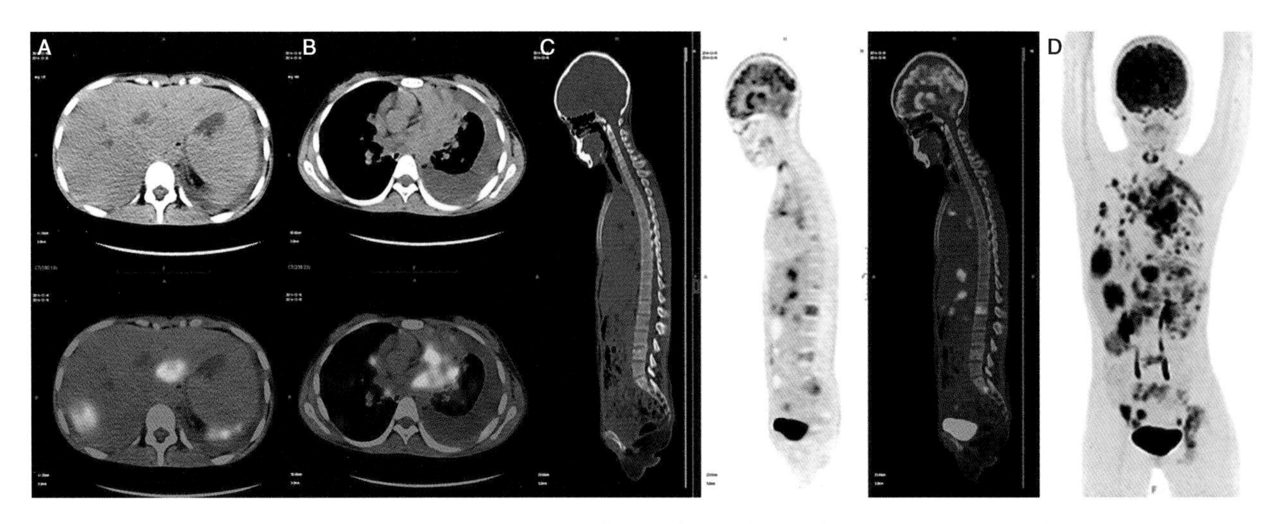

图 4-13 弥漫大 B 细胞淋巴瘤治疗前

A. ^{18}F-FDG PET/CT 示肝脏多发 FDG 高摄取肿块（SUV_{max} 为 10.0）；B. 纵隔 FDG 高摄取肿块呈结节样改变，左侧胸膜增厚伴左侧胸腔积液；C. PET/CT 矢状位示多发骨破坏伴^{18}F-FDG 摄取增高；D. MIP 图示 DLBCL 累及全身多区域淋巴结及多发结外病灶。

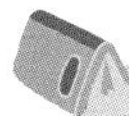

病例 4-13 间变大细胞淋巴瘤——腹腔淋巴结

患儿男性,8 岁,反复发热 3 周。

为寻找发热原因行^{18}F-FDG PET/CT,检查示肠系膜、回盲部及腹膜后多发淋巴结肿大伴^{18}F-FDG 摄取增高(图 4-14)。

腹腔淋巴结活检,术后病理:ALCL。

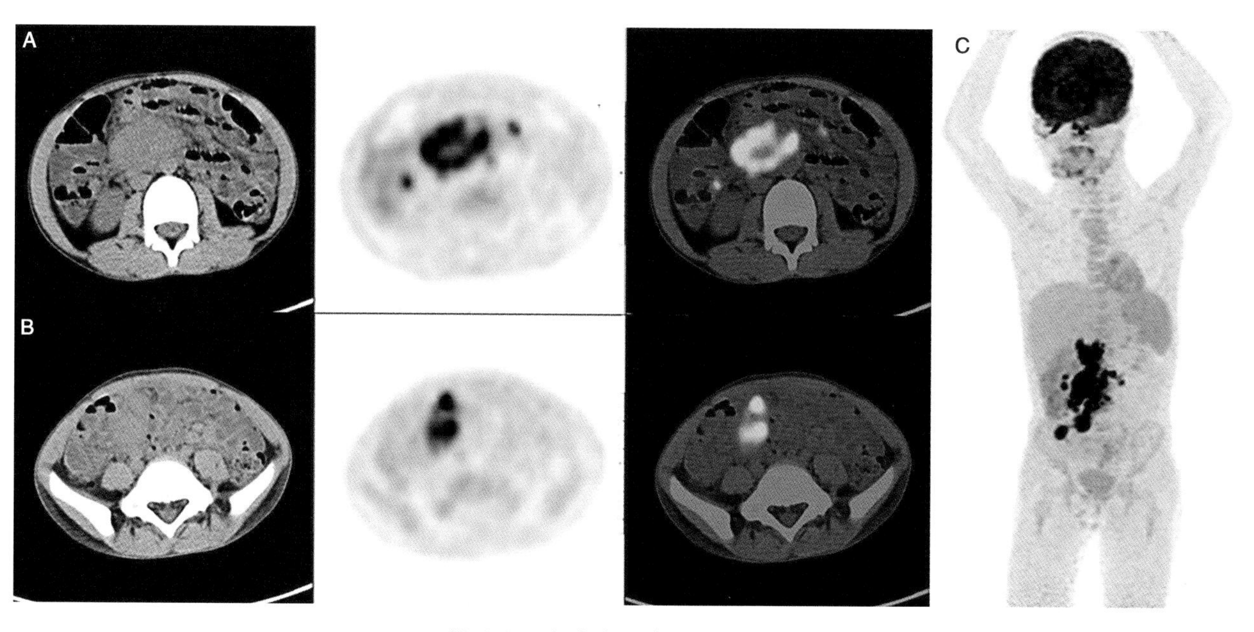

图 4-14 间变大细胞淋巴瘤治疗前

A、B. ^{18}F-FDG PET/CT 示肠系膜、回盲部及腹膜后多发淋巴结肿大,部分融合伴坏死,^{18}F-FDG 摄取增高(SUV_{max} 为 14.5);C. MIP 图示脾稍大伴^{18}F-FDG 摄取稍高,中轴骨骨髓弥漫性^{18}F-FDG 摄取稍高,骨髓活检阴性,结合临床考虑为反应性增生性改变。

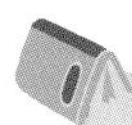

病例 4-14 间变大细胞淋巴瘤——软组织及性腺累及

患儿女性，13 岁，发现左侧颈部及腋下肿块，间断发热、反复咳嗽、腹痛 3 个月，左肩活动受限 20 天。超声示左侧颈部、肠系膜淋巴结肿大。增强 CT 示左侧颌下及颈血管鞘外多枚大小不等淋巴结。经抗感染治疗后淋巴结消退，但仍有发热、咳嗽、腹痛、左肩活动受限。

为查找发热原因行 ^{18}F-FDG PET/CT，检查示左侧肩关节软组织肿块伴 FDG 高摄取，颈胸腹盆腔多组肿大淋巴结伴 ^{18}F-FDG 摄取异常增高，双侧附件区 FDG 高摄取肿块，均考虑淋巴瘤累及（图 4-15）。

颈根部淋巴结活检，术后病理：ALCL。

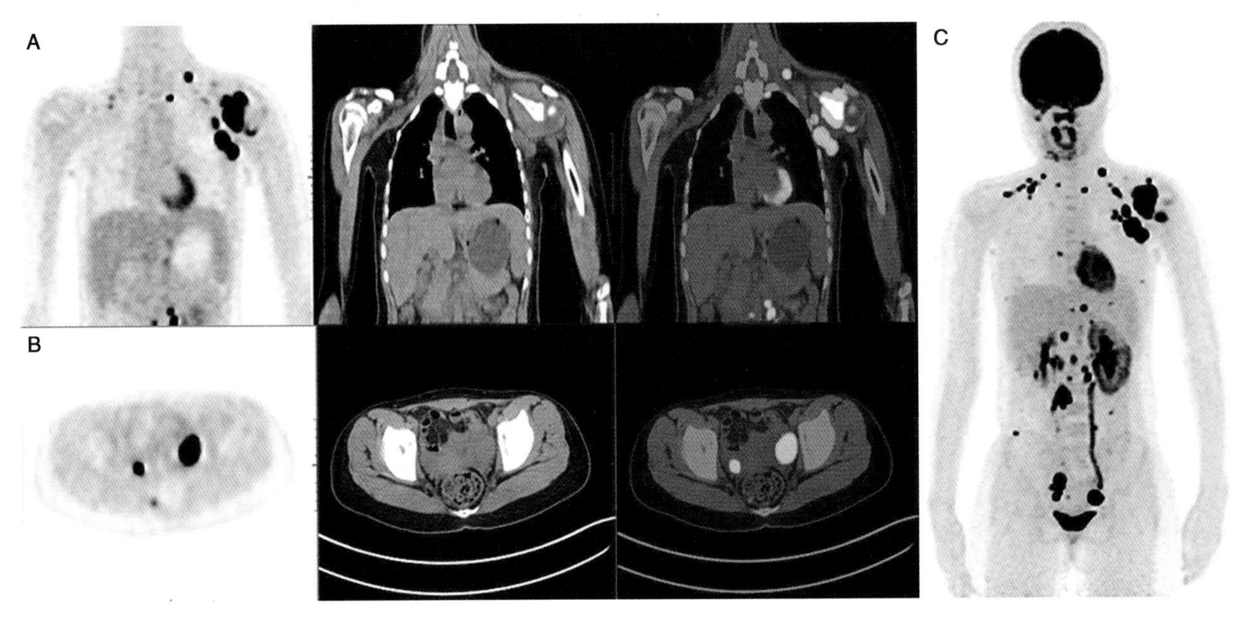

图 4-15 间变大细胞淋巴瘤治疗前

A. PET/CT 示左侧肩关节周围 FDG 异常高摄取（SUV_{max} 为 45.3），软组织肿块侵犯左侧肩胛骨；B. 双侧附件区软组织结节、肿块，^{18}F-FDG 摄取异常增高（SUV_{max} 为 43.7）；C. MIP 图示淋巴瘤累及全身多处淋巴结（颈部、左侧腋窝、胸部、腹部、盆部）、左侧肩关节、双侧附件，左肾积水。

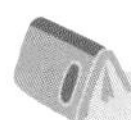

病例 4-15　骨原发间变大细胞淋巴瘤

患儿女性，8 岁，后背钝痛伴活动后加剧 1 个月。胸椎手术病理提示 ALCL。骨髓活检穿刺未见肿瘤细胞。

为化疗前评估行^{18}F-FDG PET/CT，检查示肿瘤累及全身多处骨骼，其中 T_2、T_9 压缩性骨折且于椎体周围形成不规则软组织灶，余全身未见明显异常 FDG 高摄取灶，考虑骨原发 ALCL（图 4-16）。

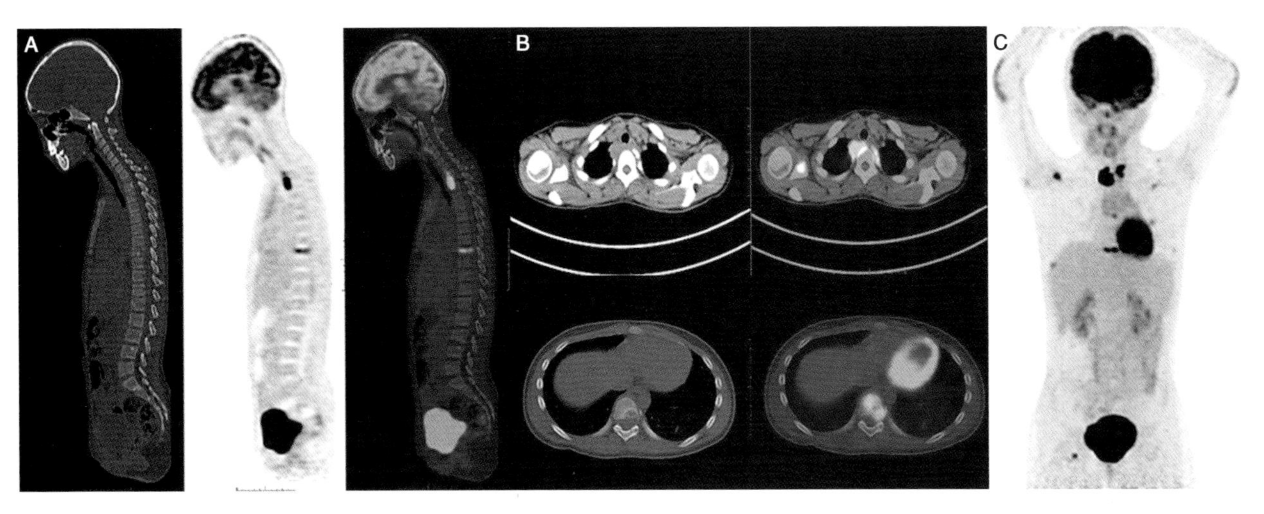

图 4-16　骨原发间变大细胞淋巴瘤治疗前

A、B. PET/CT 示 T_2、T_9 压缩性骨折，横断面示椎体周围形成不规则软组织密度影，^{18}F-FDG 摄取异常增高（SUV_{max} 为 29.9）；C. MIP 图示全身多发骨质破坏伴 FDG 摄取增高，累及左侧锁骨、双侧肩胛骨、右侧第 9 后肋、左侧第 4 后肋，T_2、T_6、T_9 椎体及附件。

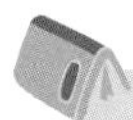

病例 4-16 弥漫大 B 细胞淋巴瘤化疗间期及化疗结束后疗效评估

病例 4-12 中患儿经过 4 个疗程化疗后，为评估疗效行^{18}F-FDG PET/CT，提示原检查（图 4-13）所示全身多发病灶均明显缩小，部分消失，Deauville 评分为 2 分，考虑 CMR；化疗结束后复查 PET/CT 示病灶进一步缩小，Deauville 评分为 2 分，考虑 CMR（图 4-17）。2 年随访肿瘤无复发。

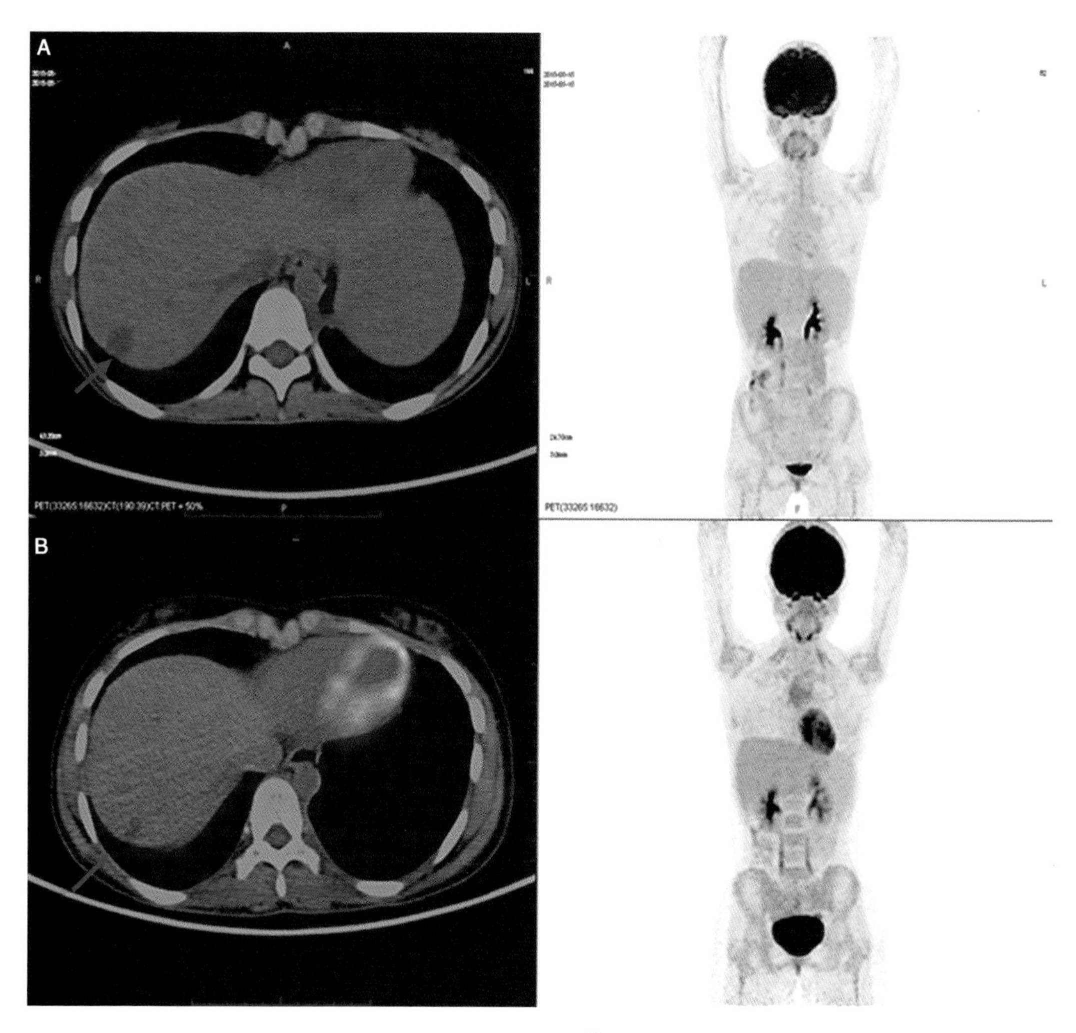

图 4-17 弥漫大 B 细胞淋巴瘤化疗后^{18}F-FDG PET/CT 疗效评估

A. 患儿（图 4-13）经过 4 个疗程化疗后行治疗间期 PET/CT 评估，提示肝脏肿块明显缩小伴囊变（箭头），全身未见明显异常 FDG 摄取增高病灶，Deauville 评分为 2 分，考虑 CMR；B. 化疗结束后 PET/CT 评估示肝脏病灶进一步缩小（箭头），Deauville 评分为 2 分，考虑 CMR。

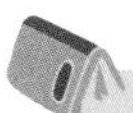

病例 4-17 Burkitt 淋巴瘤基线及化疗疗效评估

患儿女性,11 岁,无明显诱因下发现头顶肿块并进行性增大,于当地医院行头颅 CT 提示顶部头皮肿物。自述左侧下齿槽肿胀,下颌骨及左侧大腿至膝关节持续性疼痛不适。

为进一步检查行^{18}F-FDG PET/CT,基线 PET/CT 示肿瘤累及双侧卵巢,全身多灶性骨髓浸润(图 4-18A、B)。患儿行骨穿提示骨髓内 45%原始幼稚淋巴细胞浸润。化疗 4 个疗程后间期 PET/CT 评估提示右侧髂骨病灶 FDG 高摄取,Deauville 评分为 5 分(图 4-18C)。化疗 10 个疗程后再次行 PET/CT,检查示疾病进展(图 4-18D)。患儿于半年后死亡。

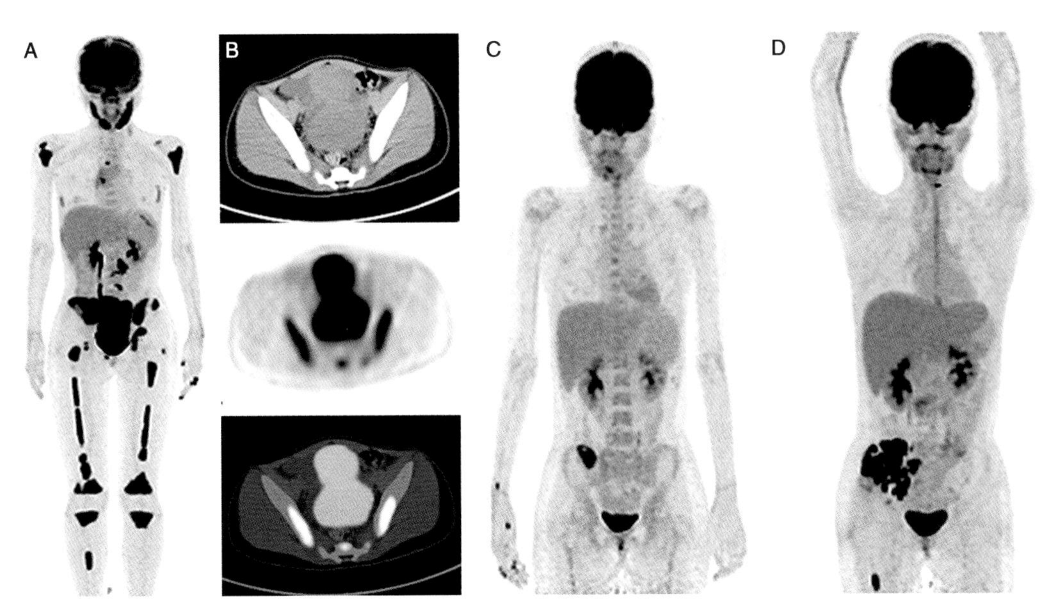

图 4-18 Burkitt 淋巴瘤化疗后^{18}F-FDG PET/CT 疗效评估

A、B. 治疗前 PET/CT 示肿瘤累及双侧卵巢(盆腔内软组织肿块),全身骨髓多灶性浸润;C. 化疗 4 个疗程后行 PET/CT 示右侧髂骨病灶 FDG 高摄取,Deauville 评分为 5 分;D. 化疗 10 个疗程后再次行 PET/CT 示右髂骨病灶明显增大,数目增多,右股骨见新增病灶。

(陈素芸)

参考文献

[1] MAUZ-KORHOLZ C,METZGER M L,KELLY K M,et al. Pediatric Hodgkin lymphoma[J]. J Clin Oncol,2015,33(27):2975-2985.

[2] MINARD-COLIN V,BRUGIERES L,REITER A,et al. Non-Hodgkin lymphoma in children and adolescents:Progress through effective collaboration,current knowledge,and challenges ahead[J]. J Clin Oncol,2015,33(27):2963-2974.

[3] USLU L,DONIG J,LINK M,et al. Value of ^{18}F-FDG PET and PET/CT for evaluation of pediatric malignancies[J]. J Nucl Med,2015,56(2):274-286.

[4] Robertson V L,Anderson C S,Keller F G,et al. Role of FDG-PET in the definition of involved-field radiation therapy and management for pediatric Hodgkin's lymphoma[J]. Int J Radiat Oncol Biol Phys,2011,80(2):324-332.

[5] DEPAS G,DE BARSY C,JERUSALEM G,et al. ^{18}F-FDG PET in children with lymphomas[J]. Eur J Nucl Med Mol Imaging,2005,32(1):31-38.

[6] ROSOLEN A,PERKINS S L,PINKERTON C R,et al. Revised international pediatric non-Hodgkin lymphoma staging system[J]. J Clin Oncol,2015,33(18):2112-2118.

[7] CHEN S,WANG S,HE K,et al. PET/CT predicts bone marrow involvement in paediatric non-Hodgkin lymphoma and may preclude the need for bone marrow biopsy in selected patients[J]. Eur Radiol,2018,28(7):2942-2950.

[8] 陈素芸,马超,傅宏亮,等. ^{18}F-FDG PET/CT 在儿童及青少年淋巴母细胞淋巴瘤/白血病中的影像学表现及其分期价值[J]. 中华核医学与分子影像杂志,2016,36(4):304-309.

[9] SANDLUND J T, GUILLERMAN R P, PERKINS S L, et al. International pediatric non-Hodgkin lymphoma response criteria [J]. J Clin Oncol, 2015, 33(18): 2106-2111.

[10] WEILER-SAGIE M, BUSHELEV O, EPELBAUM R, et al. ^{18}F-FDG avidity in lymphoma readdressed: a study of 766 patients [J]. J Nucl Med, 2010, 51(1): 25-30.

[11] CHEN S, HE K, FENG F, et al. Metabolic tumor burden on baseline ^{18}F-FDG PET/CT improves risk stratification in pediatric patients with mature B-cell lymphoma[J]. Eur J Nucl Med Mol Imaging, 2019, 46(9): 1830-1839.

[12] BARRINGTON S F, MIKHAEEL N G, KOSTAKOGLU L, et al. Role of imaging in the staging and response assessment of lymphoma: Consensus of the International Conference on Malignant Lymphomas Imaging Working Group[J]. J Clin Oncol, 2014, 32(27): 3048-3058.

[13] CHENG G, SERVAES S, ZHUANG H. Value of ^{18}F-fluoro-2-deoxy-D-glucose positron emission tomography/computed tomography scan versus diagnostic contrast computed tomography in initial staging of pediatric patients with lymphoma[J]. Leuk Lymphoma, 2013, 54(4): 737-742.

[14] LONDON K, CROSS S, ONIKUL E, et al. ^{18}F-FDG PET/CT in paediatric lymphoma: comparison with conventional imaging [J]. Eur J Nucl Med Mol Imaging, 2011, 38(2): 274-284.

[15] RIAD R, OMAR W, KOTB M, et al. Role of PET/CT in malignant pediatric lymphoma[J]. Eur J Nucl Med Mol Imaging, 2010, 37(2): 319-329.

第五章 神经母细胞瘤

第一节 概 述

神经母细胞瘤(neuroblastoma,NB)起源于胚胎发育期交感神经系统的神经嵴细胞,是5岁以下小儿常见的实体性肿瘤,占腹部肿瘤的第二位。原发于腹部者占60%~75%,其中2/3发生在肾上腺髓质;其余起自脊柱旁交感链或嗜铬体;胸部主要发生在后纵隔(占15%),盆腔和颈部交感神经丛约占5%,大脑占0.2%。

国际上神经母细胞瘤根据病理上神经型细胞(原始神经母细胞、成熟神经母细胞和神经节细胞)与施万细胞(施万母细胞和成熟施万细胞)的构成比例,将神经母细胞起源的肿瘤病理学分类分为:①神经母细胞瘤;②节细胞神经母细胞瘤;③节细胞神经瘤。其中,神经母细胞瘤几乎全部由神经母细胞构成,是这一肿瘤家族中分化程度最低、侵袭性最强的肿瘤。节细胞神经瘤主要由施万细胞组成,主要发生于较大儿童(5~7岁),预后好。节细胞神经母细胞瘤(ganglio-neuroblastoma,GNB)是含有神经母细胞和施万细胞两种成分的过度性肿瘤,处于神经母细胞瘤和节细胞神经瘤之间,呈中度恶性潜能。肿瘤的组织学亚型、分化程度及分子生物学改变如1号染色体短臂的缺失及 *MYCN* 扩增与患儿预后密切相关,已用于患儿危险分层并指导治疗。

第二节 常规影像学表现

1. X线 表现为脊柱旁椭圆形软组织肿块,部分见钙化,常推压与侵犯邻近结构、跨越中线生长及伴发广泛骨质破坏。

2. CT 表现为圆形或形态不规则的分叶状肿块,无包膜结构,常因出血、坏死、囊变而密度不均匀。肿瘤可侵入椎管、浸润邻近结构和包绕大血管等。钙化常见,但报道的概率不一(25%~90%),可有各种类型的钙化,呈云雾状、斑点状、环状或团块状。

3. MR 多呈不均匀信号。T_1WI 呈相对低信号,T_2WI 呈高信号。出血区 T_1WI 可呈高信号,囊变区 T_2WI 呈亮白高信号。增强扫描呈不同程度强化。

4. NB和GNB的比较 NB多位于肾上腺区,可见包埋血管、局部浸润、脏器及淋巴结转移,并显示瘤周及瘤体内簇状或线状排列的扩张血管影;GNB以形态规则、边缘清楚、推移周围大血管多见。

第三节 PET/CT影像特点

常规影像学在NB诊断中发挥了重要作用,其不足主要在于扫描范围的局限性和形态学检查难以显示病灶的功能信息。

PET/CT在神经母细胞瘤中的应用主要包括:①对于原发灶不明的瘤外综合征,寻找原发灶;②诊断和分期;③评价肿瘤治疗效果:通过治疗前后 SUV_{max} 的变化,可以对神经母细胞瘤的治疗效果进行评价;④协助制订放疗计划;⑤探测肿瘤的残留、复发。

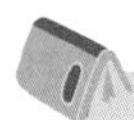

病例 5-1 左侧颈部节细胞神经母细胞瘤

患儿男性，5 岁，发现左侧颈部肿块 3 年余。外院 CT 示左侧颈部血管瘤可能，骨穿提示增生活跃骨髓象，见幼稚淋巴细胞。

^{18}F-FDG PET/CT 示左侧颈部软组织密度团块影，边界不清，密度不均匀，内见斑片状钙化，FDG 摄取轻度不均匀增高(图 5-1)。

左颈部肿块活检，术后病理：节细胞神经母细胞瘤。

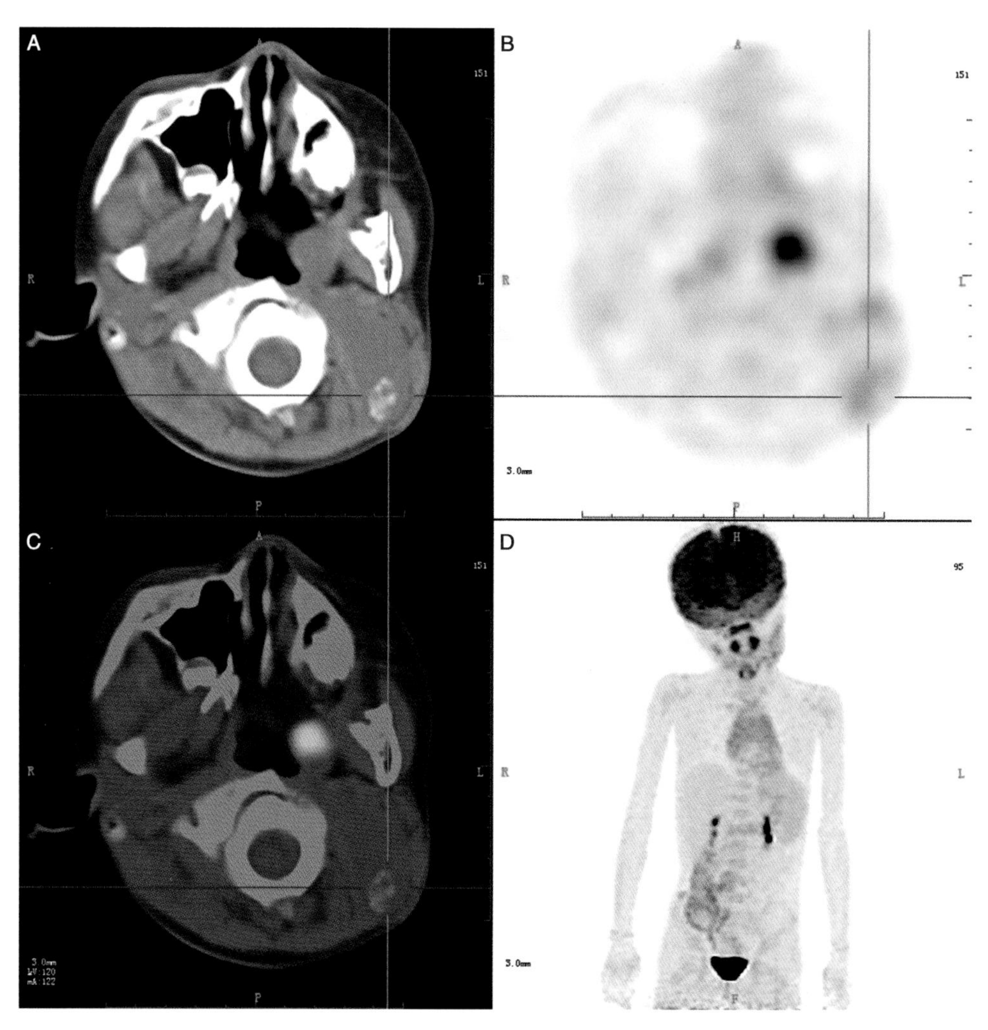

图 5-1 左侧颈部节细胞神经母细胞瘤

PET/CT 图像：左侧颈部见软组织密度团块影，大小约 36mm×20mm，边界不清，内见斑片状钙化(A、C)，FDG 摄取稍增高(SUV_{max} 为 3.6)(B、D)。

病例 5-2 脑节细胞神经母细胞瘤

患儿女性，3 岁，发热、呕吐、嗜睡 1 周，肢体无力 5 日。于当地医院行头颅 MR 检查示右侧大脑额颞部及基底节区占位，考虑恶性肿瘤，肿块包绕右侧大脑中动脉及分支，分支参与供血，肿瘤表面粗大静脉走行。

为排除转移行^{18}F-FDG PET/CT，检查示右侧大脑额颞部及基底节区稍高密度软组织占位，密度不均，局部见液化坏死及线样钙化灶，^{18}F-FDG 摄取欠均匀，部分层面^{18}F-FDG 摄取增高(图 5-2)。

术后病理：节细胞神经母细胞瘤。

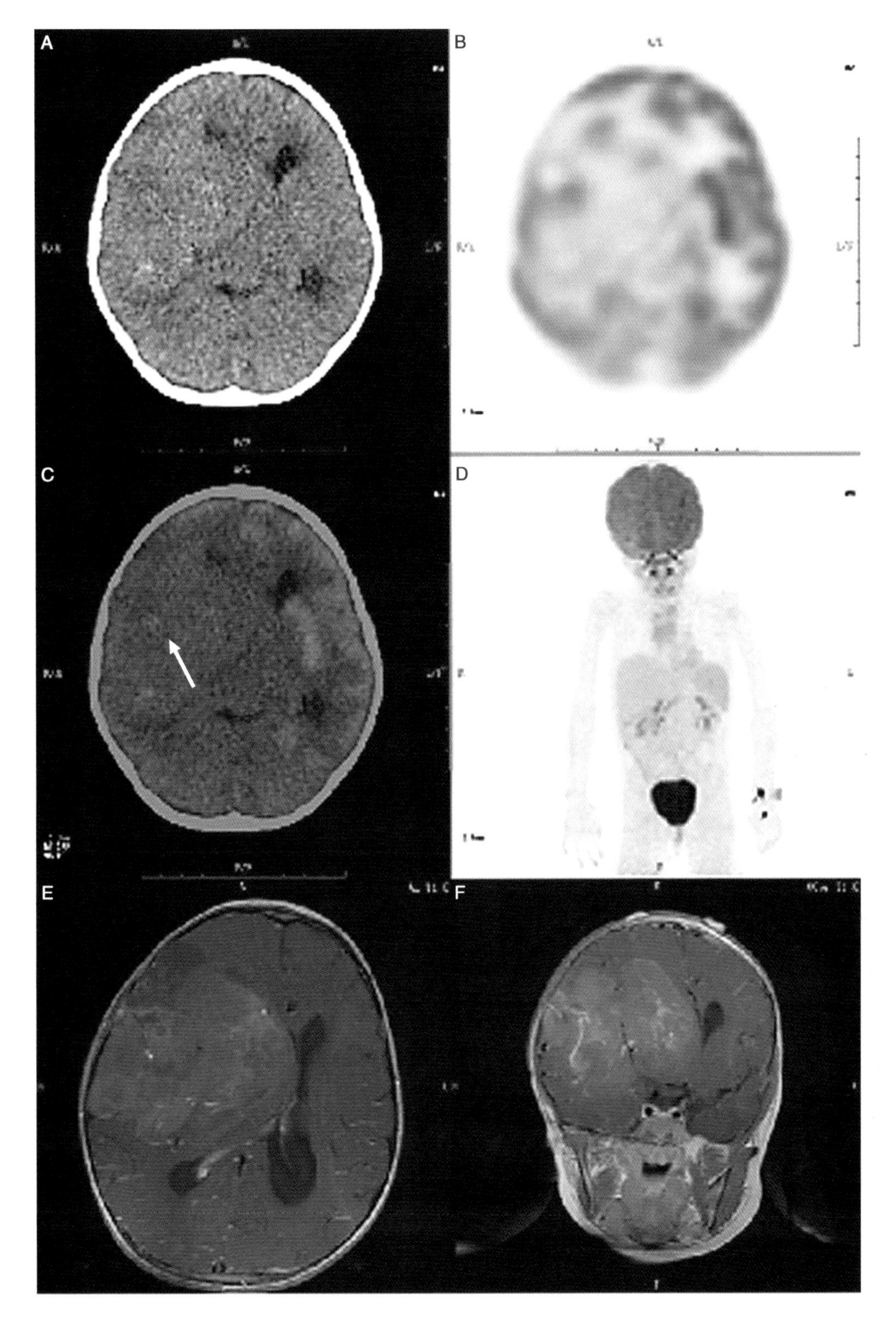

图 5-2　脑节细胞神经母细胞瘤

PET/CT 图像：右侧大脑额颞部及基底节区稍高密度软组织占位，范围大小约 84mm×86mm×72mm，右侧侧脑室受压，中线左偏，左侧侧脑室增宽（A、C），FDG 摄取欠均匀，部分层面 FDG 摄取增高（SUV_{max} 为 4.9）（B、C）（白色箭头）；MR 增强图像显示病灶不均匀强化（E、F）。

病例 5-3　纵隔神经母细胞瘤伴淋巴结转移

患儿女性，1 岁，行走困难 1 个月。MR 检查示左上后纵隔占位。

为了解全身情况行[18]F-FDG PET/CT，检查示左上后纵隔不规则软组织肿块伴斑点状钙化灶，FDG摄取增高（图5-3）。

术后病理：神经母细胞瘤，见淋巴结侵犯或转移。

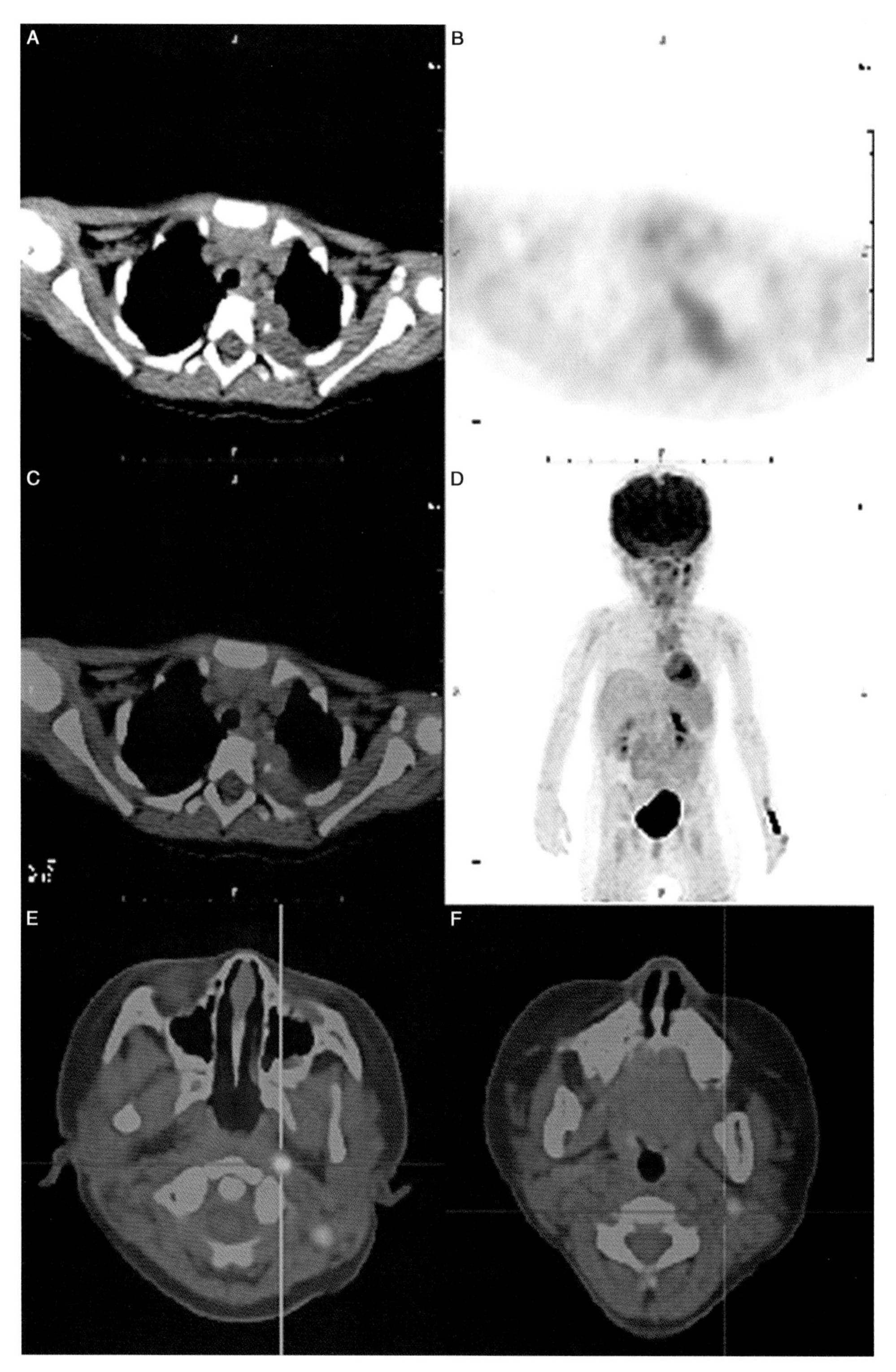

图5-3　纵隔神经母细胞瘤伴淋巴结转移

PET/CT图像：左上后纵隔不规则软组织肿块伴斑点状钙化灶（A、C），FDG摄取增高（SUV_{max}为3.2）（B、D）；左侧咽旁间隙、左颈部多发FDG高摄取淋巴结（SUV_{max}为6.5），为转移淋巴结（E、F）。

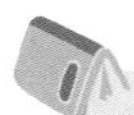

病例 5-4　腹膜后神经母细胞瘤

患儿男性，1 岁，无明显诱因下出现左上肢活动不利 1 周，被动活动时伴啼哭，后又出现右下肢活动不利，于外院做 X 线、MR 等检查，发现左肱骨近端、右股骨远端骨质破坏病灶。穿刺活检病理示左腹膜后神经母细胞瘤。

为治疗前分期行^{18}F-FDG PET/CT，检查示左侧肾上腺区混杂密度肿块，FDG 摄取不均匀增高；左侧腋窝淋巴结转移，FDG 摄取增高；腹膜后、右侧盆壁、右侧腹股沟区多发转移灶；全身多处骨及骨髓 FDG 高摄取转移灶（图 5-4）。

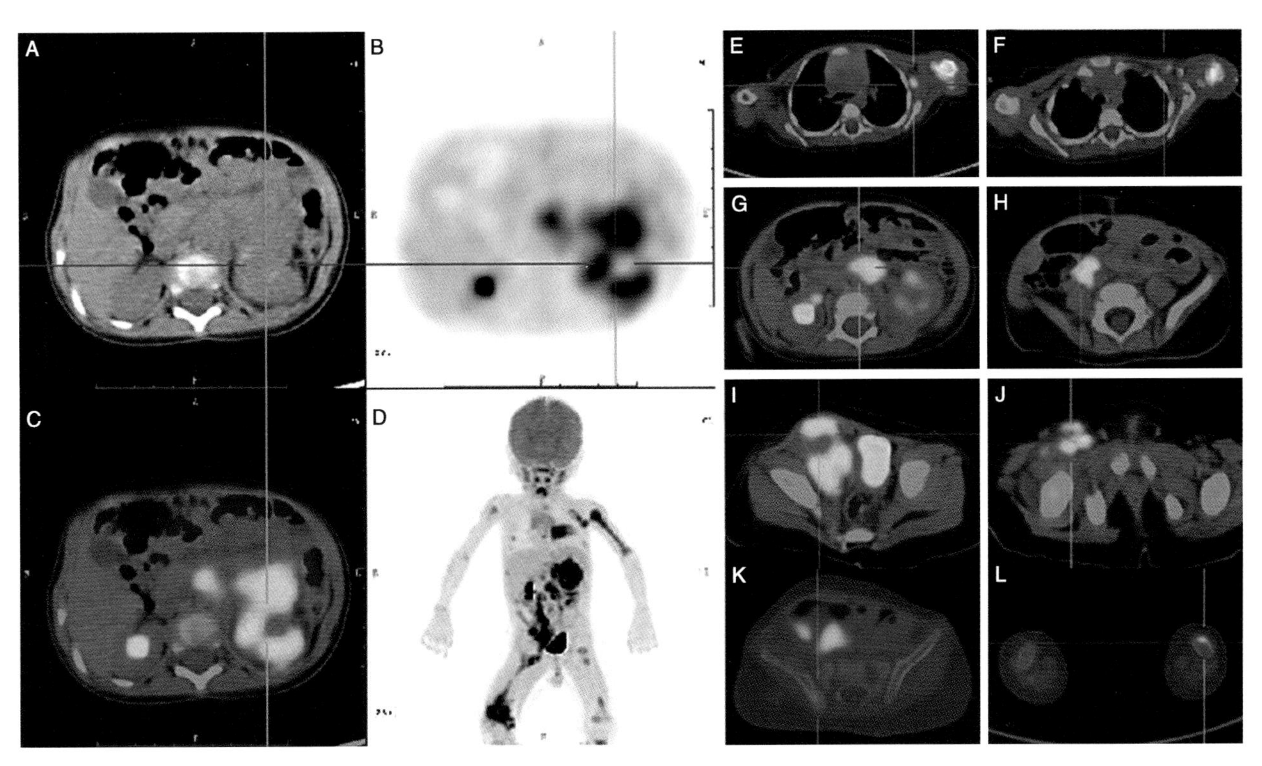

图 5-4　腹膜后神经母细胞瘤

PET/CT 图像：左侧肾上腺区混杂密度肿块，范围约 69mm×50mm×53mm，其内密度不均，可见斑片状钙化影，肿块与左肾上极分界欠清，左肾受压向下移位，左肾上腺未见显示（A、C），FDG 摄取不均匀增高（SUV_{max} 为 7.6）（B、D）；左侧腋窝淋巴结转移，FDG 摄取增高（E、F）；腹膜后（G、H）、右侧盆壁（I）、右侧腹股沟区（J）多发转移灶；全身多处骨及骨髓 FDG 高摄取转移灶（D、E、K、L）。

第四节　小　结

目前用于 NB 的功能性显像主要是^{18}F-FDG PET 和^{123}I/^{131}I 间位碘代苄胍（meta-iodobezylguanidine，MIBG）显像。^{18}F-FDG PET/CT 对 NB 原发灶的检出率高，而且多数病灶表现为中高度的 FDG 摄取，这使得原发灶容易发现，并且远处淋巴结和全身多发骨髓转移检出率明显高于 CT。但对于部分脑转移和小的肺转移，PET 仍存在假阴性。同时，由于 NB 和 GNB 两者的组织学差异和分化程度不同，FDG 的摄取存在差异，PET 可以通过糖代谢的差异帮助两者鉴别；此外，在 NB 的疗效评估方面，通过反映代谢的变化和 CT 形态的改变，PET/CT 发挥了明显优势。

MIBG 显像的诊断效能较高，可以达到 90% 的敏感性和 100% 的特异性，诊断价值十分明确，并对于 NB 的分期具有重要意义，同时可用于指导^{131}I-MIBG 的治疗。目前该显像剂国内仅用于临床试验，希望能够在今后再版时增加相关病例。

（张　建）

参考文献

[1] 孙雪峰,袁新宇,杨梅,等.儿童腹膜后节细胞神经母细胞瘤与神经母细胞瘤的CT影像鉴别诊断[J].中华放射学杂志,2012,46(10):907-911.

[2] 李佳宁,傅宏亮,杜学亮,等.正电子发射型计算机断层显像/X线计算机体层成像在儿童神经母细胞瘤诊断中的应用[J].临床儿科杂志,2013,31(10):928-932.

[3] BLEEKER G,TYTGAT G A,ADAM J A,et al. ^{123}I-MIBG scintigraphy and ^{18}F-FDG-PET imaging for diagnosing neuroblastoma[J]. Cochrane Database Syst Rev,2015,2015(9):CD009263.

[4] CHOI Y J,HWANG H S,KIM H J,et al. ^{18}F-FDG PET as a single imaging modality in pediatric neuroblastoma:comparison with abdomen CT and bone scintigraphy[J]. Ann Nucl Med,2014,28(4):304-313.

第六章　肾母细胞瘤

第一节　概　　述

一、疾病简介

肾母细胞瘤（nephroblastoma）起源于未分化的后肾胚基，由胚芽、间叶、上皮三种成分构成。按组织细胞分化程度与预后关系分为：①良好组织学类型（favorable histology，FH），此类肿瘤预后较好，如上皮型、间叶型、混合型和囊肿型，2 年生存率可达 92%；②不良组织学类型（unfavorable histology，UH），此类瘤细胞存在间变型或差分化型，如间变型肾母细胞瘤等，预后较差。

二、发病特点与生存率

肾母细胞瘤是最常见的儿童腹部恶性肿瘤，在全部儿童恶性肿瘤中仅次于白血病、脑肿瘤和霍奇金淋巴瘤，在儿童肾脏恶性肿瘤中位居首位（85%）。国外文献中通常采用的名称为 Wilms 瘤（Wilms tumor，WT）。多发生于 5 岁以下儿童，平均发病年龄为 2～4 岁。大多为散发病例，少数属遗传型（15%），可并发偏身肥大、虹膜缺如、泌尿生殖系统畸形等其他先天性畸形表现。WT 通常为单侧发病，也可双侧同时或相继发生（5%～10%）。在单侧受累的患者中，诊断时男孩和女孩的中位年龄分别为 37 个月和 43 个月。双侧病变的儿童在更小年龄就被诊断（诊断时男孩和女孩的中位年龄分别为 24 个月和 31 个月）。

三、临床表现

临床表现多不典型，多是家长为患儿洗澡时偶尔触及腹部肿块或发现患儿腹围过大就诊，发现时肿块通常已经很大（80%～90%病例肿瘤直径>5cm）。当肿块过大压迫肾脏，可促使肾素分泌增多，导致高血压。另可因肿瘤压迫出现腹痛，或肿瘤破裂出血出现急性腹痛，肿块侵及肾盂出现血尿。此外，还可出现发热、恶心/呕吐、便秘等间接症状。晚期可表现出恶病质征象。近年较为关注肿瘤导致激素分泌过多引起的各种激素相关症状，如精索静脉曲张、红细胞增多症、Wilms 肾炎、Cushing 综合征等。

第二节　常规影像学表现

WT 的影像检查手段较多，常规超声、CT 及 MR 均可进行准确诊断。

1. 超声　超声检查是首选第一站检查手段，快捷、无辐射是其最大优点，可初步判定肿块大小、结构及与周围组织关系。表现为位于肾脏一极的边界清晰、有包膜的瘤体，内部回声不均匀，可压迫、破坏周围正常肾组织，造成肾盂、肾盏变形，出现局限性肾积水。但对于较大肿块，超声探查来源、位置关系较为困难。

2. CT　平扫与增强 CT 是进一步核实补充超声诊断信息的可靠方法。CT 上 WT 表现为巨大、球形的肾内肿块，边缘较圆滑，边界清晰，可出现分叶状改变。肿瘤较肾实质对比呈等密度或低密度，其内可出现出血、坏死、囊变及钙化等混杂密度。增强扫描瘤体本身轻度强化，而残余肾实质强化明显，且可出现假包膜使瘤体境界更为清晰。残余肾实质受压变形并被推向边缘，可呈"新月形"表现。肾静脉、下腔静脉受累时可出现充盈缺损，淋巴结转移可在肾门区、腔静脉、腹主动脉旁见到肿大淋巴结。

3. MR　WT 的 MR 特征与 CT 相似，肿块多为 T_1 低信号，信号不均匀，出血则表现为高信号，T_2 信号明显增高，与正常肾组织区分较困难，需要结合增强 MR 扫描，增强后实性成分强化，囊变坏死部分无强化。

综上，常规影像学检查在 WT 的诊断上可提供解剖信息，如大小、形态、边界、囊变坏死及钙化等，CT 有助于钙化的显示。增强影像可显示局部及腹膜后淋巴结转移、血管包埋、侵犯等，新月形或结构破坏的肾实质是判断肾脏肿瘤来源的特征性表现。CTA 还可明确肿块与血管之间的关系，指导手术方案。但常规影像学手段受检查部位、肿瘤病灶活性判断的敏感性不足等影响，在肿瘤的分期、疗效评估和预后上具有一定局限性。

第三节　PET/CT 影像特点

一、诊断与分期

（一）原发病灶

肿瘤通常为位于腹腔内的较大混杂密度肿块，可单侧或双侧，易于显示，与肾脏关系密切，CT 平扫可帮助了解肿块密度、大小及位置关系。PET 表现为明显不均匀 FDG 摄取增高，实性成分 SUV_{max} 平均值为 (5.5±3.2)，高于正常肾实质，低于肾盂（肾盂内 FDG 显像剂生理性分布），易于发现。肿块通常与正常肾脏实质境界较清楚，容易分辨。但对于部分较小的肾母细胞瘤病灶，因受到周围肾实质、肾盂 FDG 生理性摄取的干扰，不易发现，应注意判断。因肿瘤本身或治疗后容易发生出血、囊变、坏死，这些区域出现 FDG 摄取明显降低，甚至缺损。结合 CT 平扫可以发现低密度囊变坏死，或者高密度出血及钙化。

PET/CT 检查通常采用 CT 平扫形式，缺乏增强 CT 的对比，因此在了解肿瘤的血供、周围血管及组织毗邻关系上有一定的局限性。

（二）转移灶

肾母细胞瘤易发生淋巴结及肝、肺远处转移，淋巴结转移较早出现于肾门及肿瘤周围，并可向远处扩散（病例 6-6）。肝脏、淋巴结转移 FDG 摄取增高，^{18}F-FDG PET/CT 诊断淋巴结转移的灵敏度和阴性预测值较高。有文献报道，肝转移病灶未见明显 FDG 摄取增高，但我院发现的肝转移病灶均为阳性 FDG 摄取（病例 6-7）。肺转移表现为肺内类圆形结节，边界清楚，边缘比较光滑，部分边缘模糊，似绒球样改变（病例 6-6），可多发或单发，随机分布于两肺，大多无明显 FDG 摄取或轻度摄取增高。

PET/CT 对其他转移病灶的发现亦有一定的优势和特点，如肾静脉、下腔静脉内瘤栓，PET/CT 表现为肾静脉或下腔静脉扩张，腔内不均质实性密度影，FDG 摄取增高，与肿瘤病灶的摄取程度基本一致（病例 6-1）。此外，还可发现骨转移、胸膜、腹膜转移等，FDG 摄取增高。

二、预后及疗效判断

通常肿瘤的 FDG 摄取越高说明实性成分越多，肿瘤的恶性程度越高，分化程度越差，提示预后越差。近年来，已将肾透明细胞肉瘤与肾母细胞瘤归为两类，相较于肾母细胞瘤，肾透明细胞肉瘤恶性程度更高，实性成分更多，FDG 摄取更高且更均匀。

肾母细胞瘤化疗疗效评估可通过SUV的变化进行判断，有文献指出，SUV下降超过66%者提示化疗有效，下降幅度与病理疗效评估呈良好的相关性，且化疗前SUV≥7和化疗后SUV≥2.4者复发的风险提高。应注意的是，肺部转移结节可能有或无FDG代谢的增高，与结节大小、肿瘤细胞聚集数量或分化程度好坏有关，评估疗效时应动态观察，代谢不高者应注意观察治疗前后结节形态、数目的改变。

三、鉴别诊断

1. 肾上腺神经母细胞瘤 高钙化率（79%）是肾上腺神经母细胞瘤最大的特点，多侵犯腹膜后结构，沿交感神经链发展，肾脏形态基本保持不变，可被肿块推移变形，但不会形成“新月形”。周围血管呈包绕、包埋改变，通常不会侵犯或形成癌栓。神经元特异性烯醇化酶（neuron specific enolase，NSE）、香草扁桃酸（vanillylmandelic acid，VMA）等指标异常可鉴别。

2. 肾细胞癌 肾细胞癌一般儿童少见，偶见于年龄较大儿童。儿童和青少年肾细胞癌患者发现时往往比成人更为晚期。其瘤体较小，FDG摄取通常不高或轻度高于肾实质。此外，接受肾定向放疗以及铂类化疗的神经母细胞瘤生存者可能有发生肾细胞癌的风险。

3. 肾透明细胞肉瘤 肾透明细胞肉瘤的发病年龄与肾母细胞瘤相近，鉴别困难。肾透明细胞肉瘤恶性程度高，早期就可发生骨转移，钙化较少，肿瘤巨大时可出现液化、坏死，肿瘤实性成分FDG摄取普遍较高。

4. 肾横纹肌样瘤 肾横纹肌样瘤是高度恶性的肾脏肿瘤，最常发生于2岁以下儿童，几乎从不发生于5岁以上儿童。就诊时，肿瘤经常已转移到肺、淋巴结、肝、骨和脑，PET/CT上常表现为多处转移病灶，FDG明显高摄取。该病预后不良，诊断后第1年内死亡率超过80%。

5. 肾髓样癌 肾髓样癌是一种高度致命的肿瘤，几乎只发生于镰状细胞贫血患者中，最常发生于有镰状细胞性状的患者中。肿瘤具有高度侵袭性，可以早期发生转移。

6. 先天性中胚层肾瘤 常在1岁之前或通过产前超声发现，可以分为经典型和细胞型。该肿瘤常伴有高血压、血钙和肾素浓度升高。

病例6-1 右侧肾母细胞瘤伴下腔静脉瘤栓

患儿男性，9岁，1周前无明显诱因出现血尿，为洗肉水样，尿中可见凝血块。腹部B超示右侧肾实质性肿块。

^{18}F-FDG PET/CT示右肾中部FDG高摄取占位，考虑肾母细胞瘤伴下腔静脉瘤栓形成，余全身未见明显转移灶（图6-1A）。CTA：①肿块由肾动脉供血，增强后不均匀强化，腹腔内及腹膜后未见明显肿大淋巴结影；②下腔静脉扩张，其内见充盈缺损，下腔静脉瘤栓形成（图6-1C）。超声引导下肾穿刺后病理诊断为肾母细胞瘤。经两次术前辅助化疗后行手术治疗，术前复查PET/CT示肿块明显缩小，FDG摄取降低，下腔静脉内瘤栓摄取也明显下降（图6-1B）。

术后病理：肾母细胞瘤化疗后改变，“瘤栓”内见小灶变性的肿瘤细胞。

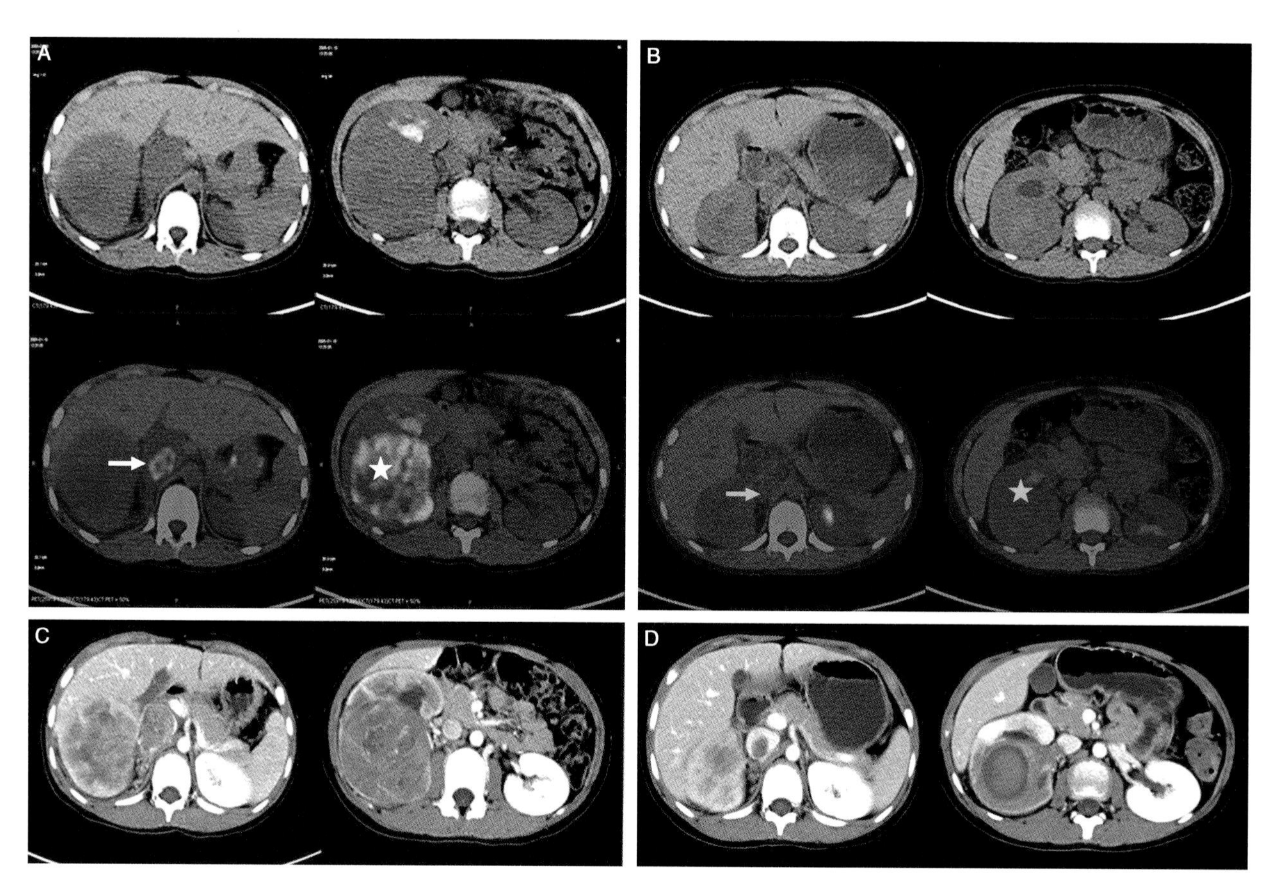

图 6-1　右侧肾母细胞瘤伴下腔静脉瘤栓

A. 治疗前 PET/CT 影像，肿块位于右肾中后部（白色☆），大小约 70mm×78mm×75mm，SUV_{max} 为 6.5，肾实质受压向前移位，肾盂内可见高密度造影剂残留；下腔静脉增粗、扩张，其内瘤栓（白色箭头）FDG 摄取不均匀增高，SUV_{max} 为 4.1。B. 化疗后 PET/CT 影像，提示肿块明显缩小，FDG 摄取降低，SUV_{max} 为 0.9（黄色☆）；下腔静脉内瘤栓缩小，FDG 摄取明显下降，SUV_{max} 为 0.9（黄色箭头）。C. 治疗前 CTA 影像，可见扩张的下腔静脉内充盈缺损，瘤栓形成；肿块呈不均匀强化。D. 化疗后 CTA 影像，显示瘤栓及肿块大小均较术前明显缩小。

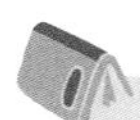

病例 6-2　左侧肾母细胞瘤治疗后囊变坏死

患儿男性，3 岁，5 个月前无明显诱因下出现腹痛，呈阵发性，每次持续约 1 小时，疼痛难忍，夜间易发作，能自主缓解，伴发热，体温达 39.0℃。腹部 B 超示左肾母细胞瘤可能，行 B 超定位下穿刺活检病理提示肾母细胞瘤，肿瘤呈上皮及胚芽分化（中度危险性）。

新辅助化疗 2 个疗程后为术前评估行 ^{18}F-FDG PET/CT，检查示左肾上极巨大囊实性混杂密度肿块，实性成分 FDG 摄取异常升高，囊性成分系化疗后液化、坏死改变。胰腺、脾脏受压前移。CT 增强实性部分明显强化，胰腺及脾脏明显受压性改变（图 6-2）。

术后病理：肾母细胞瘤伴出血、坏死、囊性变，符合治疗后改变。

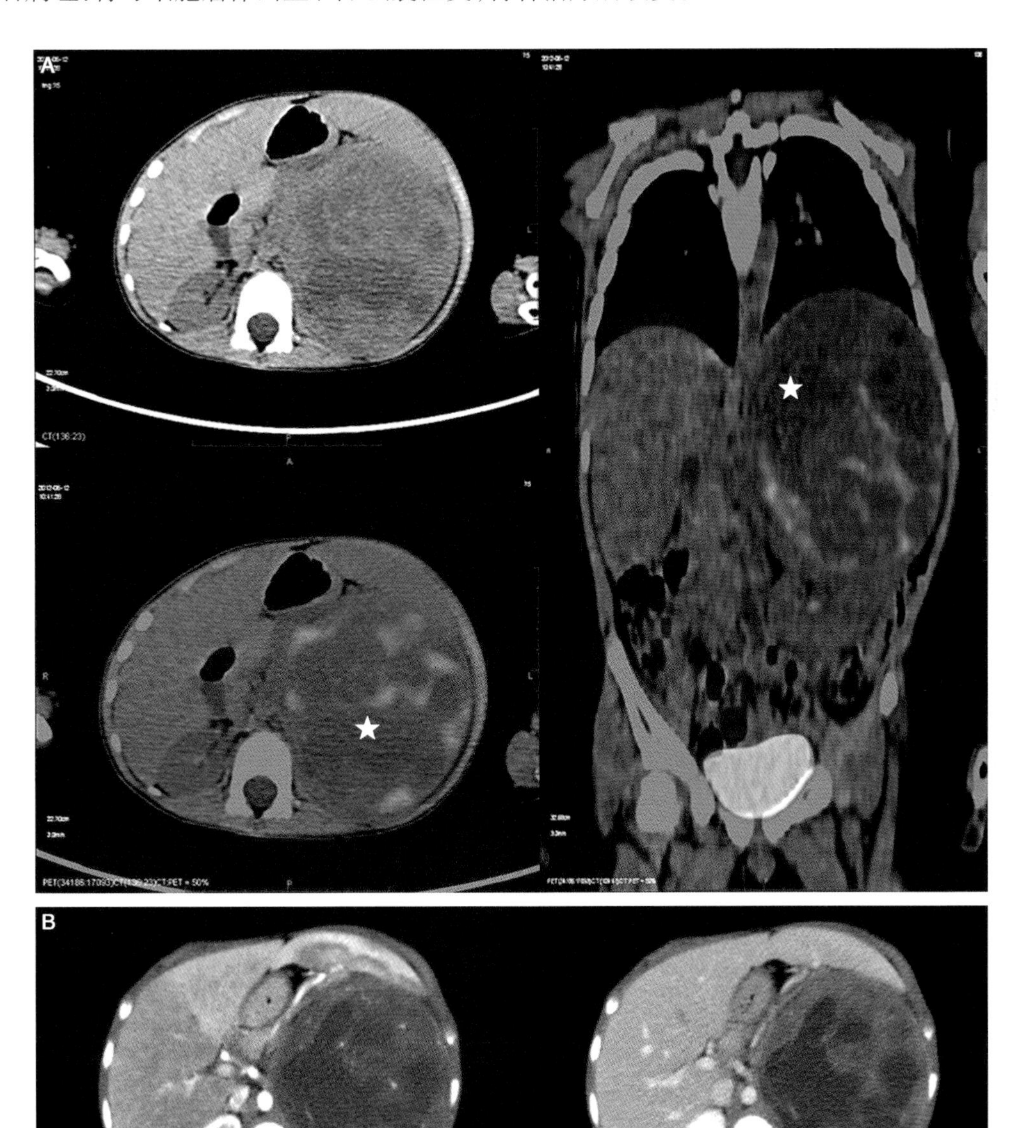

图 6-2　左侧肾母细胞瘤

A. PET/CT 影像，可见左肾上极一个巨大囊实性肿块，向上压迫膈肌上抬，边界清晰，大小约 11cm×10cm×12cm，内见液化、坏死（白色☆）及实性分隔，实性成分内 FDG 摄取异常增高，SUV_{max} 为 4.1；B. CT 增强影像，可见肿块实性部分明显强化。

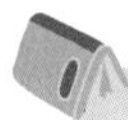

病例 6-3 左侧肾母细胞瘤治疗后随访监测

患儿女性，7 岁，左侧肾母细胞瘤术后、化疗后 2 年，发热 1 周余。外院 CT 提示肺部占位，考虑转移可能。

为治疗前再分期行^{18}F-FDG PET/CT，检查示右肺下叶前基底段、左肺下叶外基底段、左肺下叶内基底段各见 1 枚结节，大者约 12mm×10mm，伴轻度 FDG 摄取增高，考虑两肺转移（图 6-3）。

后于胸腔镜下行肺转移灶切除术，术后病理：肺转移灶，符合肾母细胞瘤转移。

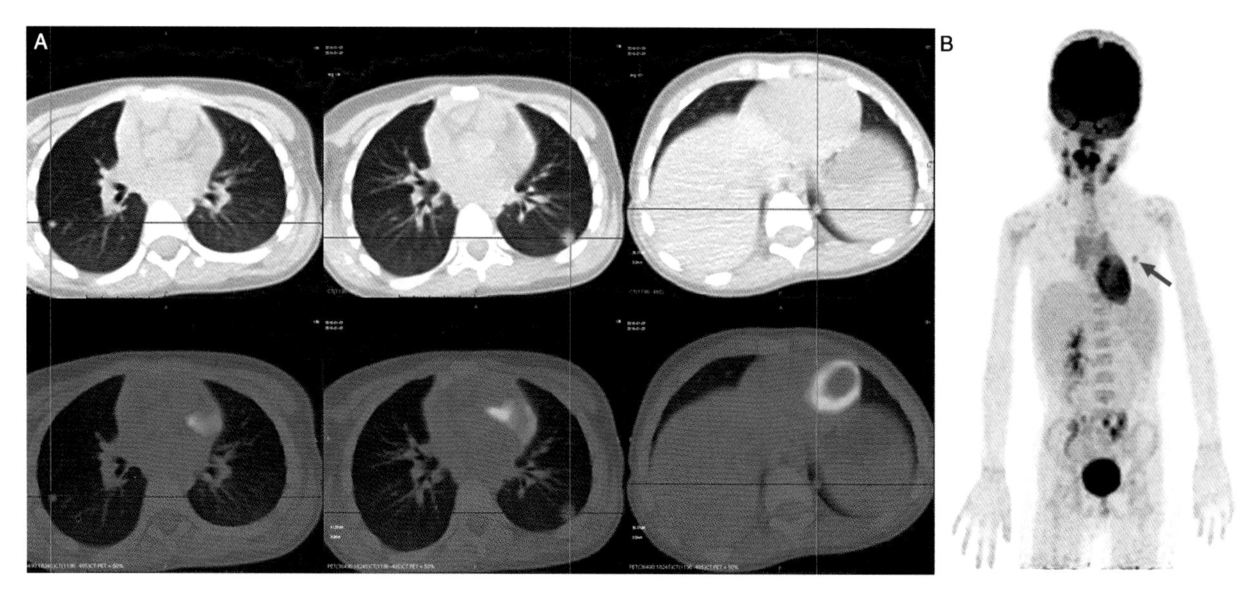

图 6-3 左肾母细胞瘤术后肺转移

A. PET/CT 肺部影像，右肺下叶前基底段、左肺下叶外基底段、左肺下叶内基底段各见 1 枚结节影，边界清，FDG 摄取轻度增高，SUV_{max} 为 2.3；B. 全身 MIP 影像，可见左肺转移灶 FDG 摄取轻度增高（箭头）。

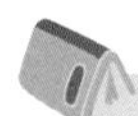

病例 6-4 左肾母细胞瘤术后多发转移

患儿男性，3 岁，左侧肾母细胞瘤术后 2 年余，肺转移瘤术后 1 年，左腹部、左侧腋窝疼痛 1 周，伴发热。

^{18}F-FDG PET/CT 示左侧胸膜转移，病灶大小约 10cm×8.7cm×14cm，FDG 摄取明显增高；两肺多发转移结节，大者直径约 5mm，伴少许 FDG 摄取（图 6-4）。

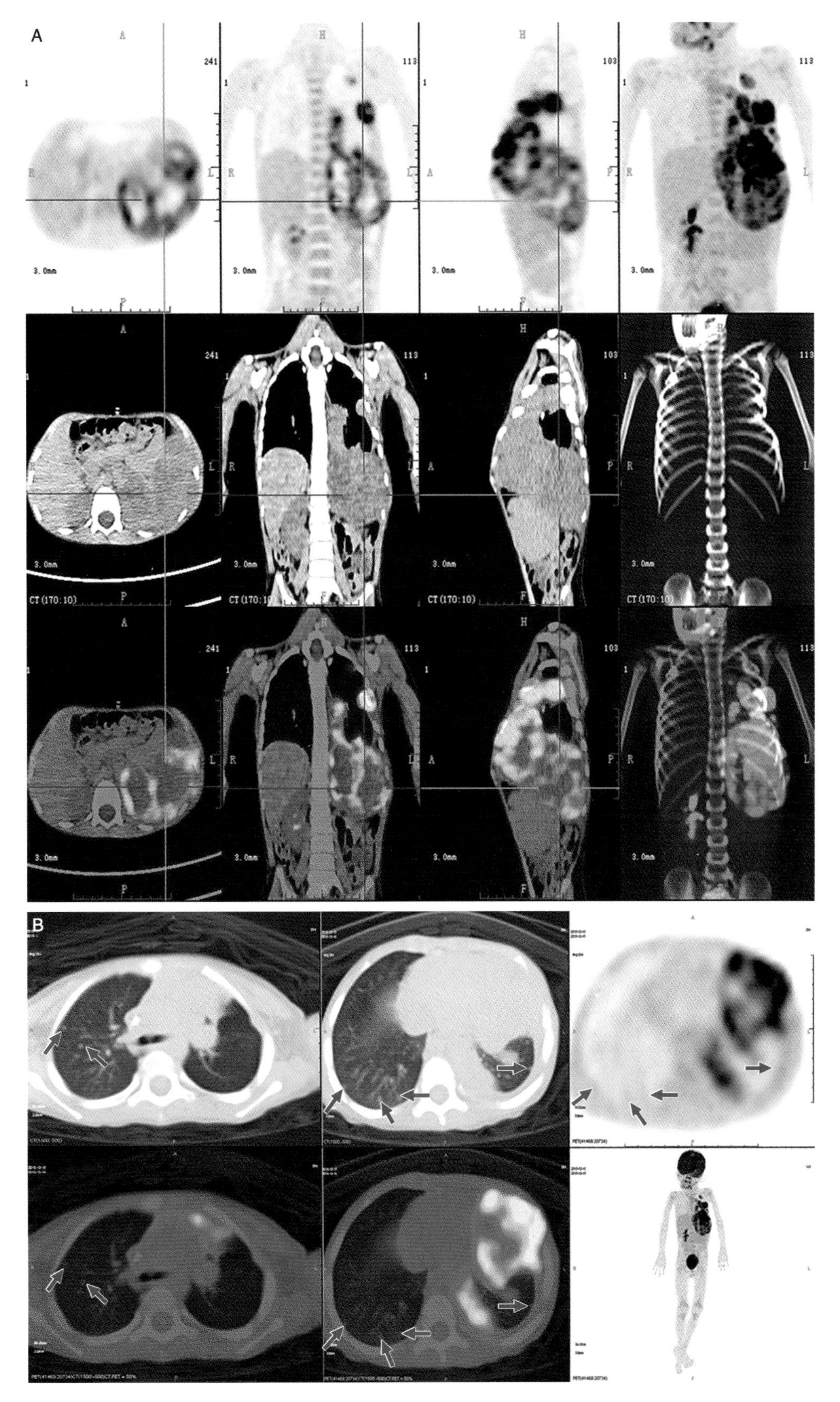

图 6-4　左肾母细胞瘤术后多发转移

A. PET/CT 影像,软组织窗显示左侧胸膜明显增厚,呈结节、团块样改变,并形成巨大肿块,FDG 摄取异常升高(SUV_{max} 为 18.1),向下侵犯胸壁、膈肌并侵入腹腔,与脾脏分界欠清,脾脏受压下移;B. 肺部 PET/CT 影像,可见两肺多发转移结节伴少许 FDG 摄取(SUV_{max} 为 1.0)。

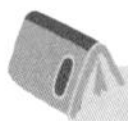

病例 6-5 右侧肾母细胞瘤骨转移

患儿男性，3 岁，右侧肾母细胞瘤术后半年，右肺转移瘤术后 4 个月，右侧坐骨转移。

化疗半年后，^{18}F-FDG PET/CT 示右侧坐骨转移灶 FDG 摄取下降，边缘可见硬化性修复性改变，考虑骨转移灶治疗后好转（图 6-5）。

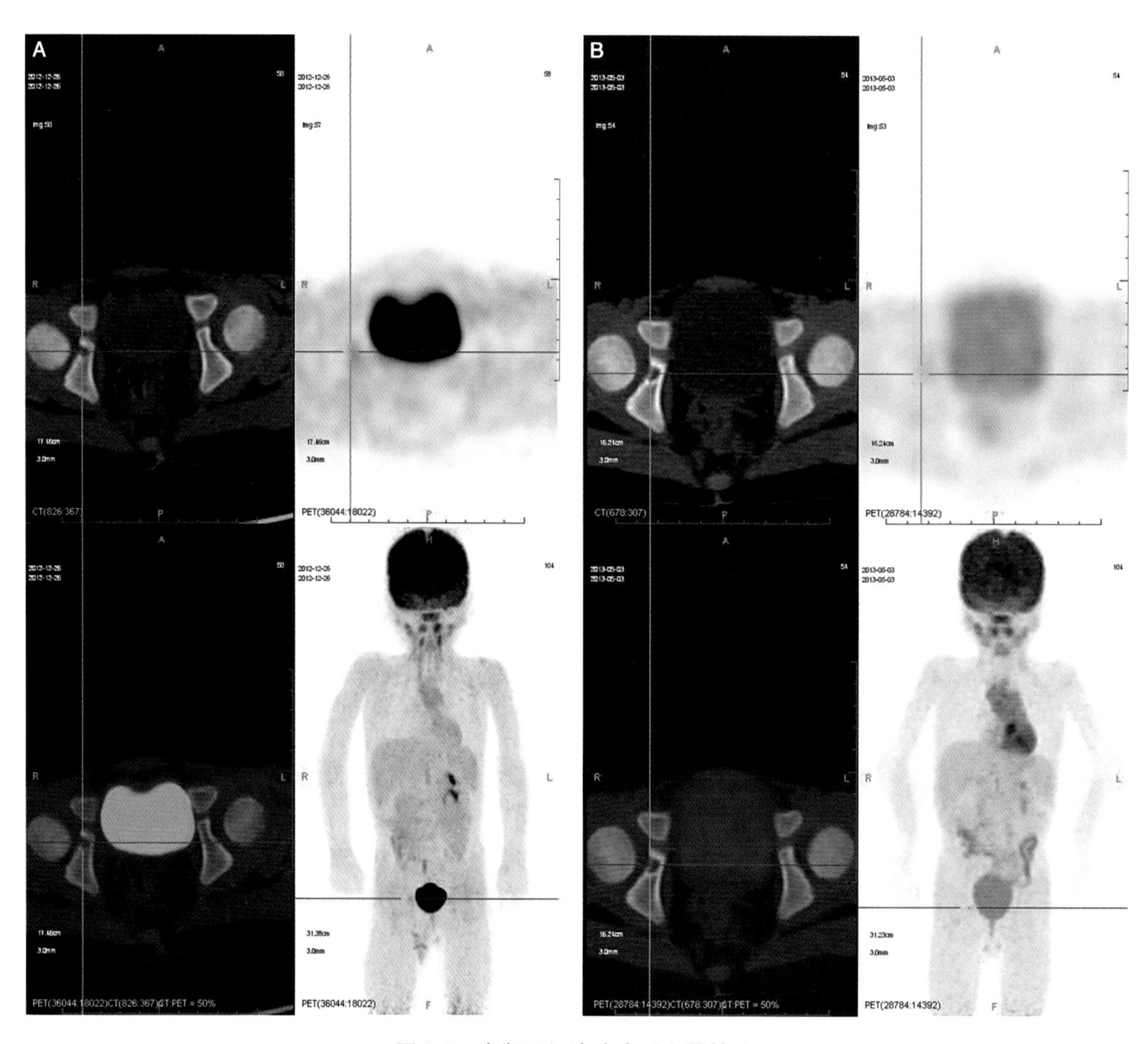

图 6-5 右肾母细胞瘤术后坐骨转移

A. 治疗前 PET/CT 影像，右侧坐骨转移灶局部骨缺损，FDG 摄取轻度升高（SUV_{max} 为 1.9）；B. 治疗后 PET/CT 影像，转移灶 FDG 摄取下降（SUV_{max} 为 1.0），CT 示边缘硬化修复性改变。

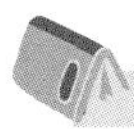

病例 6-6　左侧肾母细胞瘤伴淋巴结/肺转移

患儿男性，5 岁，出现血尿近 2 周，于外院就诊发现左肾占位，首先考虑肾母细胞瘤，近 1 周血尿稍缓解，小便次数增多、量少，伴发热（最高 39℃）、咳嗽，脐部及坐下时腹部疼痛伴头痛，夜间盗汗。

^{18}F-FDG PET/CT 示左肾一个巨大软组织肿块，合并左肾门淋巴结及两肺多发转移，原发灶及转移灶均呈 FDG 高摄取（图 6-6）。

后行肿块穿刺活检，术后病理：肾母细胞瘤。

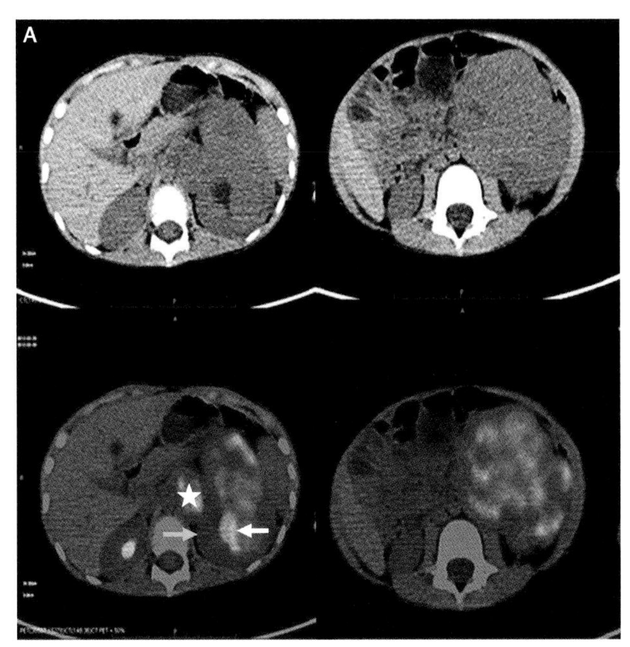

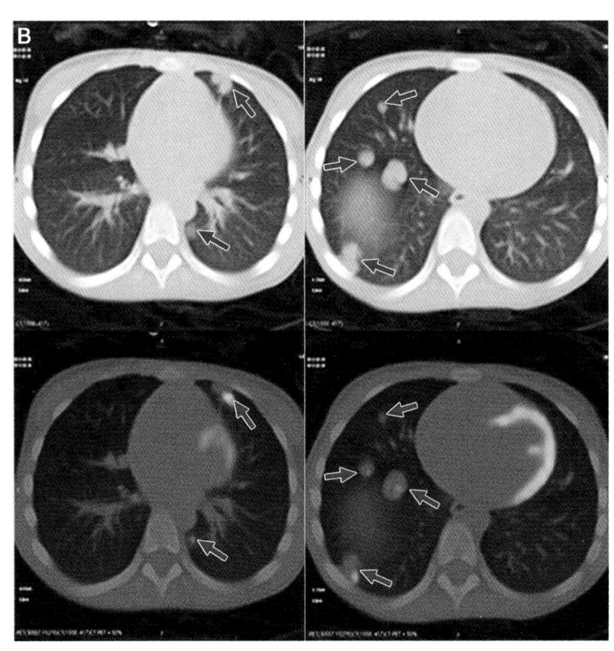

图 6-6　左肾母细胞瘤伴腹膜后淋巴结/肺转移

A. 腹部 PET/CT 影像，左侧腹腔内不均质软组织肿块，大小约 108mm×78mm，FDG 摄取不均匀增高（SUV_{max} 为 7.9）；腹主动脉左旁肾门水平肿大淋巴结（白色☆），FDG 摄取增高（SUV_{max} 为 5.3）；正常肾盂（白色箭头）、肾实质（黄色箭头）部分显示，与肿块关系密切。B. 肺部 PET/CT 影像，双肺内多发类圆形大小不等转移灶（红色箭头），FDG 摄取增高（SUV_{max} 为 5.6）。

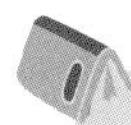

病例 6-7　双侧肾母细胞瘤综合治疗后肝肺转移

患儿女性，5 岁，4 年内因双侧肾母细胞瘤先后行左侧及右侧肾母细胞瘤手术。两次手术前、后均行化疗，第二次术后病理提示符合肾母细胞瘤化疗后改变，主动脉旁淋巴结可见肿瘤转移。

继续化疗两次后为评估疗效行 ^{18}F-FDG PET/CT，检查示肝脏右后叶下段、右肺上叶、右肺下叶转移，其中肝转移灶 FDG 摄取增高，而肺内转移灶无明显 FDG 摄取（图 6-7）。

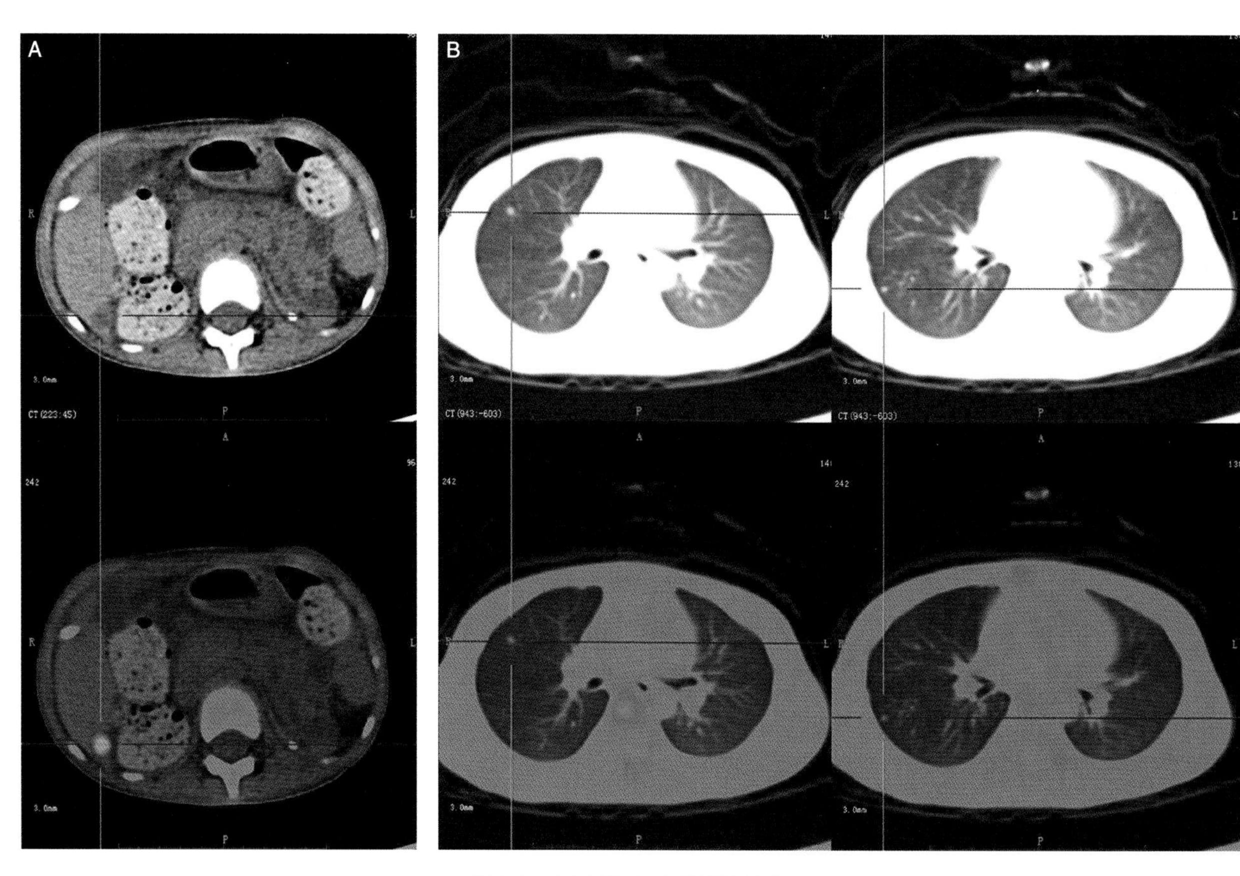

图 6-7　双侧肾母术后肝肺转移

A. 肝脏 PET/CT 影像，肝右后叶下段见低密度结节，FDG 摄取增高（SUV_{max} 为 6.2）；B. 肺部 PET/CT 影像，右肺上叶、下叶 2 枚类圆形结节，未见明显 FDG 摄取。

第四节　小　　结

典型的 WT 在 ^{18}F-FDG PET/CT 显像中诊断比较容易，但仍会受到多种因素影响判断，例如显像剂注射剂量小，图像质量欠佳；小儿脏器小、腹腔内脂肪间隙少而肠道充气明显；肾脏 FDG 生理性分布影响；肿块与肾脏之间的境界及肿块代谢高低等。

WT 术前影像学检查有助于外科医生确定手术方案，Gow 认为存在以下任何一项表现通常应活检并行新辅助化疗以降低瘤负荷，而非直接行肾脏切除术：①肝静脉水平之上存在癌栓；②巨大肿瘤或广泛性肺转移瘤所致肺功能受损；③行切除术时需要切除邻近结构（肾上腺除外）；④一般临床认为，尝试性肾切除术会引起显著的并发症、肿瘤细胞溢出或残余肿瘤。PET/CT 在发现远处转移包括肺转移方面具有独特的优势。对于癌栓的检出虽不及增强 CT，但在一定程度上可以及时发现并作出正确判断（病例 6-1）。

PET/CT 适用于术前分期，特别是Ⅰ、Ⅱ期与Ⅲ～Ⅴ期的鉴别，PET/CT 较其他影像学手段更容易发现周围及远处转移灶。但在Ⅰ、Ⅱ期的鉴别上不具优势，根据美国国家肾母细胞瘤研究组临床分期（NWTS-Ⅴ），Ⅰ期与Ⅱ期的区别在于肿瘤有无突破肾包膜与肾周软组织，侵犯血管及瘤栓形成。PET/CT 对肿瘤有无突破肾包膜判断困难,因此不建议使用 PET/CT 进行Ⅰ、Ⅱ期鉴别。

治疗后再分期中,PET/CT 对复发灶的诊断特异度及阳性预测值较低,主要由于患儿治疗后的腹腔内术后改变、腹腔内脂肪间隙少、肠道较扩张、充气明显,肠壁生理性摄取和术区肉芽肿性样改变都会使假阳性率上升,化疗后反应性增生的淋巴结和肺部感染也是影响 PET/CT 评价准确性一个重要因素。

PET/CT 能够准确评估手术、化疗等治疗后的疗效,可以根据 SUV 的下降及全身是否出现新发病灶,判断治疗效果及复发的可能性。治疗后的病灶出现液化、坏死,代谢降低或 FDG 摄取缺损,是提示治疗好转的一个标志。

WT 预后评估方面,通常认为最初诊断时肿瘤的组织学、分期、遗传标志物以及是否>2 岁,是肿瘤复发或死亡风险增加的相关因素。而 PET/CT 在 WT 预后评估的预测方面目前国内外研究较少,且样本量小,还需进一步数据研究探讨 PET/CT 的预后价值。

不建议按照 PET/CT 指导手术,在肿瘤与血管的包埋、侵犯关系上,CTA 更有优势,PET/CT 中使用的非诊断级 CT 无法满足这一点。但对于穿刺活检或放疗靶向定位,PET/CT 则可从代谢高低的角度给出活性范围,指导穿刺及放疗定位。

(王少雁)

参考文献

[1] 唐怡云,王辉,秦臻,等. PET/CT 在儿童肾母细胞瘤肿瘤分期及再分期中的诊断价值[J]. 上海交通大学学报(医学版),2013,33(10):1372-1375.

[2] BRESLOW N,OLSHAN A,BECKWITH J B,et al. Epidemiology of Wilms tumor[J]. Med Pediatr Oncol,1993,21(3):172-181.

[3] QIN Z,TANG Y,WANG H,et al. Use of ^{18}F-FDG-PET-CT for assessment of response to neoadjuvant chemotherapy in children with Wilms tumor[J]. J Pediatr Hematol Oncol,2015,37(5):396-401.

[4] MISCH D,STEFFEN I G,SCHNBERGER S,et al. Use of positron emission tomography for staging,preoperative response assessment and posttherapeutic evaluation in children with Wilms tumour[J]. Eur J Nucl Med Mol Imaging,2008,35(9):1642-1650.

[5] GOW K W,BARNHART D C,HAMILTON T E,et al. Primary nephrectomy and intraoperative tumor spill:Report from the Children's Oncology Group (COG) renal tumors committee[J]. J Pediatr Surg,2013,48(1):34-38.

第七章 朗格汉斯细胞组织细胞增生症

第一节 概 述

一、疾病简介

朗格汉斯细胞组织细胞增生症(Langerhans cell histiocytosis,LCH)是一组源于骨髓朗格汉斯细胞异常增生,同时伴有不同程度中性粒细胞、嗜酸性粒细胞、淋巴细胞、浆细胞及多核巨细胞浸润而引起组织破坏的疾病。该病病因不明,病理改变以朗格汉斯细胞在单一或多系统中异常增生为特征,几乎可累及任何器官,包括骨骼、皮肤、肺、肝、脾、骨髓及中枢神经系统。LCH 确诊主要依赖组织学和免疫组织化学检查,病变细胞具有特征性朗格汉斯细胞形态及 CD1a、CD207 染色阳性,或电子显微镜下显示的细胞内 Birbeck 颗粒。

二、发病特点

LCH 可发生于任何年龄,好发于儿童,儿童年发病率为 2/100 万~5/100 万,初诊年龄集中在 1~3 岁。该病临床表现差异大,病死率高。根据病变范围,LCH 分为两大临床类型:①单系统 LCH:多见于 5~15 岁,可进一步分为单部位型和多部位型。②多系统 LCH:指 2 个或 2 个以上器官系统受累,好发于婴幼儿,可进一步分为低危组和高危组,低危组无危险脏器(肝脏、肺、脾或造血系统)病变,占多系统 LCH 的 20%;高危组有 1 个以上危险脏器受累,病死率高,占多系统 LCH 的 80%。

第二节 常规影像学表现

1. 骨骼系统 骨骼系统是 LCH 最常侵及的部位,以扁骨最常见,其中一半以上发生于颅骨,其次多见于长骨和脊柱,手、足短骨少见。X 线片上多呈现穿凿样透亮影。椎体病变表现为压缩性骨折,特征性表现为“扁平椎”。CT、MR 可以帮助发现隐匿部位的骨质破坏。

2. 淋巴结 淋巴系统受累通常是多系统 LCH 的表现之一,最常受累的部位依次是颈部、腋窝、腹股沟和锁骨上淋巴结。

3. 脾脏 LCH 脾脏受累,通常表现为多发低密度或高密度结节;部分病例脾脏形态学改变并不明显。

4. 肝胆系统 约 51.9%的小儿 LCH 侵犯肝胆系统,其中 71.4%发生于多系统受累者。病变一般包括 4 个不同的进展期,即组织细胞增殖期、肉芽肿期、黄色瘤样期、纤维化期。

5. 呼吸系统 肺部 LCH(pulmonary LCH,PLCH)是慢性进展性间质肺疾病,分为两种,一种为原发性 PLCH,常见于成人,通常与吸烟有关;另一种为多系统 LCH 的一部分,常见于儿童,占儿童多系统 LCH 的 12%~50%。PLCH 病理过程分为 3 期:①早期:以细支气管壁为中心的肺间质渗出为主;②中期:细支气管及伴随动脉周围结缔组织肉芽肿形成,侵犯细支气管壁及小动脉导致组织坏死、肉芽肿内气腔形成;③晚期:肉芽肿逐渐纤维化,纤维化的囊腔壁形成。儿童 PLCH 通常依据肺外病变部位活组织检查结合肺部影像确诊。

第三节　PET/CT 影像特点

PET/CT 可发现局部的骨质破坏及软组织肿块,还可通过 FDG 摄取情况帮助判断病灶活性。此外,PET/CT 还可帮助寻找隐匿部位或骨质破坏不明显的病灶。

LCH 脾脏受累通常表现为脾大伴弥漫性 FDG 摄取增高,或多发低密度或高密度结节;部分病例脾脏形态学改变并不明显,提示 FDG PET 在显示脾脏受累方面的灵敏度可能优于 CT。LCH 淋巴结受累时,PET/CT 显示肿大淋巴结的同时,通过 FDG 摄取程度显示病灶活性。肺部 LCH PET/CT 主要表现为肺内的小结节或斑片模糊影,FDG 摄取增高或呈本底样摄取。

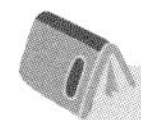

病例 7-1　朗格汉斯细胞组织细胞增生症多系统受累

患儿男性,12 个月,1 个多月前发现右面颊肿胀。当地医院超声:右侧颜面部低回声肿块,考虑炎症。CT 提示下颌骨右侧支骨质破坏伴软组织肿胀。下颌骨病理活检:朗格汉斯细胞组织细胞增生症,细胞增生活跃。

^{18}F-FDG PET/CT 示全身多发骨质破坏伴软组织肿块,多发肿大淋巴结,FDG 摄取增高(图 7-1,图 7-2),考虑为朗格汉斯细胞组织细胞增生症。

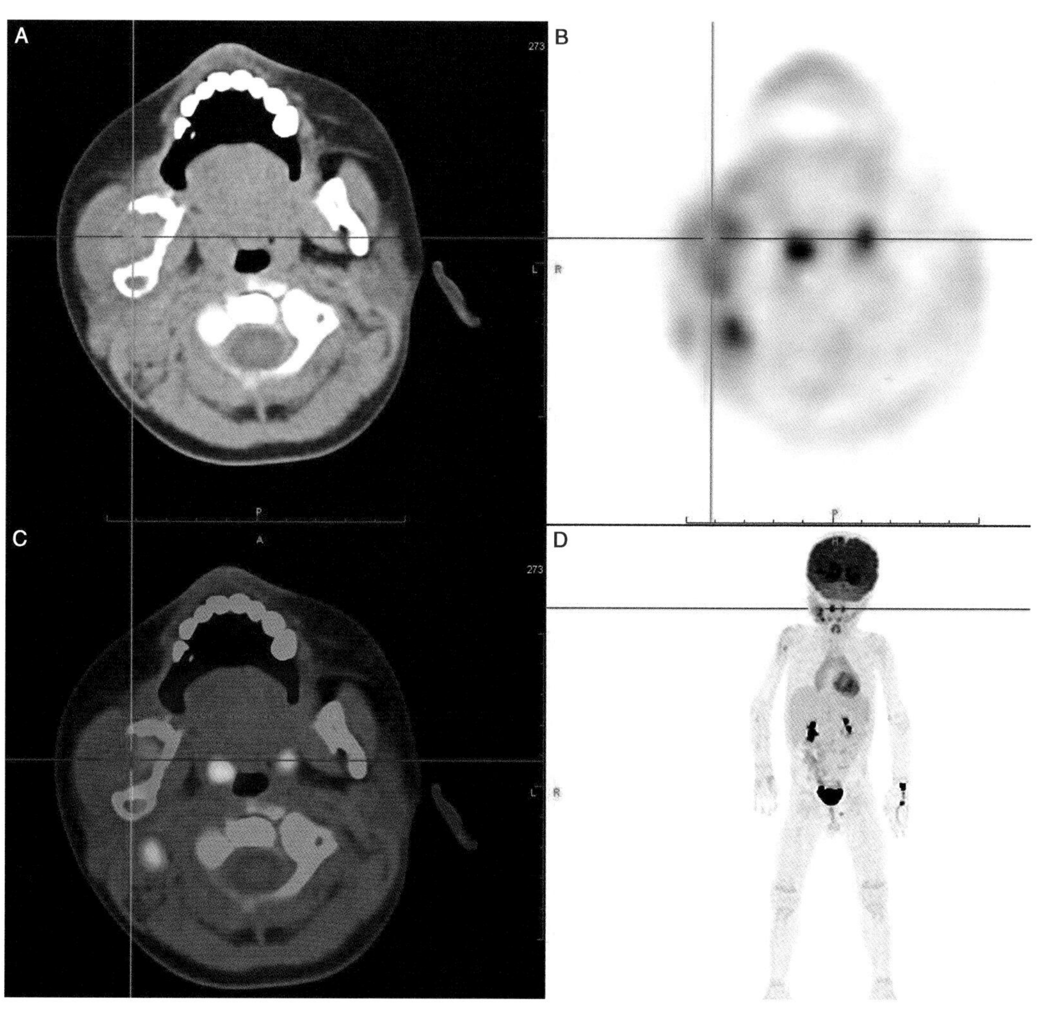

图 7-1　LCH 多系统受累(骨和淋巴结)

PET/CT 图像:下颌骨右侧支骨质破坏,局部形成稍高密度软组织肿块,右侧颈部、颌下、耳后散在淋巴结肿大(A、C);骨质破坏及软组织肿块 FDG 摄取增高(SUV_{max} 为 4.7),高代谢范围大小约 27mm×22mm;淋巴结 FDG 摄取增高(SUV_{max} 为 6.5)(B、D)。

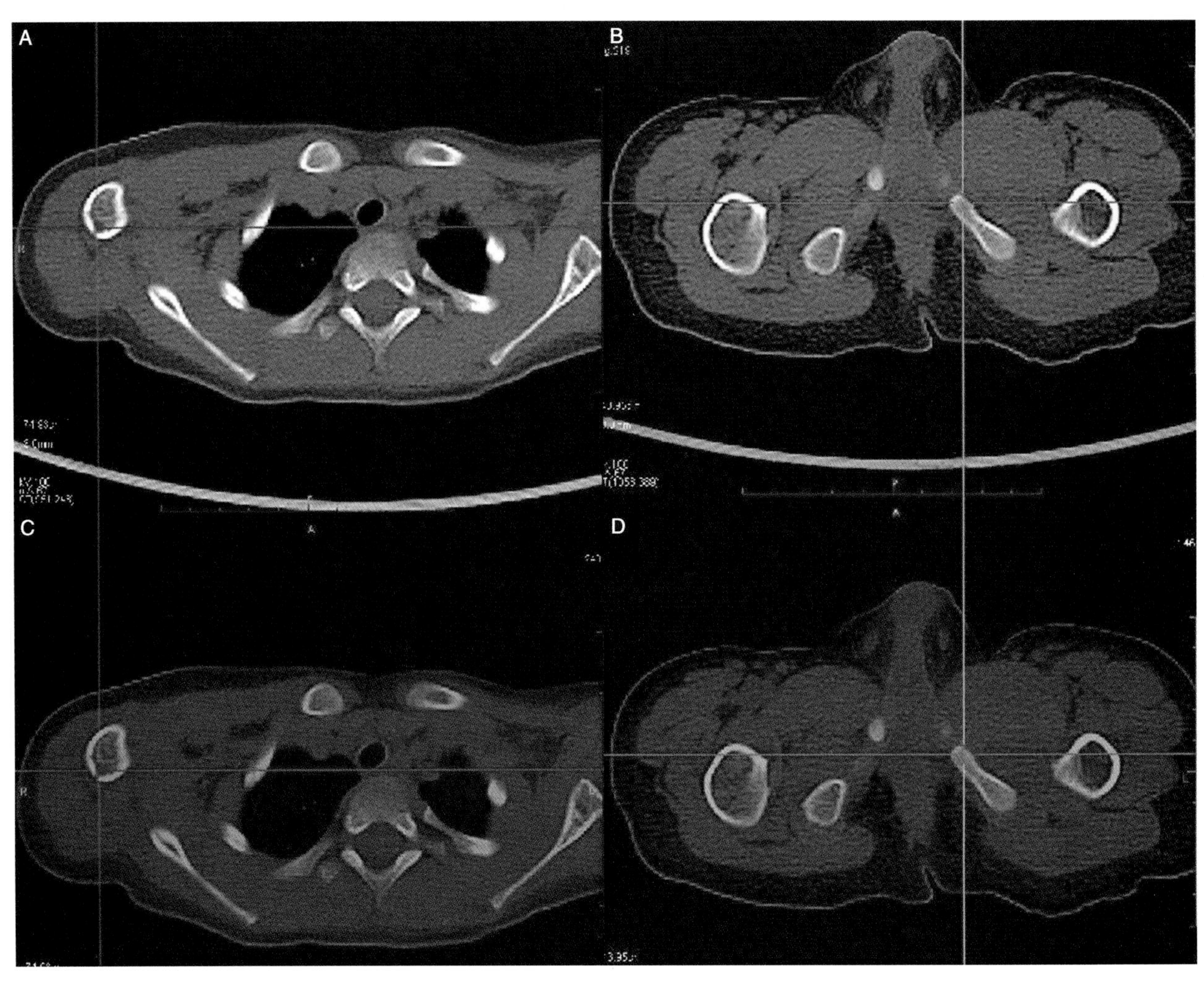

图 7-2　LCH 多系统受累(多骨)

PET/CT 图像:右侧肱骨(A、C)及左侧坐骨(B、D)呈局灶溶骨性骨质破坏,FDG 摄取增高(SUV_{max} 为 3.0)。

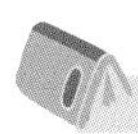

病例 7-2　朗格汉斯细胞组织细胞增生症多骨受累

患儿女性，2 岁，2 个月前发现腰疼、行走困难。当时 X 线检查示 L_2 椎体变扁，L_5 隐裂。

^{18}F-FDG PET/CT 示多发椎体骨质破坏伴 FDG 摄取增高（图 7-3）。

术后病理：朗格汉斯细胞组织细胞增生症。

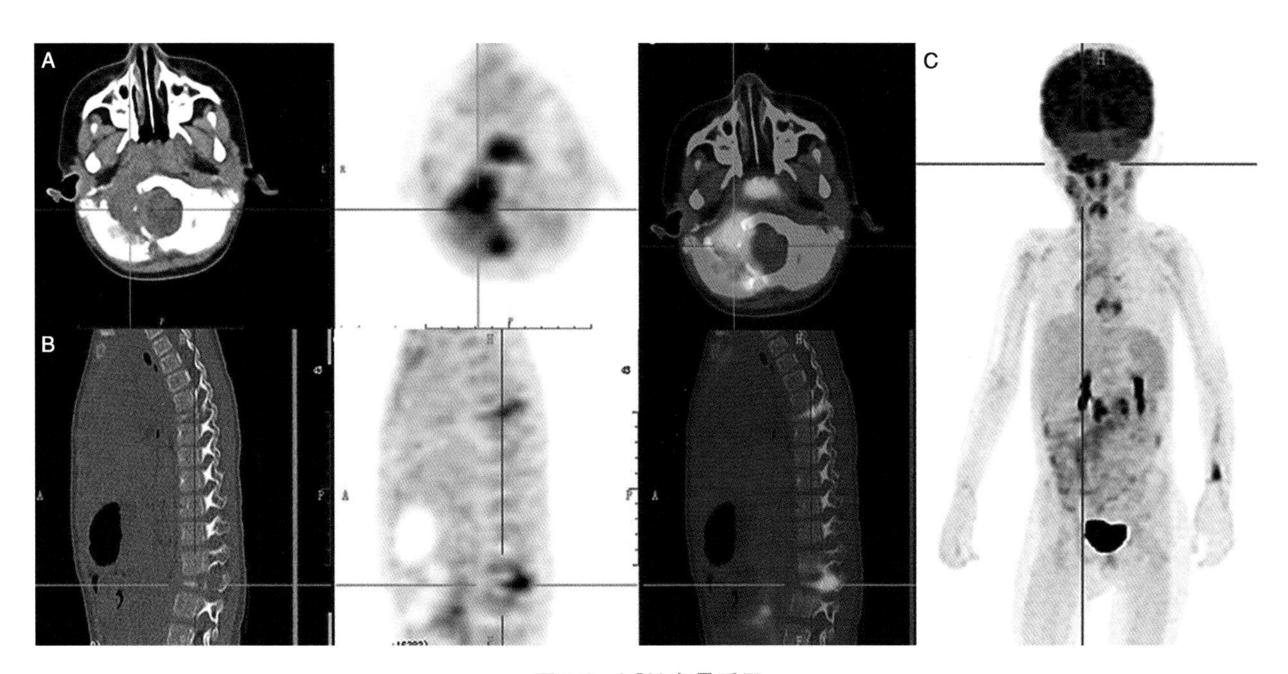

图 7-3　LCH 多骨受累

PET/CT 图像：寰椎右侧块不规则骨质破坏伴软组织肿块（A），FDG 摄取明显增高（SUV_{max} 为 8.8）（A、C）；T_7、L_2 椎体骨质破坏并明显变扁（B），局部 FDG 摄取明显增高（SUV_{max} 为 7.5）。

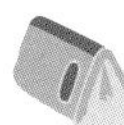 病例 7-3 朗格汉斯细胞组织细胞增生症多系统受累

患儿男性，1 岁，右下肢肿块 1 个月余，活检提示 LCH。

^{18}F-FDG PET/CT 示全身多发的骨质破坏伴 FDG 摄取增高（图 7-4），同时还发现右肺的多发小结节以及脾脏的 FDG 摄取弥漫性增高（图 7-5），提示上述器官的受累。

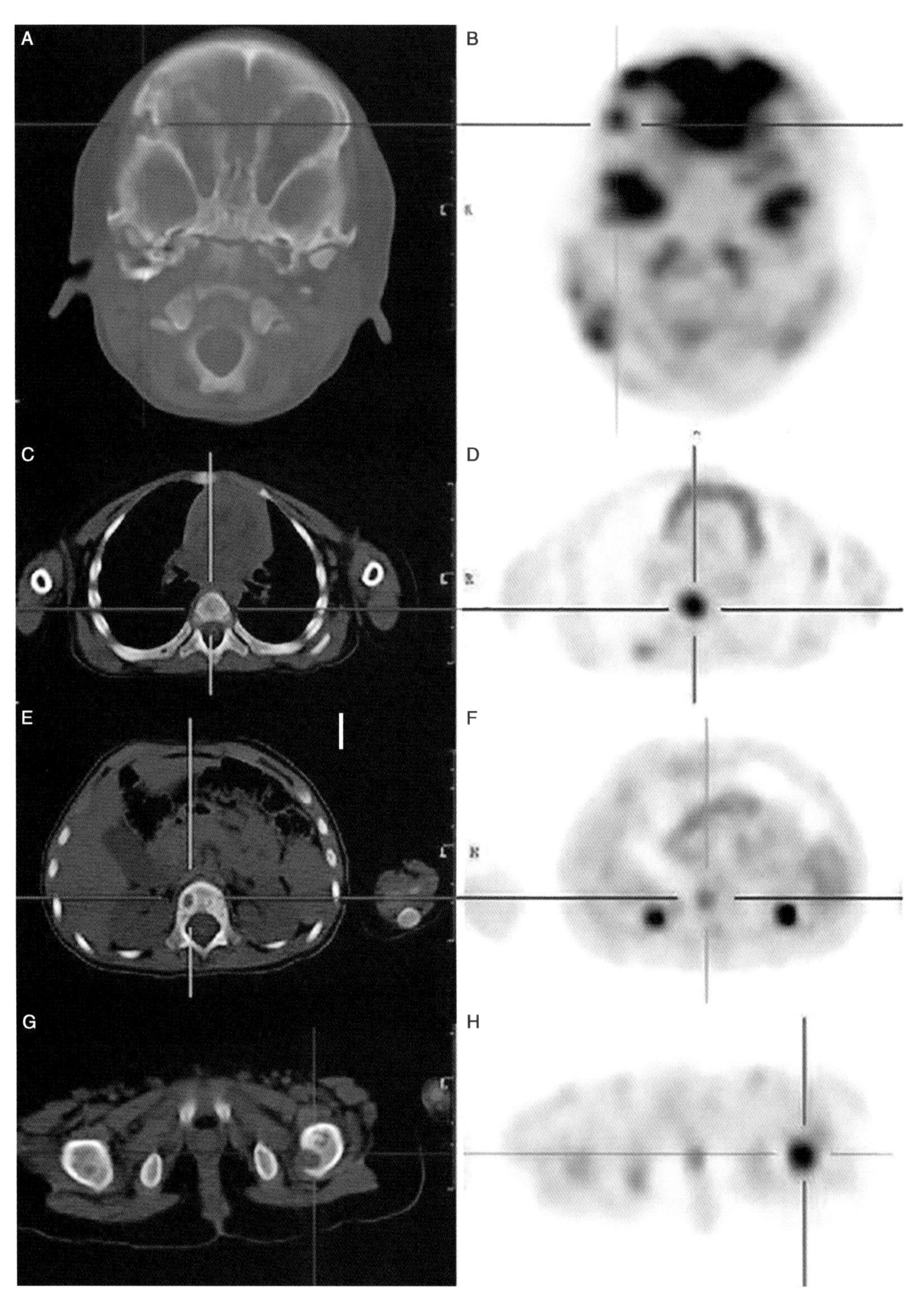

图 7-4 LCH 多系统受累（骨）

PET/CT 图像：右侧眼眶（A、B）、T_7 椎体（C、D）、L_1 椎体（E、F）、左侧股骨（G、H）多发骨质破坏，FDG 摄取增高（SUV_{max} 为 7.3）。

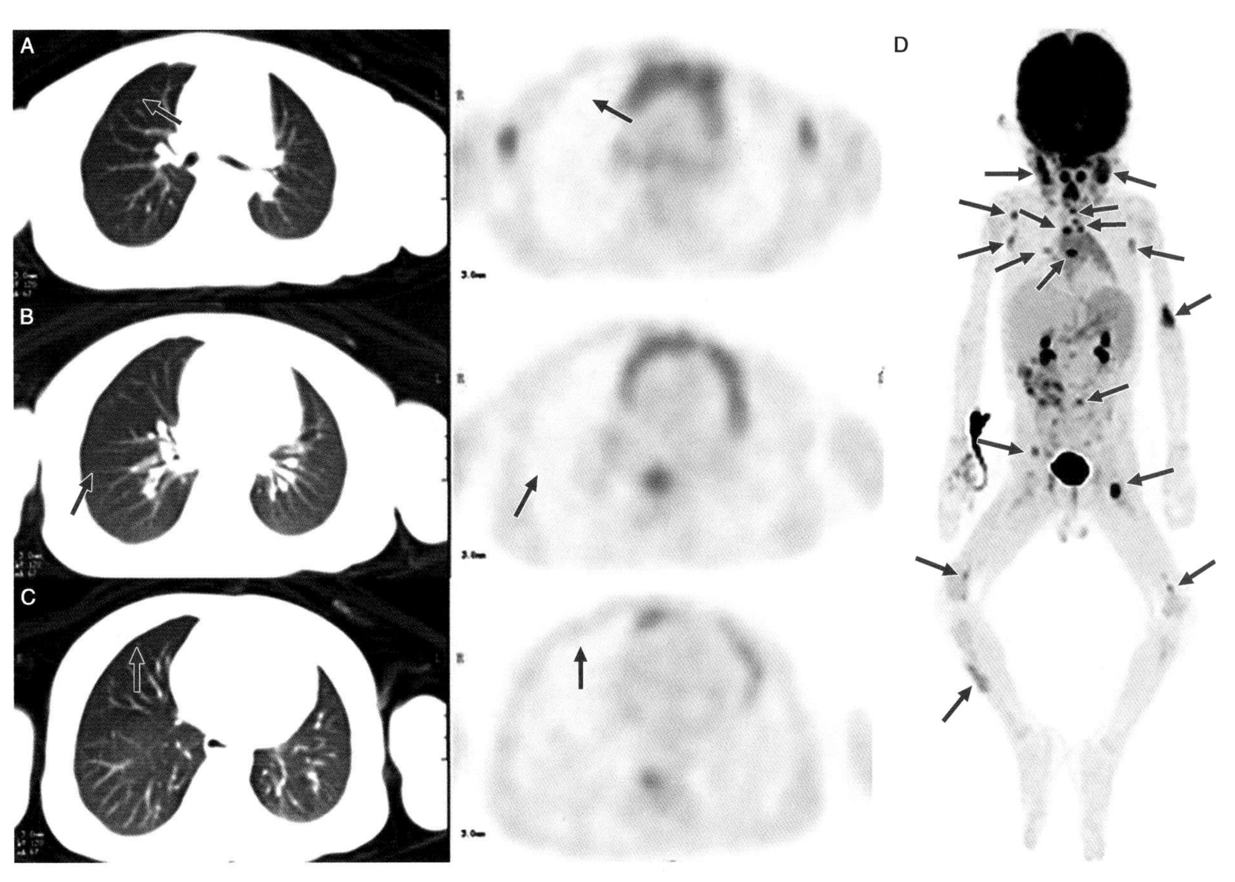

图 7-5　LCH 多系统受累(肺、骨)

A~C. PET/CT 图像:右肺多发小结节影,FDG 未见异常摄取;D. MIP 图示全身多发骨高代谢病灶。

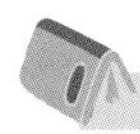

病例 7-4　朗格汉斯细胞组织细胞增生症多系统受累

患儿男性，1 岁，因发现左上臂皮下结节就诊，活检病理证实为朗格汉斯细胞组织细胞增生症。^{18}F-FDG PET/CT 示全身多发骨及软组织 FDG 摄取增高（图 7-6），提示多系统受累。

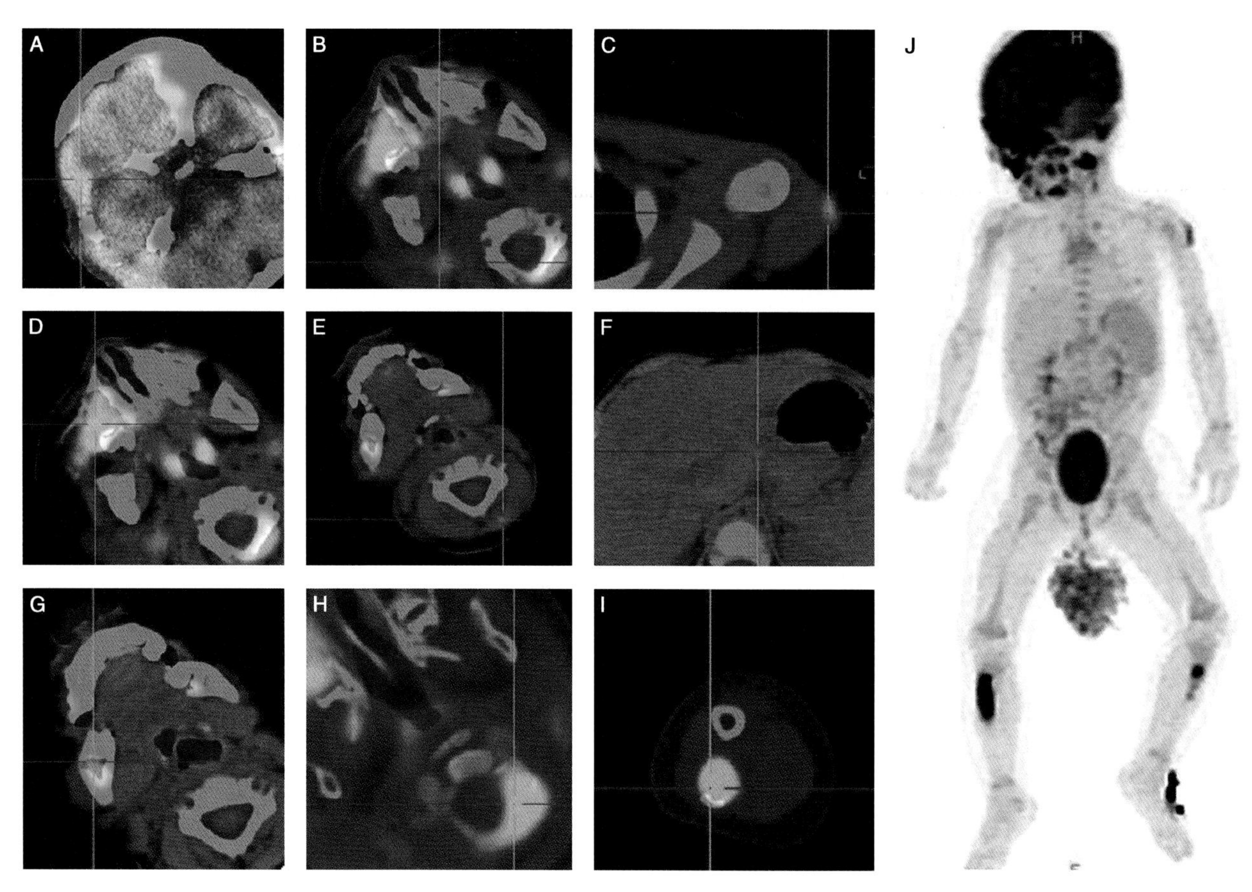

图 7-6　LCH 多系统受累（骨及软组织）

PET/CT 图像：右侧额颞部颅骨（A）、右侧上颌骨（D）、右侧下颌骨（G）溶骨性骨质破坏，FDG 摄取增高；右上颈部淋巴结肿大，FDG 摄取增高（B）；后颈部肌肉内高代谢结节（E）；寰椎骨质破坏，FDG 摄取增高（H）；左侧上臂三角肌高代谢结节（C）；肝门部软组织影伴代谢增高（F）；右侧腓骨上段骨质破坏伴 FDG 摄取增高（I）；MIP 图（J）示多系统受累情况。

第四节　小　　结

PET/CT 在儿童 LCH 的诊断、全身评估及疗效评价中具有较高价值，但对于神经系统的受累评估不佳，而 MR 及其增强检查在这方面发挥了重要作用。儿童 LCH 主要需与转移瘤和淋巴瘤相鉴别。淋巴瘤常以淋巴结肿大融合、代谢明显增高为主要表现，LCH 虽也可累及淋巴结，但淋巴结肿大通常没有淋巴瘤明显，且代谢较低。淋巴瘤累及骨质时以浸润性破坏为主，较少像 LCH 一样形成边界清楚的骨质缺损伴软组织肿块；此外，出现典型的“扁平椎”也有助于诊断 LCH。转移瘤通常可由全身 PET/CT 找到原发灶，且异常淋巴结多在原发灶周围由近及远出现。LCH 的最终确诊有赖于病理组织学检查。

总之，LCH 临床表现多样，从单纯骨质破坏到多器官病变均可发生，^{18}F-FDG PET/CT 可以较好地显示 LCH 分布范围和病灶活性情况，能在 LCH 的诊断和全身评估中发挥独特作用。

（张　建）

参考文献

[1] GRANA N. Langerhans cell histiocytosis[J]. Cancer Control,2014,21(4):328-334.

[2] MINKOV M. Multisystem Langerhans cell histiocytosis in children:current treatment and future directions[J]. Paediatr Drugs, 2011,13(2):75-86.

[3] MUNIR A,LEECH N,WINDEBANK K P,et al. Langerhans cell histiocytosis:a multisystem disorder[J]. J R Coll Physicians Edinb,2012,42(4):311-313.

[4] GINAT D T,JOHNSON D N,CIPRIANI N A. Langerhans cell histiocytosis of the temporal bone[J]. Head Neck Pathol,2016, 10(2):209-212.

[5] SCHMIDT S,EICH G,GEOFFRAY A,et al. Extraosseous langerhans cell histiocytosis in children[J]. Radiographics,2008,28 (3):707-726.

[6] Yi X,Han T,Zai H,et al. Liver involvement of Langerhans' cell histiocytosis in children[J]. Int J Clin Exp Med,2015,8(5): 7098-7106.

[7] SEELY J M,SR S S,CADAVAL-GONCALVES A T,et al. Pulmonary Langerhans cell histiocytosis:a comparative study of computed tomography in children and adults[J]. J Thorac Imaging,2012,27(1):65-70.

[8] RONCERAY L,PÖTSCHGER U,JANKA G,et al. Pulmonary involvement in pediatric-onset multisystem Langerhans cell histiocytosis:effect on course and outcome[J]. J Pediatr,2012,161(1):129-133. e1-e3.

[9] 张建,陈素芸,傅宏亮,等. 儿童朗格汉斯细胞组织细胞增生症的 PET/CT 表现[J]. 中华核医学与分子影像杂志,2016, 36(4):300-303.

第八章 卵黄囊瘤

第一节 概 述

卵黄囊瘤(yolk sac tumor,YST)是一种起源于生殖细胞的恶性肿瘤,又称内胚窦瘤,是最常见的儿童生殖细胞肿瘤,约占20%。其好发年龄为1~35岁,常见于婴幼儿和青少年。卵黄囊瘤主要发生在性腺,即睾丸和卵巢,也可发生在性腺外,后者占所有病例10%~15%,如纵隔、腹膜后、骶尾部及松果体等。

第二节 常规影像学表现

睾丸卵黄囊瘤超声检查一般都提示患侧睾丸体积增大,血流信号丰富,有肿瘤特征,但无特征性。卵巢卵黄囊瘤的CT或MR检查一般具有以下特点:下腹部单发肿块,体积较大,呈囊实性肿块或者实性肿块伴坏死区,血供丰富,有包膜,但常破裂,钙化少见。性腺外卵黄囊瘤影像学上通常也表现为恶性占位性病变,同样不具有特征性。对于影像学提示怀疑卵黄囊瘤的患者,应常规检测血清甲胎蛋白(alpha-fetoprotein,AFP),确诊主要依靠病理学检查。

第三节 PET/CT 影像特点

卵黄囊瘤是一种高度恶性肿瘤,原发灶及常见的转移部位(肺、腹膜后淋巴结、肝脏和骨)通常表现为^{18}F-FDG 摄取增高。

由于文献报道较少,^{18}F-FDG PET/CT 显像对于儿童卵黄囊瘤术前分期中的价值,目前尚未形成共识。相对于CT或MR,PET/CT的附加益处较低,因此目前并不常规推荐PET/CT用于儿童卵黄囊瘤的初始分期。

治疗后随访和监测疗效时,检测AFP水平是一种有效且方便的方法,但是升高的AFP水平不能提供病变位置的信息。此外,对于健康的胎儿和婴儿期早期儿童,AFP水平也可能会升高,从而导致AFP假阳性。此时,^{18}F-FDG PET/CT 可表现出较高的诊断准确性,对于进一步指导治疗计划更为有效。

病例 8-1 右侧睾丸卵黄囊瘤

患儿男性,2岁4个月。2岁骑车时,睾丸轻度碰撞后发现右侧睾丸肿大,当地医院B超检查后诊断为骑跨伤所致肿胀,未予以处理。之后4个月间发现睾丸一定程度增大,实验室检查示血常规正常,血AFP升高达5 165.00ng/ml(正常范围为0~7.00ng/ml)。B超提示右侧阴囊内有直径约3.5cm、血流较丰富的实质性高回声肿块,肿块内可及大小不等的无回声区,其一直径为4.5mm。

为术前分期及手术方案选择行^{18}F-FDG PET/CT,检查示右侧睾丸FDG高摄取团块影(图8-1),全身未见明显转移性病变。次日患儿行右睾丸切除术,术中见右睾丸直径约3cm,质地偏硬,予以完整切除右侧睾丸,术后病理示卵黄囊瘤。免疫组化结果:AFP(+),CK(+)。患儿术后未行化疗等其他辅助治疗。术后连续3个月复查血AFP,分别为28.43ng/ml、1.69ng/ml、1.01ng/ml。

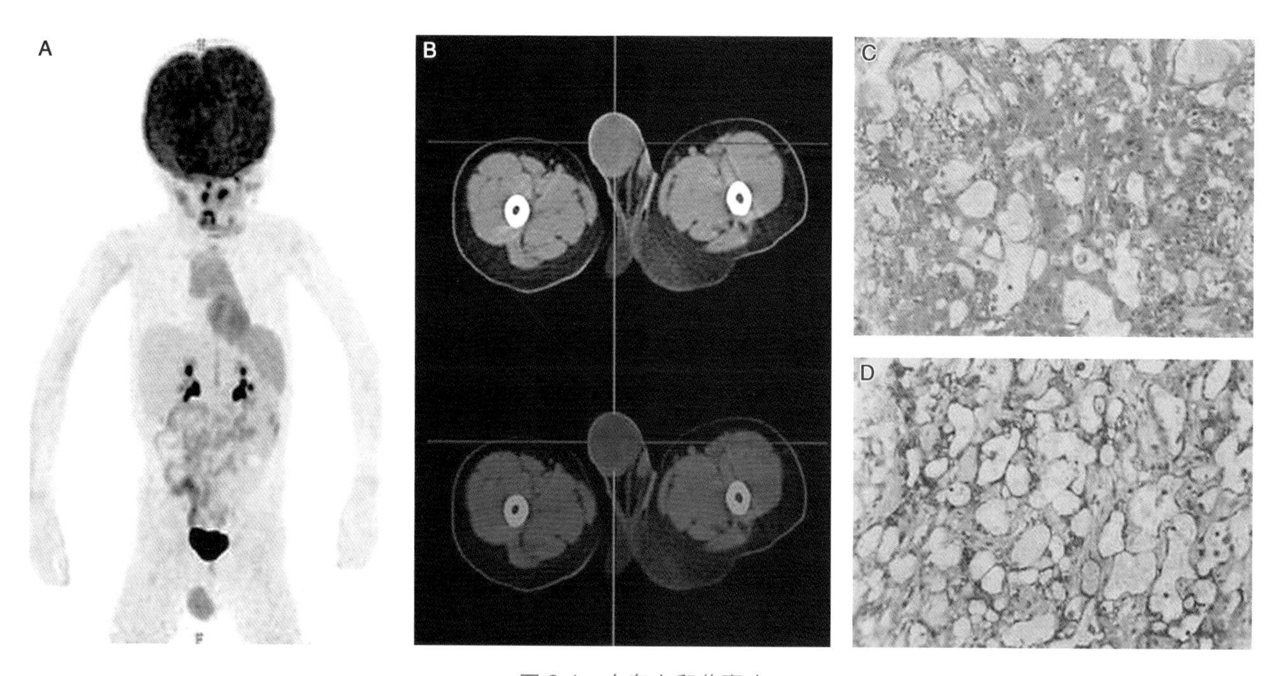

图 8-1　右睾丸卵黄囊瘤

A、B. 分别为 MIP 图、横断位 CT 图和 PET/CT 融合图：右侧睾丸团块影，FDG 摄取增高（SUV_{max} 为 2.8，十字标识）；C. 术后病理：睾丸卵黄囊瘤；D. 免疫组化：AFP（+），CK（+）。

病例 8-2　左侧卵巢卵黄囊瘤术后腹膜转移

患儿女性，10 岁，无明显诱因下出现下腹痛伴高热，最高体温达 39℃。外院腹部 B 超提示腹盆腔巨大实质性占位（13cm×7.7cm×10.4cm），少量腹水。腹部 CT 平扫示下腹部及盆腔巨大占位性病变。遂于当地医院行盆腔肿块切除术，术后病理：左卵巢卵黄囊瘤。免疫组化：Ki-67（90%+），CK18（++++）。

患儿为行进一步化疗，于术后 1 个月来我院，入院时查血 AFP 为 15 471.00ng/ml（正常范围为 0~7.00ng/ml）。为监测患儿化疗疗效行 ^{18}F-FDG PET/CT，检查示腹膜多发种植转移，部分病灶有侵犯肝脏及直肠前壁可能（图 8-2）。之后患儿共行 6 个疗程化疗，并于术后 6 个月复查 ^{18}F-FDG PET/CT，结果转为阴性，考虑为腹膜转移灶基本消退，无明显肿瘤活性。复查血 AFP 为 2.23ng/ml。

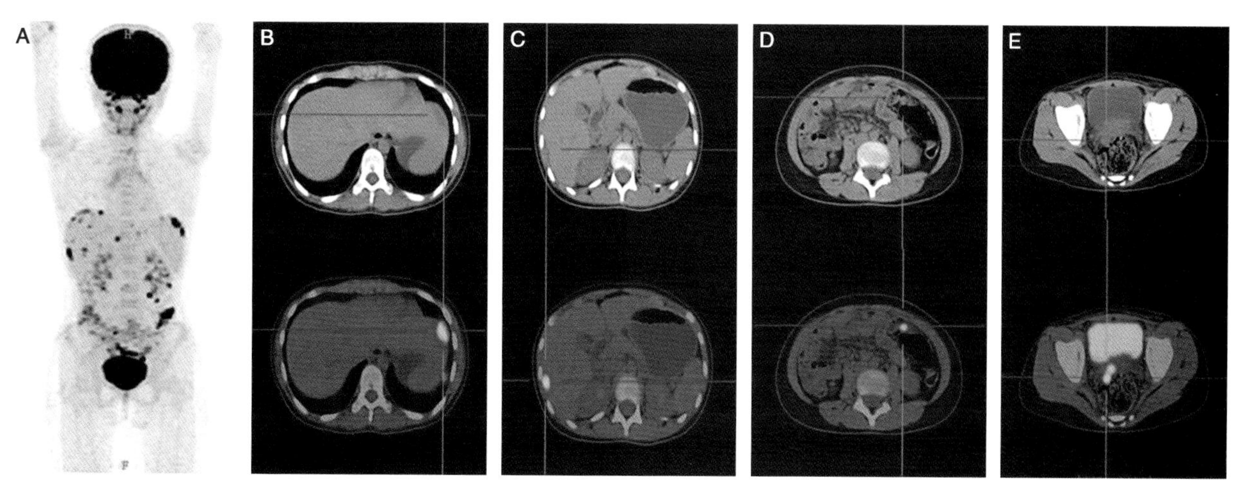

图 8-2　左卵巢卵黄囊瘤术后腹膜转移

A. MIP 图；B~E. 横断位 CT 图和 PET/CT 融合图。PET/CT 显示腹膜多发结节样增厚（D），部分与肝脏（B、C）及直肠前壁（E）分界不清，FDG 摄取增高（SUV_{max} 为 12.5~13.1，十字标识），考虑为腹膜种植转移，有肝脏及直肠前壁受侵可能。

第四节 小 结

^{18}F-FDG PET/CT 显像在儿童卵黄囊瘤的初始分期上仅略优于常规 CT 或 MR 影像，但治疗后监测疗效和随访时 PET/CT 具有较高的诊断准确性，对患者的管理有很大的影响。此外，PET/CT 与 AFP 检测联合使用时，比单独使用更有效。

（叶智轶）

参考文献

[1] KANTO S, SAITO H, ITO A, et al. Clinical features of testicular tumors in children[J]. Int J Urol, 2004, 11(10): 890-893.

[2] NERLI R B, AJAY G, SHIVANGOUDA P, et al. Prepubertal testicular tumors: our 10 years experience[J]. Indian J Cancer, 2010, 47(3): 292-295.

[3] KLIEGER C, DVIR R, EVEN-SAPIR E, et al. Integrated ^{18}F-fluorodeoxyglucose positron emission tomography and computerized tomography in endodermal sinus tumor[J]. Int J Gynecol Cancer, 2006, 16(4): 1685-1688.

[4] BABA T, SU S, UMEOKA S, et al. Advanced extragonadal yolk sac tumor serially followed up with $^{(18)}$F-fluorodexyglucose-positoron emission tomography and computerized tomography and serum alpha-fetoprotein[J]. J Obstet Gynaecol Res, 2012, 38(3): 605-609.

[5] TAKAHASHI M, KANAMORI Y, TAKAHASHI M, et al. Detection of a metastatic lesion and tiny yolk sac tumors in two teenage patients by FDG-PET: report of two cases[J]. Surg Today, 2014, 44(10): 1962-1965.

第九章 甲状腺恶性肿瘤

第一节 概 述

一、疾病简介

甲状腺癌是头颈部常见的实体恶性肿瘤。绝大多数甲状腺癌起源于甲状腺滤泡上皮细胞。95%以上为分化型甲状腺癌,主要包括甲状腺乳头状癌(70%~80%)和甲状腺滤泡状癌(10%~15%),预后较好,10年生存率达到85%以上。仅不足1%为未分化型甲状腺癌,但预后极差,常在发病后数月内死亡。另外,1%~2%的甲状腺癌起源于甲状腺滤泡旁细胞,称为甲状腺髓样癌。

二、发病特点与生存率

儿童甲状腺癌相对罕见。美国的统计数据显示,2013年儿童甲状腺癌的发病率约为0.6/10万,女性约为男性的5倍。主要病理类型是分化型甲状腺癌。近几十年,甲状腺癌在全球范围的发病率迅速增长,部分学者认为原因之一是高分辨超声的广泛应用,以致检出率增加。然而,颈部超声并非作为儿童的常规筛查项目,而儿童甲状腺癌的发病率也同样呈迅速增长趋势。例如,美国2006—2013年间,儿童甲状腺癌的发病率平均每年增长9.56%。甲状腺癌的临床表现为甲状腺区域的肿块,部分可出现吞咽疼痛、声音嘶哑等。与成人相比,儿童甲状腺癌更容易发生颈部淋巴结转移(75%)或肺转移(5%~20%)。

第二节 常规影像学表现

超声对甲状腺癌原发病灶具有极高的诊断价值。国内外的指南均指出,超声是甲状腺结节恶性风险评估的首选方法,其意义明显高于CT、PET、MR等其他影像学手段。超声提示甲状腺结节恶性可能的征象有:①实性低回声结节;②结节内血供丰富[促甲状腺素(thyroid stimulating hormone,TSH)正常情况下];③结节形态和边缘不规则,晕圈缺如;④微小钙化、针尖样弥散分布或簇状分布的钙化;⑤伴有颈部淋巴结超声影像异常等。此外,儿童甲状腺实性结节,恶性的可能性约为成人的4倍。对具有压迫症状的巨大结节或胸骨后甲状腺结节,NCCN指南推荐可行CT、MR检查。

儿童甲状腺癌常见的转移部位为颈部、上纵隔淋巴结和肺。超声对颈部淋巴结转移的诊断具有较高的价值,转移淋巴结常具有以下超声特征:圆形/类圆形、边界和皮髓质分界不清、内部回声不均、细小钙化、血流丰富等。但对一些难以探测的区域如上纵隔淋巴结容易发生漏诊,可行增强CT检查进一步明确。肺转移的常规诊断方法为胸部CT,多表现为多发大小不等结节或粟粒样结节,边界清楚。少部分肺转移尚未见明显结节形成,需要结合^{131}I全身显像以明确诊断。增强CT在判断淋巴结肿大和淋巴结部位以及结节形成的肺转移中具有较高的诊断价值。^{131}I全身显像和SPECT/CT则在^{131}I治疗后再分期具有重要的价值,特别是针对隐匿的淋巴结、肺转移以及对颈部病灶复发和淋巴结转移的鉴别。

在预后判断上,增强CT可以观察肿瘤的局部侵犯和远处转移,因此在预后预测上具有一定价值。^{18}F-FDG PET/CT在儿童甲状腺癌的预后判断和疗效评估方面,可能有更大的价值。甲状腺癌的预后与肿瘤细胞的分化程度相关，^{131}I 的摄取程度是反映分化程度的直观体现，因此，^{131}I 全身显像和 SPECT/CT 在预后判断和疗效评估中也具有重要的价值。

第三节　PET/CT 影像特点

一、临床分期

1. 原发病灶　甲状腺癌在 CT 上的表现通常为低密度结节。与成人甲状腺癌常在健康体检时发现不同，儿童甲状腺癌发现时病灶通常已超过 1cm，原发病灶^{18}F-FDG 摄取一般表现为不同程度的增高（病例 9-1，病例 9-2）。

2. 淋巴结转移　儿童甲状腺癌侵袭性一般相对高，且常发现较晚，诊断时多已发生颈部淋巴结转移，且已累及双侧颈部，FDG 摄取也表现为增高（病例 9-1，病例 9-2）。

3. 远处转移　儿童甲状腺癌远处转移最常见的部位是肺，主要通过 CT 来发现，大多数结节直径小于 1cm，FDG 摄取可表现为不增高或轻度增高（病例 9-2~病例 9-6）。部分隐匿性病灶需要结合^{131}I 全身显像及血清甲状腺球蛋白进行诊断。少部分分化较差的甲状腺癌肺转移会超过 1cm，FDG 摄取明显升高（病例 9-7）。

二、预后评估

原发灶和转移灶 FDG 的摄取高低与甲状腺癌的分化程度、侵袭性和生存率均有密切关系。一般而言，FDG 摄取越高，代表肿瘤的分化程度越低，侵袭性越高，预后越差。例如，病例 9-2 中的患儿原发灶 FDG 摄取较高，肺转移灶对^{131}I 摄取差，且在^{131}I 治疗后逐渐进展。

三、疗效评估

原发灶和颈部淋巴结转移首选手术切除，无法切除的淋巴结转移和肺转移则首选^{131}I 治疗。儿童甲状腺癌常伴局部侵犯或较远区的淋巴结转移（如Ⅱ区、Ⅶ区等），^{18}F-FDG PET/CT 可用于观察术后甲状腺癌局部侵犯及转移病灶有无残留（病例 9-2，病例 9-3）。转移灶^{131}I 治疗前后 FDG 摄取（SUV）的对比，也可反映治疗效果（病例 9-5）。

病例 9-1　甲状腺乳头状癌伴颈部淋巴结转移

患儿女性，6 岁，发现颈部肿胀 1 个月余。无颈部疼痛、声音嘶哑、吞咽困难、发热、心慌气短、怕冷、怕热等。体检：右甲状腺可及结节，花生米大小，质地韧，边界欠清，表面皮肤无红肿，无破溃及液体渗出。甲状腺功能血清学检测均正常。

为指导分期行^{18}F-FDG PET/CT，检查示甲状腺右叶增大，其内见低密度结节影，截面大小约 14mm×10mm，FDG 摄取轻度不均匀增高；甲状腺左叶未见明显异常密度及 FDG 摄取增高；双侧颈部见数枚肿大淋巴结，其一截面约 9mm×8mm，FDG 摄取增高（图 9-1）。结论：甲状腺右叶结节，代谢稍高，恶性肿瘤首先考虑，伴颈部淋巴结转移可能。

后续行甲状腺癌根治术，术后病理：右甲状腺乳头状癌（15mm），颈部淋巴结见癌转移（3/3）；左侧甲状腺乳头状癌（1mm）。

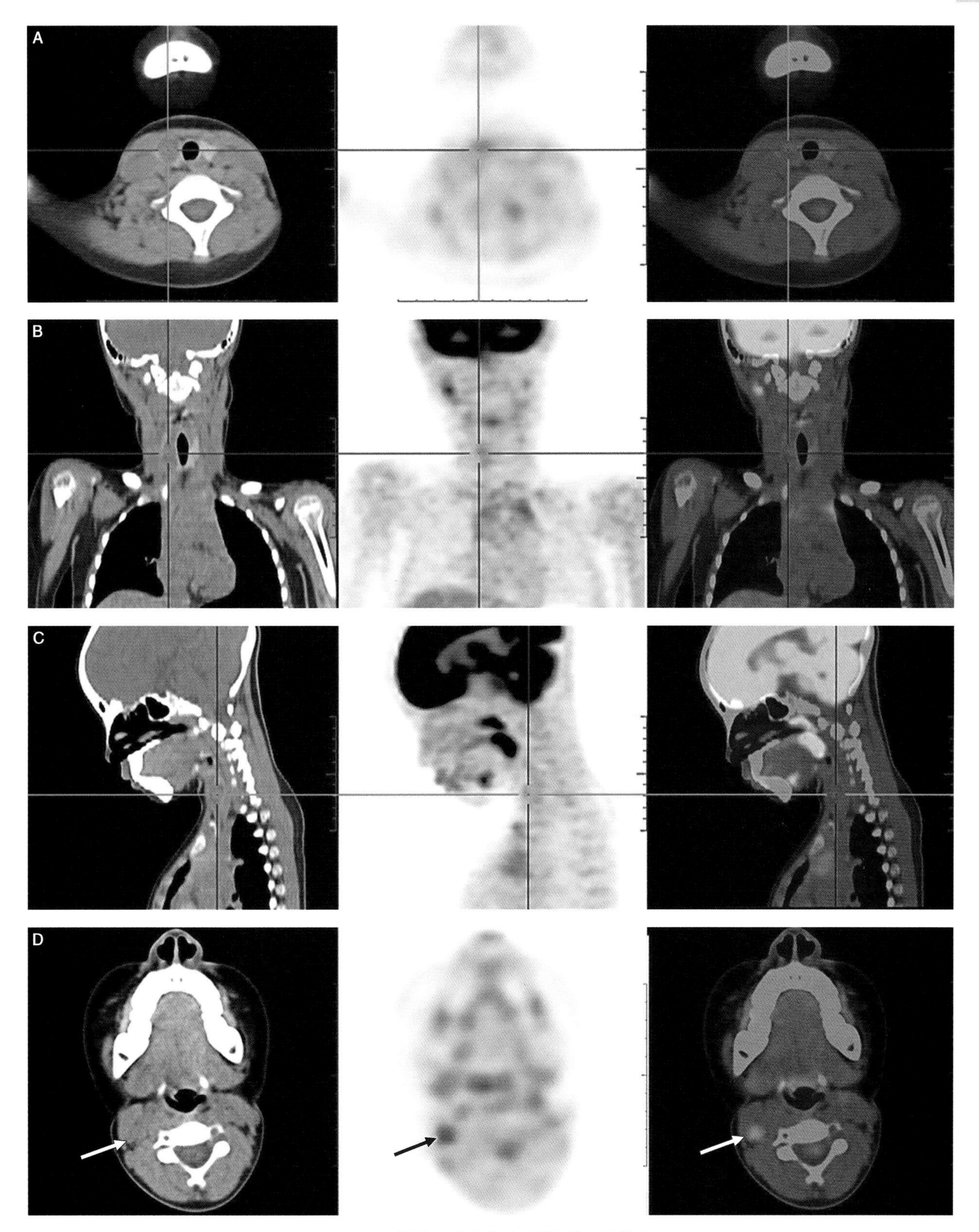

图 9-1　甲状腺乳头状癌，颈部淋巴结转移

A~C. PET/CT 影像见甲状腺右叶增大，其内见类圆形低密度结节影，边界清楚，密度欠均匀，FDG 摄取不均匀轻度增高（SUV_{max} 为 2.1，十字标识）；D. 右颈Ⅱ区见增大淋巴结，截面约 9mm×8mm，FDG 摄取升高（SUV_{max} 为 5.4，箭头）。

病例 9-2　甲状腺乳头状癌伴颈部淋巴结及肺转移

患儿男性，12 岁，左颈部肿块 2 周余。患儿于 2 周前出现左颈部肿块伴疼痛，无声音嘶哑、吞咽困难，无发热，无心慌气短、怕冷、怕热等。超声检查示左甲状腺及峡部稍高回声，左侧颈部淋巴结肿大。

CT 示甲状腺占位伴左颈部淋巴结肿大。行超声引导下淋巴结穿刺活检，结果倾向于转移性乳头状癌。

为指导分期术前行^{18}F-FDG PET/CT，并于术后进行复查。术前^{18}F-FDG PET/CT 示左甲状腺及峡部见低密度结节，大小约 20mm×13mm，FDG 摄取增高（SUV_{max} 为 4.8）；双侧颈部Ⅱ～Ⅳ区多发淋巴结肿大伴 FDG 摄取增高（SUV_{max} 为 4.8）；两肺见散在小结节，较大者直径约 6mm，FDG 摄取未见增高（图 9-2）。结论：左甲状腺及峡部高代谢占位，符合甲状腺乳头状癌表现；双颈部淋巴结转移；双肺转移。分期为 $T_1N_1bM_1$，Ⅱ期。术后 2 个月复查^{18}F-FDG PET/CT，检查示颈部病灶已完全切除。原发灶 FDG 代谢较高，提示患者预后较差，通过随访也证实了肺转移在逐渐进展。

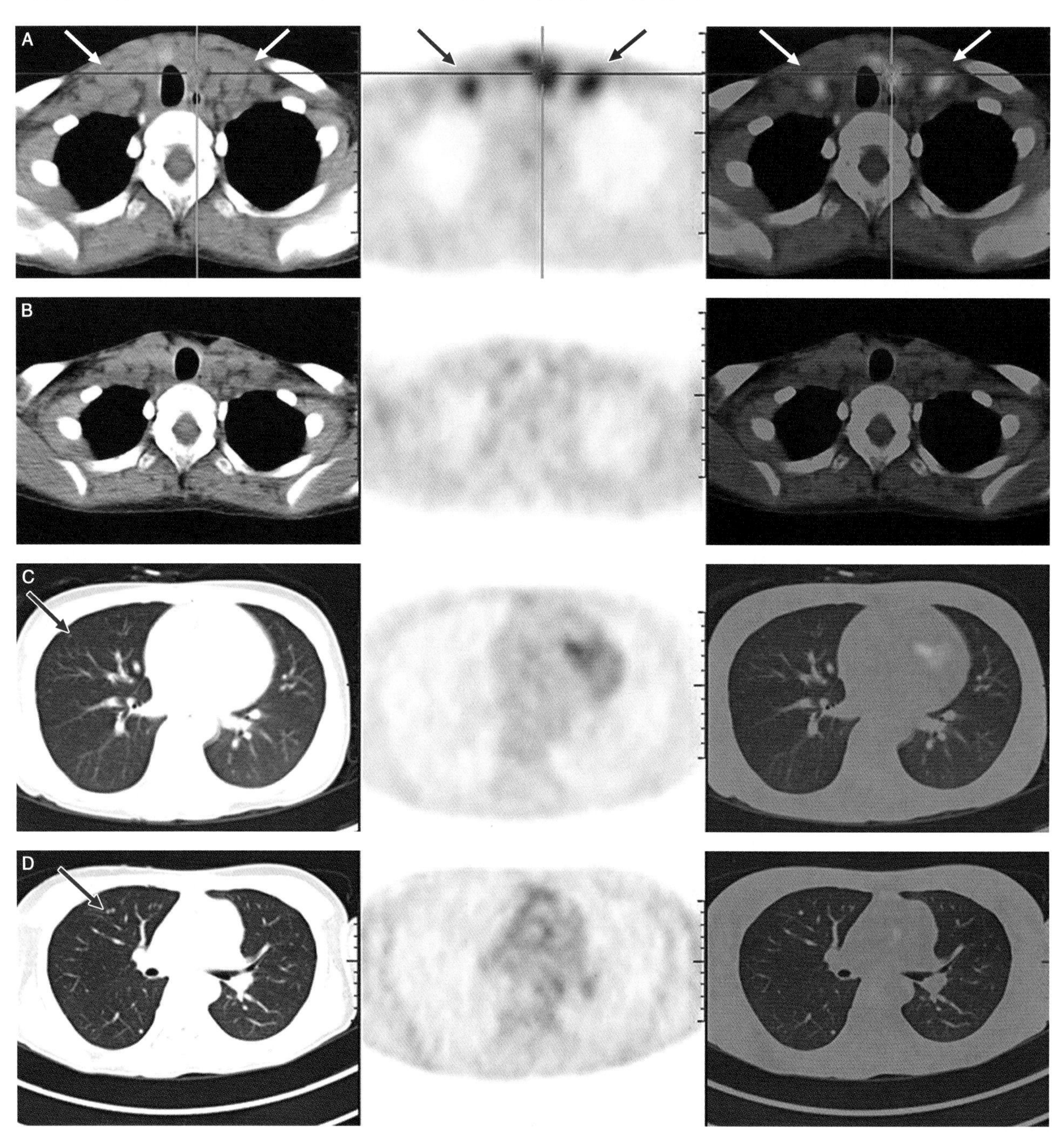

图 9-2　甲状腺乳头状癌伴颈部淋巴结及肺转移

A. 术前 PET/CT 影像见甲状腺左叶下极及峡部见低密度结节，大小约 20mm×13mm，边界欠清，FDG 摄取异常增高（SUV_{max} 为 4.8，十字标识）；双侧颈部Ⅳ区见多发肿大淋巴结伴 FDG 摄取异常增高（SUV_{max} 为 4.8，箭头）。B. 术后 PET/CT 影像示手术完全切除原发灶和颈部淋巴结转移灶。C. 术前 PET/CT 影像见双肺多发散在小结节（箭头），右肺为著。D. 3 年后随访 PET/CT 影像示部分结节增大，部分为新增结节（箭头）。

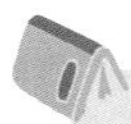

病例 9-3 甲状腺乳头状癌术后肿瘤残留

患儿女性，10 岁，甲状腺癌术后 1 个月余。患儿半年前发现颈部肿块，并逐渐增大，无明显疼痛，无声音嘶哑、吞咽困难。1 个多月前行甲状腺癌手术，术后病理为右甲状腺乳头状癌，直径约 20mm，侵犯周围横纹肌组织，颈部淋巴结 1/3 枚见乳头状癌转移。

为评估术后肿瘤残留行 ^{18}F-FDG PET/CT，检查示右甲状腺床区见软组织肿块，与周围肌肉和气管分界不清，气管明显受压狭窄，肿块 FDG 摄取升高，右颈Ⅱ～Ⅳ区见多发肿大淋巴结，FDG 摄取升高（图 9-3）。结论：右侧甲状腺肿瘤残留，周围肌肉受侵，气管受压狭窄，右颈Ⅱ～Ⅳ区多发淋巴结转移。

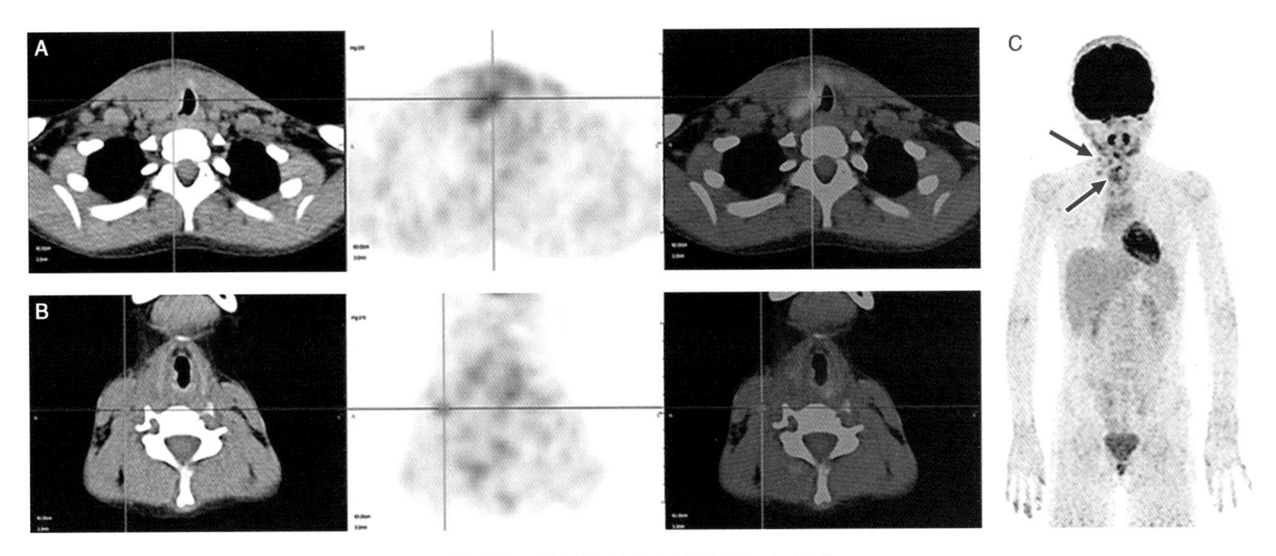

图 9-3 甲状腺乳头状癌术后肿瘤残留

A. 右甲状腺床区见软组织肿块，与周围肌肉和气管分界不清，气管明显受压狭窄，肿块 FDG 摄取升高（SUV_{max} 为 3.8，十字标识）；B. 右颈Ⅲ区见肿大淋巴结，FDG 摄取升高（SUV_{max} 为 2.6，十字标识）；C. MIP 图可见残留肿瘤病灶（箭头）及淋巴结转移灶（箭头）。

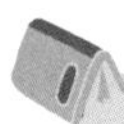

病例 9-4 甲状腺乳头状癌术后，双肺弥漫性转移

患儿男性，10 岁，甲状腺癌术后 1 个月余。患儿 1 个月前因颈部肿块行右侧甲状腺癌扩大根治术，术后病理：右侧甲状腺乳头状癌，直径 6mm，右颈部、中央区淋巴结见癌转移（9/21 枚）。

胸部^{18}F-FDG PET/CT 示双肺见弥漫分布大小不等结节影，部分为粟粒样，未见明显 FDG 摄取升高，左肺下叶 1 枚较大结节，FDG 摄取轻度升高（直径约 6.5mm，图 9-4）。经过 3 次^{131}I 治疗后，两肺聚碘灶明显变淡，甲状腺球蛋白（thyroglobulin，Tg）由 1 000ng/ml 下降至 54ng/ml（均在 TSH 刺激下，TgAb 为阴性）。

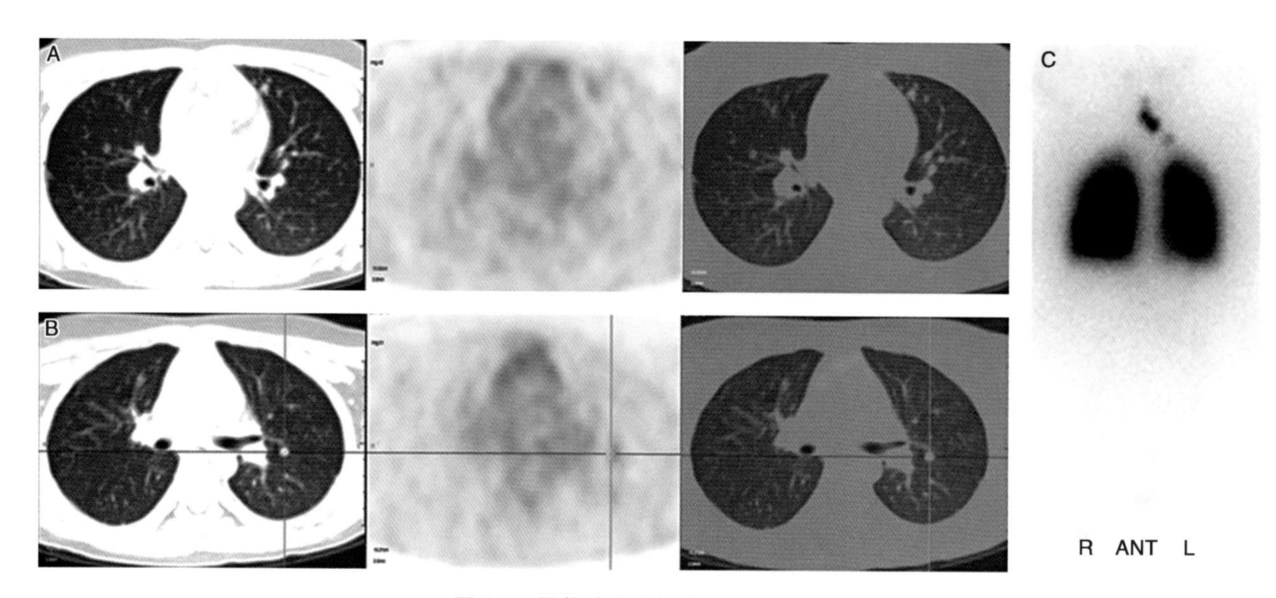

图 9-4 甲状腺乳头状癌弥漫性肺转移

A、B. 均为横断面 CT 图、PET 图和 PET/CT 融合图：双肺弥漫分布大小不等结节影，较大者 FDG 摄取增高（SUV_{max} 为 1.6，十字标识）；C. 首次^{131}I 治疗后^{131}I 全身显像：两肺弥漫性聚碘影像。

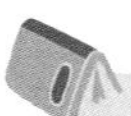

病例 9-5　甲状腺乳头状癌(滤泡型)术后,肺转移

患儿男性,10 岁,近 1 年前发现颈部肿块,先后行 2 次手术,术后病理为右甲状腺乳头状癌,大小约 45mm×23mm×10mm,部分呈滤泡型,局部浸润横纹肌,颈部Ⅱ~Ⅵ区多发淋巴结转移,术后行两次 ^{131}I 治疗。

为评估疗效和指导治疗行 ^{18}F-FDG PET/CT,检查示两肺见多发散在结节,部分 FDG 摄取升高。其中左肺上叶之一直径约 9mm,FDG 摄取明显升高,首次 ^{131}I 治疗后 ^{131}I-SPECT/CT 图像示此病灶摄碘欠佳,半年后复查未见明显好转;而右肺下叶之一病灶摄碘较好,FDG 摄取未见明显升高,^{131}I 治疗半年后见结节消失(图 9-5)。Tg 由 1 000ng/ml 下降至 231ng/ml(均在 TSH 刺激下,TgAb 为阴性)。结论:两肺多发转移,^{131}I 治疗后部分好转。

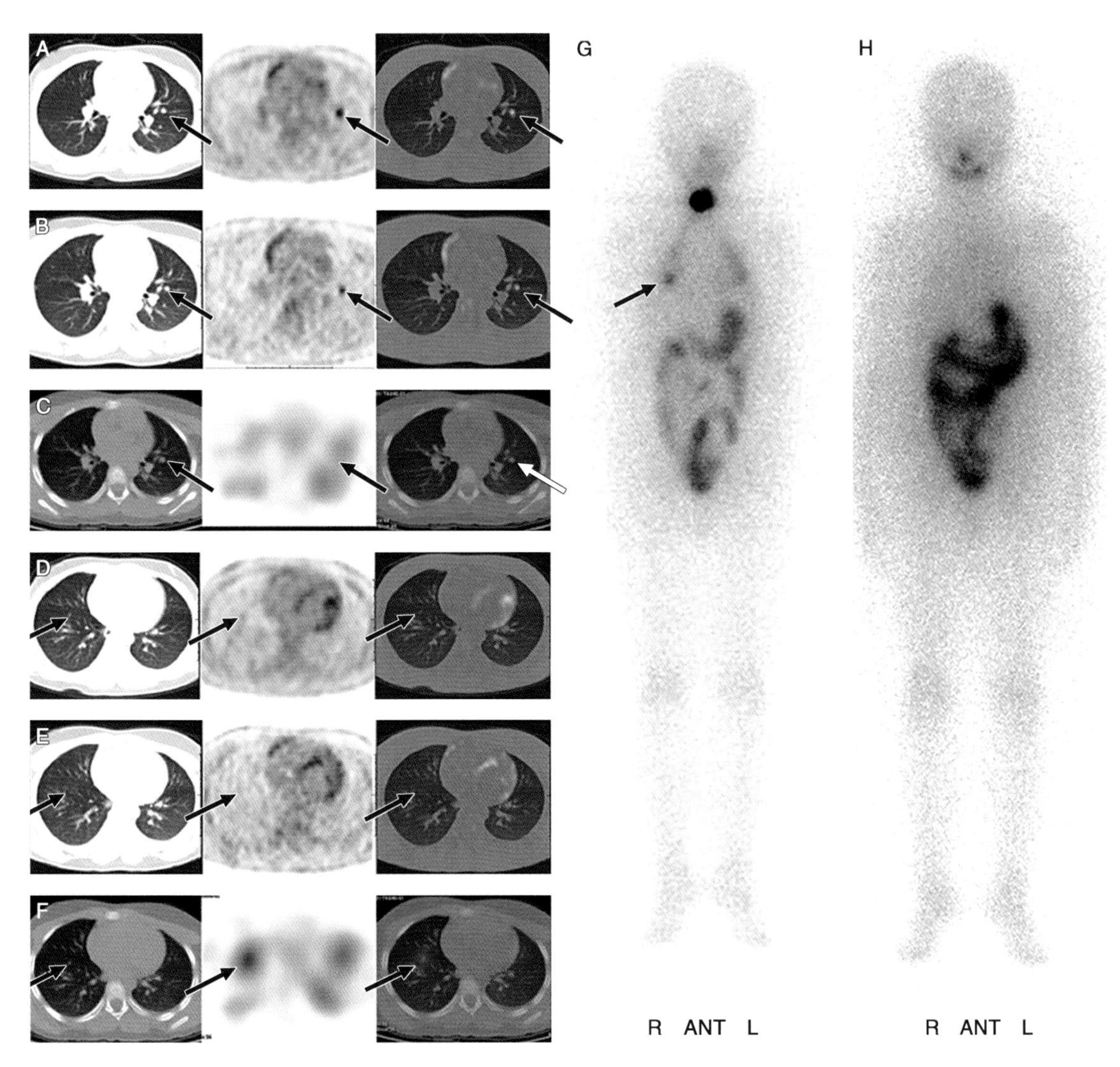

图 9-5　滤泡型甲状腺乳头状癌肺转移

A、D. 首次 ^{131}I 治疗前的 CT 图、PET 图和 PET/CT 融合图;B、E. 半年后复查与 A、D 相同层面的 PET/CT 图像;C、F. 首次 ^{131}I 治疗后 ^{131}I-SPECT/CT 的 CT 图、SPECT 图和 SPPET/CT 融合图(与 PET/CT 相同层面);G、H. 两次 ^{131}I 治疗后 ^{131}I 全身显像图像。左肺上叶结节,FDG 摄取明显升高(SUV_{max} 为 3.7),^{131}I 摄取差,半年后复查时未见明显变化。右肺下叶结节,FDG 摄取未见明显升高,^{131}I 摄取较好,半年后复查时结节消失。

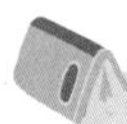

病例 9-6　甲状腺乳头状癌肺转移，不摄取^{131}I

患儿女性，9岁，因颈部肿块行甲状腺癌根治术+单侧颈部淋巴结清扫术，术后病理：右甲状腺乳头状癌（直径约35mm），右颈动脉旁及右甲状腺旁多枚淋巴结（最大径5~8mm）见癌转移。

术后3个月拟行^{131}I治疗（150mCi），为指导治疗行胸部^{18}F-FDG PET/CT，检查示两肺见多发散在结节影，较大者FDG摄取增高（图9-6）。^{131}I治疗后3天全身扫描未见肺部放射性浓聚。半年后复查胸部^{18}F-FDG PET/CT，检查示肺部结节部分较前增大，FDG摄取较前增高（图9-6），血清Tg较前次升高。结论：两肺转移灶较前进展。

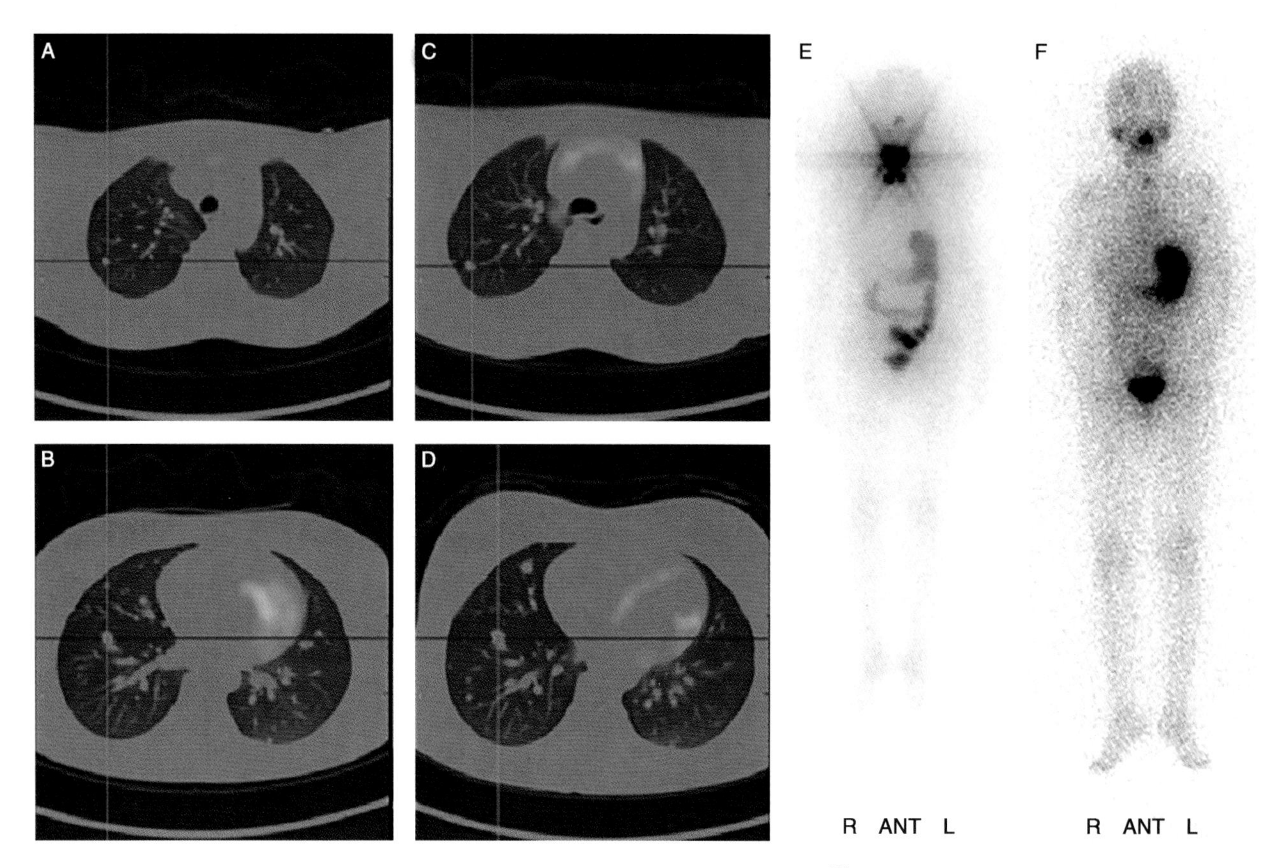

图9-6　甲状腺乳头状癌肺转移，不摄取^{131}I

^{131}I治疗前PET/CT显像示两肺多发散在结节影，右肺上叶之一直径约6.3mm（SUV_{max}为0.4，A十字标识），右肺下叶之一直径约8.8mm（SUV_{max}为0.8，B十字标识）；^{131}I治疗后半年PET/CT显像示两肺多发散在结节影，较前增大，FDG摄取较前增高，右肺上叶之一直径约6.7mm（SUV_{max}为1.2，C十字标识），右肺下叶之一直径约10.3mm（SUV_{max}为0.9，D十字标识）；前后两次^{131}I治疗后的全身显像均示肺转移灶未见明显摄碘（E、F）。

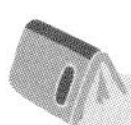

病例 9-7　低分化甲状腺乳头状癌，肺转移

患儿女性，16 岁，甲状腺癌术后 2 个月余。患者 2 个月前因颈部肿块行左甲状腺切除+左Ⅵ区淋巴结清扫术+喉返神经解剖术。术后病理：左甲状腺乳头状癌，大小约 37mm×33mm×22mm，分化差，伴坏死，侵犯周围横纹肌组织，颈部淋巴结多发转移。

^{18}F-FDG PET/CT 示两肺多发结节，较大者约 24mm×18mm，边界清楚，边缘呈浅分叶状，密度均匀，FDG 摄取增高（SUV_{max} 为 7.3），^{131}I-SPECT/CT 示结节轻度摄碘（图 9-7）。结论：两肺多发转移。

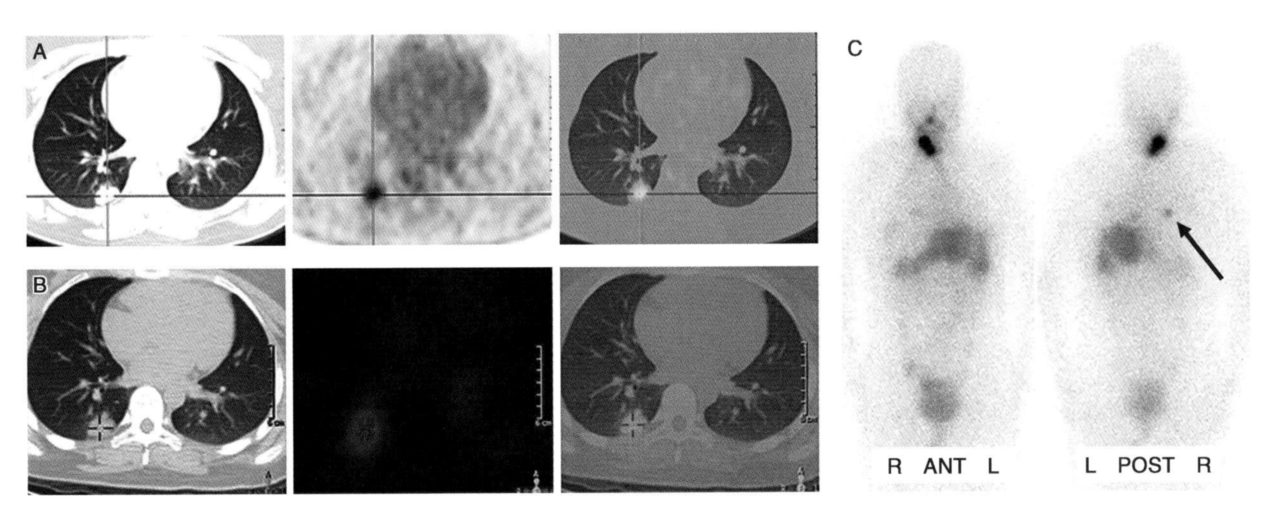

图 9-7　低分化甲状腺乳头状癌肺转移

PET/CT 显像示右肺下叶后基底段见软组织密度结节影（A 十字标识），大小约为 24mm×18mm，边界清楚，边缘呈浅分叶状，密度均匀，FDG 摄取增高（SUV_{max} 为 7.3）；^{131}I-SPECT 图像（B 小十字标识）和 ^{131}I-全身显像（C 箭头）显示病灶对 ^{131}I 轻度摄取。

第四节　小　　结

对于甲状腺癌的诊断，目前公认的首选方法为颈部超声。而儿童甲状腺癌通常发现较晚，发现时常伴颈部侵犯和远处转移，^{18}F-FDG PET/CT 在甲状腺癌的诊治过程中，具有一定的价值：①术前精确的分期及肿瘤侵犯范围的明确：儿童甲状腺癌手术更具复杂性，临床上也常见术后肿瘤残留的情况，PET/CT 较颈部超声能更全面显示病灶范围和淋巴结转移，特别是上纵隔转移灶，能够指导手术尽可能清除颈部病灶；②评估儿童甲状腺癌转移灶分化程度、指导治疗和预后：病灶葡萄糖代谢高提示肿瘤分化程度差，摄碘能力下降，对 ^{131}I 会不敏感，需尽早联合其他治疗方法，并避免 ^{131}I 过度治疗所造成的不良反应；③监测复发：利用活性肿瘤具有 FDG 高摄取的特性，可以早期、灵敏地发现肿瘤的复发或进展。2015 年美国甲状腺协会（American Thyroid Association，ATA）指南推荐，^{18}F-FDG PET/CT 用于刺激性 Tg≥10ng/ml、^{131}I 阴性高危分化型甲状腺癌患者。

（冯方　徐忠匀）

参 考 文 献

［1］ CABANILLAS M E，MCFADDEN D G，DURANTE C. Thyroid cancer［J］. Lancet，2016，388（10061）：2783-2795.

［2］ QIAN Z J，JIN M C，MEISTER K D，et al. Pediatric thyroid cancer incidence and mortality trends in the United States，1973-2013［J］. JAMA Otolaryngol Head Neck Surg，2019，145（7）：617-623.

［3］ CHAN C M，YOUNG J，PRAGER J，et al. Pediatric thyroid cancer［J］. Adv Pediatr，2017，64（1）：171-190.

［4］ QAISI M，EID I. Pediatric head and neck malignancies［J］. Oral Maxillofacial Surg Clin N Am，2016，28：11-19.

第十章 鼻咽癌

第一节 概 述

鼻咽癌是起源于上皮细胞的恶性肿瘤，多发生于鼻咽部的顶壁、侧壁、咽隐窝等部位。儿童鼻咽癌是一种特殊类型的鼻咽癌，仅占所有鼻咽癌的0.1%。我国儿童鼻咽癌发病率低，占所有儿童恶性肿瘤的1%~2%。内镜下鼻咽部病变组织活检为诊断鼻咽癌的"金标准"。儿童鼻咽癌病理分型主要以低分化鳞状细胞癌为主，分化差，易转移，咽后间隙和颈部淋巴结转移是常见的转移方式，其次是肝、脾。儿童鼻咽癌最常见的临床表现为颈部淋巴结无痛性肿大，约50%为双侧；其次为鼻部症状，包括鼻出血、血性分泌物等；第三为耳部症状，如耳鸣、耳痛、耳聋等。就诊时多属于晚期，放化疗效果好，可有效改善预后。

第二节 常规影像学表现

CT和MR是目前诊断鼻咽癌的主要方法，主要依据是鼻咽部软组织增厚或软组织肿块，鼻咽腔形态改变、左右不对称，咽隐窝变浅或消失等。CT能清晰显示鼻咽腔内正常解剖结构和深层软组织病变及周围骨结构破坏情况，对于了解鼻咽癌肿瘤部位、咽腔变形或不对称与否，咽隐窝是否变浅或闭塞均有较大优势。此外，还可以显示向鼻咽腔外侵犯的情况。

MR因其软组织分辨率高，在显示咽后淋巴结、颅底颅内、颈动脉鞘区、颈长肌及腭帆提肌等方面优于CT，因此，MR在判断软组织侵犯及咽后淋巴结转移的诊断方面已逐渐取代CT，成为鼻咽癌的标准影像学检查方法。

第三节 PET/CT影像特点

^{18}F-FDG PET/CT对儿童鼻咽癌的诊断、鉴别诊断及分期有重要的价值，在鼻咽癌病灶的定位、活检部位指导、临床分期、疗效监测、术后瘢痕组织增生及肿瘤复发鉴别等方面优于MR和CT。主要表现为鼻咽部软组织肿块或组织增厚处PET呈结节状、团块状放射性摄取增高，能较好地兼顾高灵敏度和高特异性。

^{18}F-FDG PET/CT诊断儿童鼻咽癌，需要注意与以下生理或良性病变相鉴别：①鼻咽腺样体又称咽扁桃体或增殖体，在婴幼儿淋巴组织明显增殖性改变，因此儿童鼻咽部常表现为均匀性FDG摄取增高，SUV_{max}通常低于7.6。②儿童期腺样体也可因多次感染刺激导致病理性增生，常称为腺样体肥大。这时^{18}F-FDG PET/CT鼻咽部SUV_{max}可高于10，容易与弥漫性增厚的鼻咽癌混淆。但是生理性或炎性病变鼻咽部FDG浓聚常常呈规则的梯形表现（图10-1），CT检查发现腺样体增生呈均匀性增厚。鼻咽癌CT检查也可表现为均匀性增厚，但是^{18}F-FDG PET多表现为不规则形、膨胀性放射性摄取增高改变，SUV_{max}更高（病例10-1）。因此，CT检查鼻咽部均匀性增厚和明显规则形放射性摄取增高，符合生理性或炎性病变；CT检查鼻咽部均匀性增厚和明显不规则形、膨胀性放射性摄取增高或CT检查示一侧不均匀性增厚伴放射性摄取增高（病例10-2），则符合鼻咽部恶性肿瘤表现。如同时伴有咽后和颈部淋巴结、肝脾放射性摄取增高灶，更支持鼻咽癌的诊断。

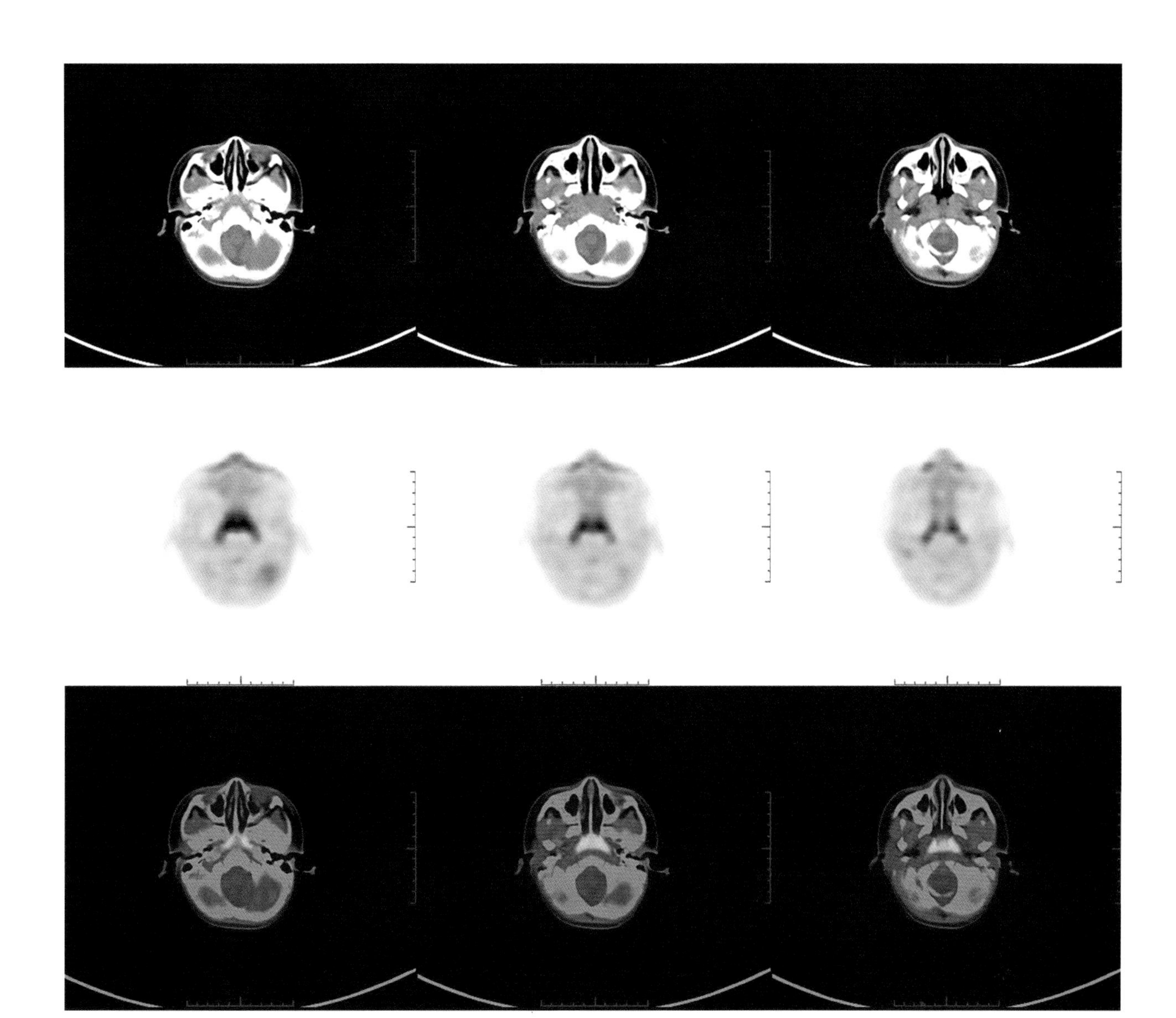

图 10-1 儿童腺样体肥大
鼻咽部 FDG 摄取弥漫性增高（SUV_{max} 为 11.0），形态规则，呈规则的梯形表现，CT 示腺样体呈均匀性增生改变。

病例 10-1 鼻咽癌伴颈部淋巴结转移

患儿男性，10 岁，发现左颈部肿块 2 个月。外院行鼻腔、喉镜检查未发现异常，B 超示左侧颈部淋巴结肿大（17mm×13mm），右侧颈部淋巴结稍大。抗感染治疗 1 个月后效果不佳，左颈部肿块进行性增大。行左颈部肿块穿刺活检，细胞病理提示：散在炎性淋巴细胞，未见肿瘤细胞。继续抗感染治疗仍然无效，颈部肿块增至鸡蛋大小，触痛。颈部 MR 示左侧颈部多发淋巴结肿大，淋巴结感染性病变首先考虑，不除外淋巴瘤。遂行左颈部肿块部分切除，病理提示小圆细胞恶性肿瘤。

为明确病变性质及范围行 ^{18}F-FDG PET/CT，检查示鼻咽部弥漫性、膨胀性放射性摄取增高，双侧咽旁间隙、左颈部多发淋巴结肿大伴放射性摄取增高（图 10-2A、B、E），考虑为恶性肿瘤性病变。患儿再次行颈部淋巴结及鼻内镜深部穿刺活检，术后病理：左颈部纤维组织内见低分化鳞状细胞癌浸润；鼻咽部低分化鳞癌（图 10-2G）。患儿行放化疗综合治疗后 1 年，^{18}F-FDG PET/CT 复查示鼻咽部、双侧咽旁间隙及左颈部淋巴结放射性摄取明显降低或无摄取（图 10-2C、D、F）。

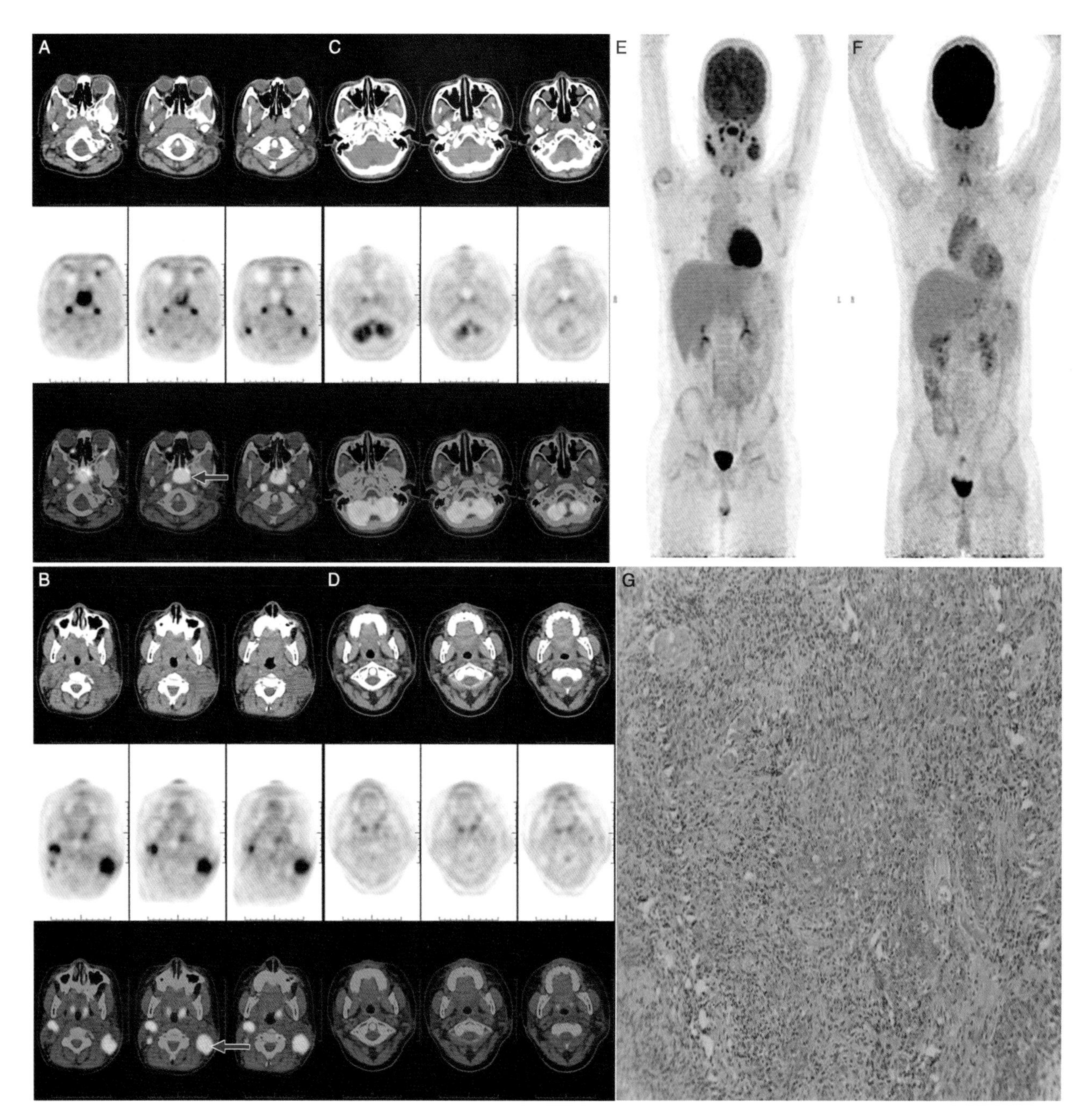

图 10-2 鼻咽癌伴颈部淋巴结转移

A、B、E. 治疗前 FDG PET/CT 见鼻咽部弥漫性、膨胀性放射性摄取增高(SUV_{max} 为 20.1),双侧咽旁间隙、左颈部多发淋巴结肿大伴放射性摄取增高(SUV_{max} 为 4.9~8.3);C、D、F. 治疗后 1 年 FDG PET/CT 见鼻咽部和双侧咽旁间隙、左颈部淋巴结放射性摄取明显降低或无摄取,提示放化疗效果好;G. 病理示低分化鳞癌。

病例 10-2 鼻咽癌伴多发转移

患儿女性,5 岁,脐周疼痛伴双侧颈部淋巴结肿大 2 个月。腹部 B 超示肝内多发低回声肿块,腹腔内多发淋巴结肿大。

为寻找原发灶行 ^{18}F-FDG PET/CT,检查示鼻咽左侧壁软组织明显增厚伴放射性摄取增高,双颈部多发淋巴结肿大伴放射性摄取增高,肝脏多发低密度灶伴放射性摄取不均匀性增高,右侧髂骨骨质破坏伴放射性摄取增高(图 10-3)。考虑为左侧鼻咽癌伴双颈部淋巴结、肝脏和骨转移。

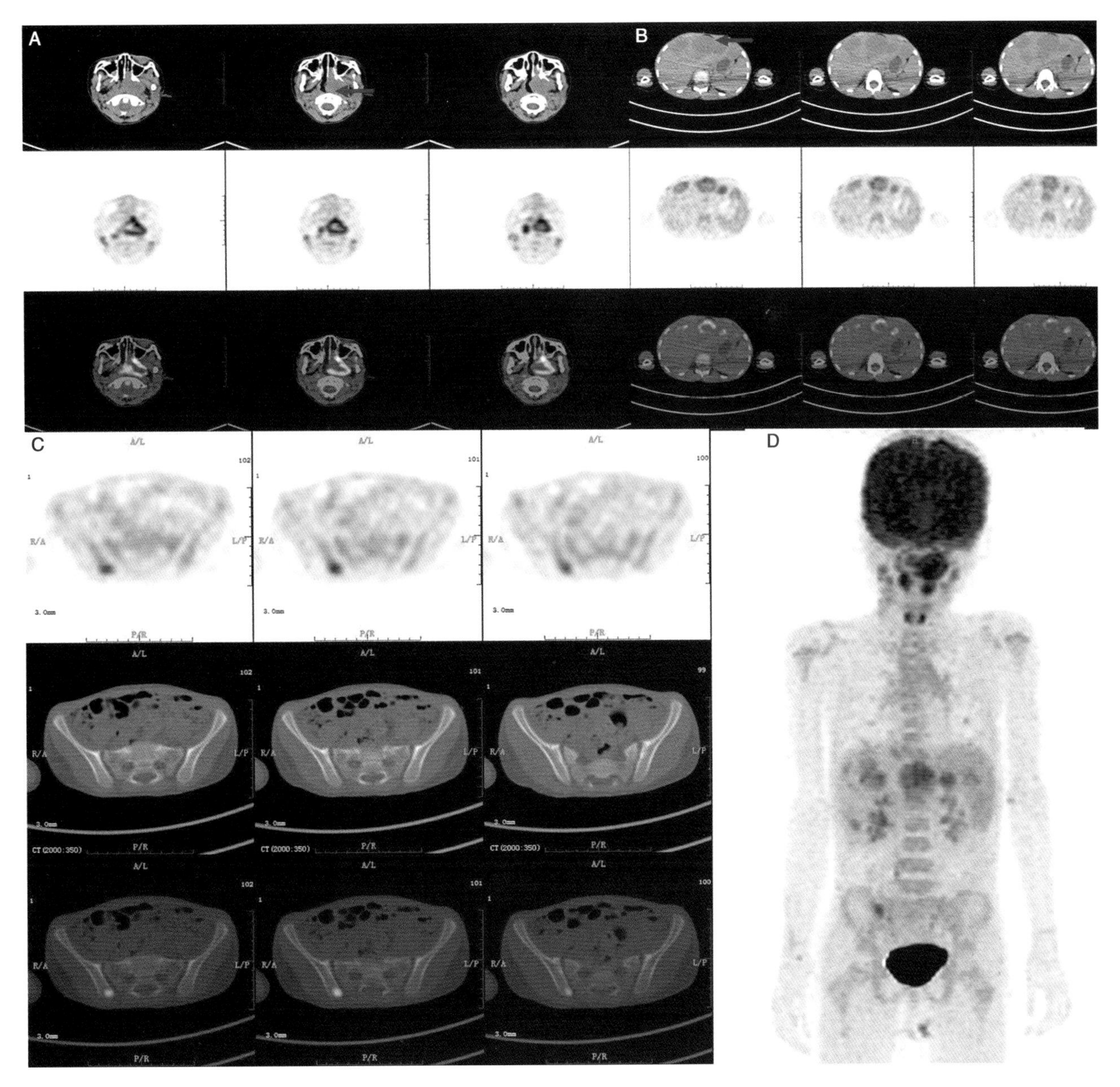

图 10-3　鼻咽癌伴多发转移

A. 鼻咽部图：鼻咽左侧壁软组织明显增厚伴放射性摄取增高（SUV_{max} 为 8.2）；B. 肝脏图：肝脏转移灶多发低密度灶伴 FDG 放射性摄取不均匀性增高（SUV_{max} 为 5.2）；C. 髂骨图：右侧髂骨骨质破坏伴放射性摄取增高（SUV_{max} 为 5.0）；D. MIP 图。

第四节　小　　结

^{18}F-FDG PET/CT 在儿童鼻咽癌的应用主要包括原发灶的定位诊断、鼻咽癌的分期和治疗效果评价。^{18}F-FDG PET/CT 在儿童鼻咽癌的诊断中，需与儿童鼻咽部增殖体肥大、炎性病变相鉴别。儿童鼻咽部生理性或炎性病变 PET 常表现为鼻咽部对称性、均匀性放射性浓聚，CT 表现为均匀性增厚；儿童鼻咽癌^{18}F-FDG PET/CT 则多表现为鼻咽部不规则形膨胀性放射性摄取增高，CT 检查示鼻咽部均匀性增厚或鼻咽部一侧不均匀性增厚伴放射性摄取增高。

（马　超）

参考文献

[1] 黄选兆,汪吉宝,孔维佳. 实用耳鼻咽喉头颈部外科学[M]. 2版. 北京:人民卫生出版社,2009.
[2] RIES L A G,SMITH M A,GURNEY J G,et al. Cancer incidence and survival among children and adolescents:United States SEER Program 1975-1995[M]. Bethesda,MD:National Cancer Institute,1999.
[3] RADHAKRISHNAN V,THULKAR S,KARUNANITHI S,et al. Nasopharyngeal carcinoma with splenic and cystic liver metastases in a pediatric patient:^{18}F-FDG PET-CT findings[J]. Pediatr Radiol,2010,40 Suppl 1:S79-S82.
[4] MA C,ZOU R J,HUO Y L,et al. ^{18}F-FDG uptake characteristics in differentiating benign from malignant nasopharyngeal lesions in children[J]. Biomed Res Int,2015,2015:354970.
[5] 吴湖炳,王全师,王明芳,等. 鼻咽癌PET/CT影像表现及临床价值[J]. 中华核医学杂志,2005,25(6):347-349.
[6] CHEUK D K,SABIN N D,HOSSAIN M,et al. Positron emission tomography-computed tomography for staging and follow-up of pediatric nasopharyngeal carcinoma[J]. Eur J Nucl Med Mol Imaging,2012,39:1097-1106.

第十一章 其他少见病例

第一节 肝母细胞瘤

病例 11-1 肝母细胞瘤

患儿女性,8 个月,发现患儿右上腹肿块。超声提示肝右叶高回声区,大小约 99mm×91mm×103mm,边界清,内部回声不均匀。CDFI:内部血流信号较丰富。进一步行腹部增强 MR 示肝右叶异常信号团块,T_1WI 呈低信号为主,见少许高信号,T_2WI 呈高信号为主、DWI 混杂信号,其内见多发分隔,增强后呈明显不均匀强化(图 11-1A~D)。患儿肝脏肿瘤穿刺活检,术后病理:肝母细胞瘤,以胚胎型成分为主。

为术前分期行^{18}F-FDG PET/CT,检查示肝右叶低密度肿块伴坏死、钙化,FDG 摄取增高(SUV_{max} 为 9.4),全身未见明显转移灶(图 11-1E~H)。

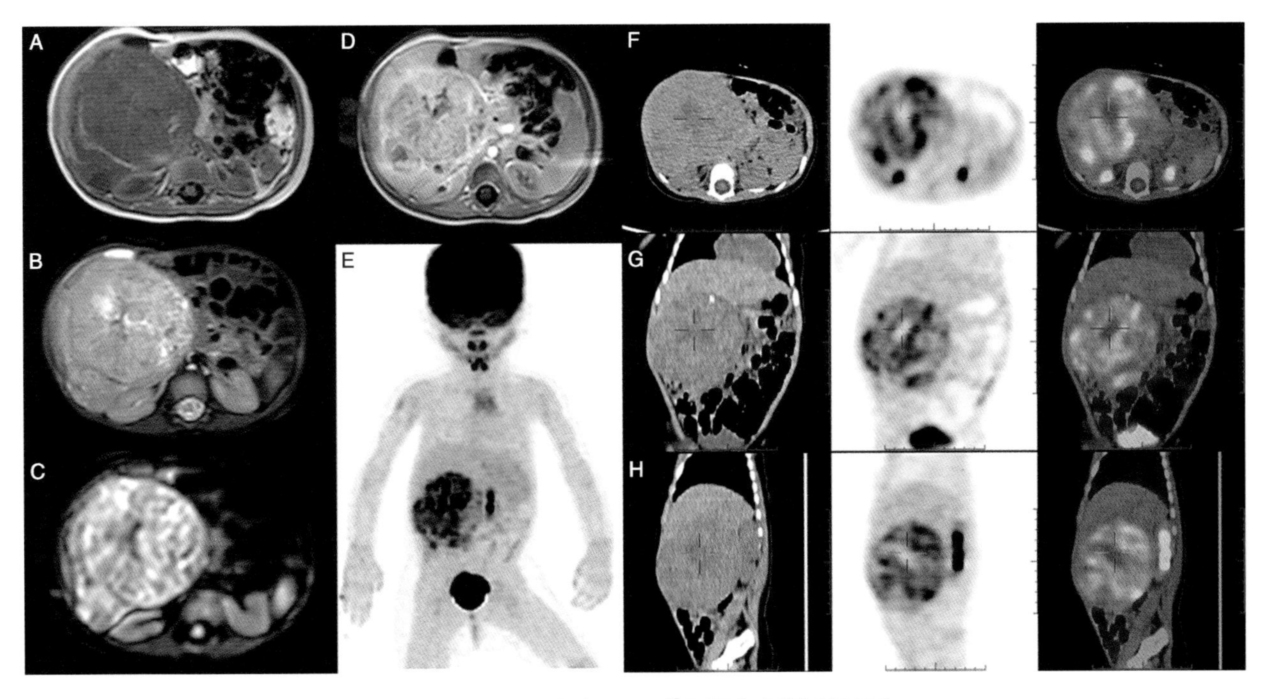

图 11-1 肝母细胞瘤 MR 及^{18}F-FDG PET/CT 显像

A~D. 腹部 MR 示肝右叶异常信号团块影,呈 T_1WI 低信号(A)、T_2WI 高信号为主(B)、DWI 混杂信号(C)、增强后明显不均匀强化(D);E~H. PET/CT MIP 图、横断面、冠状位及矢状位分别示肝右叶低密度肿块伴坏死、钙化,FDG 高摄取,肿瘤坏死区无明显放射性摄取(十字标识)。

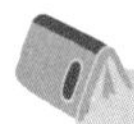

病例 11-2 肝母细胞瘤多发转移

患儿男性,2 岁,摔倒后诉腹痛。超声提示肝左叶多发肿块。肝脏肿瘤穿刺活检提示肝母细胞瘤。为术前分期行 ^{18}F-FDG PET/CT,检查示肝脏左叶 FDG 高摄取肿块伴坏死、钙化,肿块直径约 8cm,另见肝内转移及两肺多发转移,转移灶均呈现 FDG 高摄取(图 11-2)。

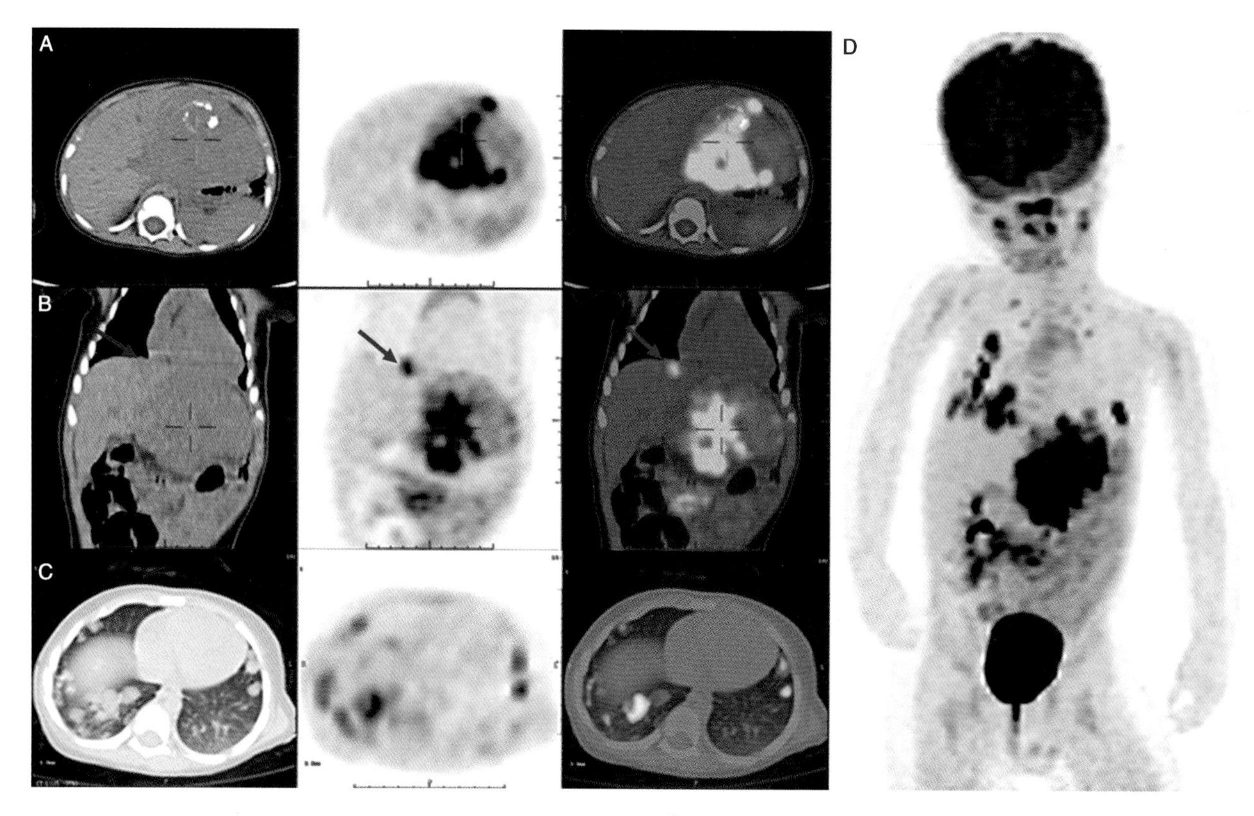

图 11-2 转移性肝母细胞瘤 ^{18}F-FDG PET/CT 显像

A. PET/CT 横断面示肝脏左叶 FDG 摄取增高的低密度肿块伴多发坏死、钙化,SUV_{max} 为 12.2;B. 冠状位示肝内转移灶亦呈 FDG 高摄取(箭头);C. 两肺多发大小不等转移结节,FDG 摄取增高(SUV_{max} 为 7.7);D. MIP 图除显示肿瘤灶外,另见鼻咽腺样体 FDG 高摄取,双侧颈部淋巴结稍大伴 FDG 摄取增高,均考虑生理性或炎性摄取,须仔细辨别,勿将儿童生理性改变判断为肿瘤转移。

【肝母细胞瘤总结】

肝母细胞瘤是儿童最常见的肝脏肿瘤。通常发生于 3 岁以下幼儿,发生于 4 岁及以下儿童的肝脏恶性肿瘤中 90% 为肝母细胞瘤,男女比例约为 2∶1。肝母细胞瘤常以单灶(高达 85%)、肝右叶发生为主。患儿临床症状与肿瘤大小及是否发生转移有关,以腹部肿物为主,肝功能受损、黄疸及腹水相对少见。常生长迅速,可合并肿瘤破裂与出血。血清甲胎蛋白(alpha-fetoprotein,AFP)水平有助于肝母细胞瘤的诊断并监测疗效。CT 平扫往往显示肝内边界清楚的单发低密度团块,可含有出血、坏死或钙化灶,可侵犯门静脉、肝静脉甚至下腔静脉,增强后强化程度往往低于正常肝实质。MR 检查 T_1WI 上表现为稍低信号,T_2WI 上高信号或混杂信号。增强扫描呈早期强化并消除迅速。CT 与 MR 均可用于评估肝脏受累范围、门静脉系统受侵情况以及淋巴结转移。该病主要与转移瘤、肝细胞癌及肝脏未分化胚胎性肉瘤相鉴别。

肝母细胞瘤的 ^{18}F-FDG PET/CT 表现总体文献报道数据极少。文献报道 5 例肝母细胞瘤分期或再分期图像示肿瘤病灶 FDG 摄取增高,且 ^{18}F-FDG PET/CT 较常规影像学包括 CT、MR 更敏感,尤其对于 AFP 阴性肝母细胞瘤患儿更具意义。我院 6 例治疗前肝母细胞瘤 ^{18}F-FDG 摄取均高于肝脏本底,平均 SUV_{max} 为 8.0,范围为 2.7~13.9(图 11-1,图 11-2)。对于怀疑肝母细胞瘤复发的患儿,一般认为当

AFP 低于 1 000U/ml 时，肿瘤体积往往小于 1cm^3，且由于术后改变导致局部肝脏结构紊乱，常规影像学如 CT、MR 对病灶局灶性复发的判断具有较大局限性，文献报道^{18}F-FDG PET/CT 对于小病灶复发的检测与常规影像学具有信息互补作用，然而病灶术区 PET 假阳性同样值得注意。多次血清 AFP 检测较 PET/CT 及传统影像学对于判断是否复发特异性更高，而^{18}F-FDG PET/CT 则有助于临床怀疑复发的病灶范围评估。

（陈素芸）

参考文献

[1] MODY R J, POHLEN J A, MALDE S, et al. FDG PET for the study of primary hepatic malignancies in children[J]. Pediatr Blood Cancer, 2006, 47(1): 51-55.

[2] PHILIP I, SHUN A, MCCOWAGE G, et al. Positron emission tomography in recurrent hepatoblastoma[J]. Pediatr Surg Int, 2005, 21(5): 341-345.

[3] WONG K K Y, LAN L C L, LIN S C L, et al. The use of positron emission tomography in detecting hepatoblastoma recurrence--a cautionary tale[J]. J Pediatr Surg, 2004, 39(12): 1779-1781.

[4] ROJAS Y, GUILLERMAN R P, ZHANG W V, et al. Relapse surveillance in AFP-positive hepatoblastoma: Re-evaluating the role of imaging[J]. Pediatr Radiol, 2014, 44(10): 1275-1280.

第二节　黑色素瘤

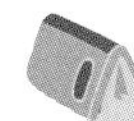

病例 11-3　黑色素瘤淋巴结转移

患儿女性，4 岁，头顶部恶性黑色素瘤切除术后 40 天。2 周前患儿家长发现患儿右侧枕部及右颈部肿块，逐渐增大。

^{18}F-FDG PET/CT 示右侧枕后可见数枚淋巴结影，大者截面约 12mm×3mm，FDG 摄取轻度升高（图 11-3）；右侧耳后、颈后三角区淋巴结显示，部分肿大，大者约 22mm×18mm，FDG 摄取异常升高（图 11-4）。结论：右侧枕后、耳后、颈后三角区淋巴结显示，部分肿大伴 FDG 摄取升高，考虑为恶性黑色素瘤侵犯。

【黑色素瘤总结】

黑色素瘤（melanoma）又称恶性黑色素瘤，来源于黑色素细胞，多发生于皮肤，也可见于皮肤-黏膜交界处、眼脉络膜和软脑膜等。白种人发病率较高，亚洲人相对少见，与长期日光照射有关，3%～10%有家族史。原发于皮肤的黑色素瘤占 50%～70%，我国黑色素瘤常见部位首先为肢端型，约占 50%；其次为黏膜型，约占 20%；极易全身转移，预后差，存活率仅 11%～15%。

黑色素瘤的临床诊断主要依据典型临床表现及查体，影像学诊断可判断是否出现转移及转移部位：①超声主要检测浅表淋巴结（颈部、腋窝、腹股沟、腘窝）是否出现肿大，是判断淋巴结转移的主要方法；②CT 可判断是否出现肺转移、腹盆部转移灶；③头颅 MR 为判断是否颅内转移的首要方法，当腹部 CT 显示结构不清时，腹部 MR 可更清楚显示腹盆脏器及淋巴结是否转移。

^{18}F-FDG PET/CT 在黑色素瘤中的临床价值体现在：①临床分期：对于原发病灶，皮肤及黏膜原发灶一般表现为片状 FDG 摄取增高，较常规影像学方法能明显发现累及部位及范围，但当原发灶厚度<2mm 时，PET/CT 难以发现；对于淋巴结转移灶，PET/CT 具有高灵敏度，转移淋巴结通常表现为 FDG 摄取升高；对于远处转移，PET/CT 可发现常规影像学难以发现的远处转移灶。②预后评估：PET/CT 不仅能全面评估全身转移情况，且病灶 FDG 摄取程度可提示肿瘤恶性程度，有助于预后评估。

黑色素瘤恶性程度高，易全身转移，PET/CT 为全身性检查，能较好评估全身转移情况及原发皮肤黏膜部位代谢改变，早期发现未出现明显占位的转移灶，对于黑色素瘤分期、评估预后及疗效评价均有重要价值。

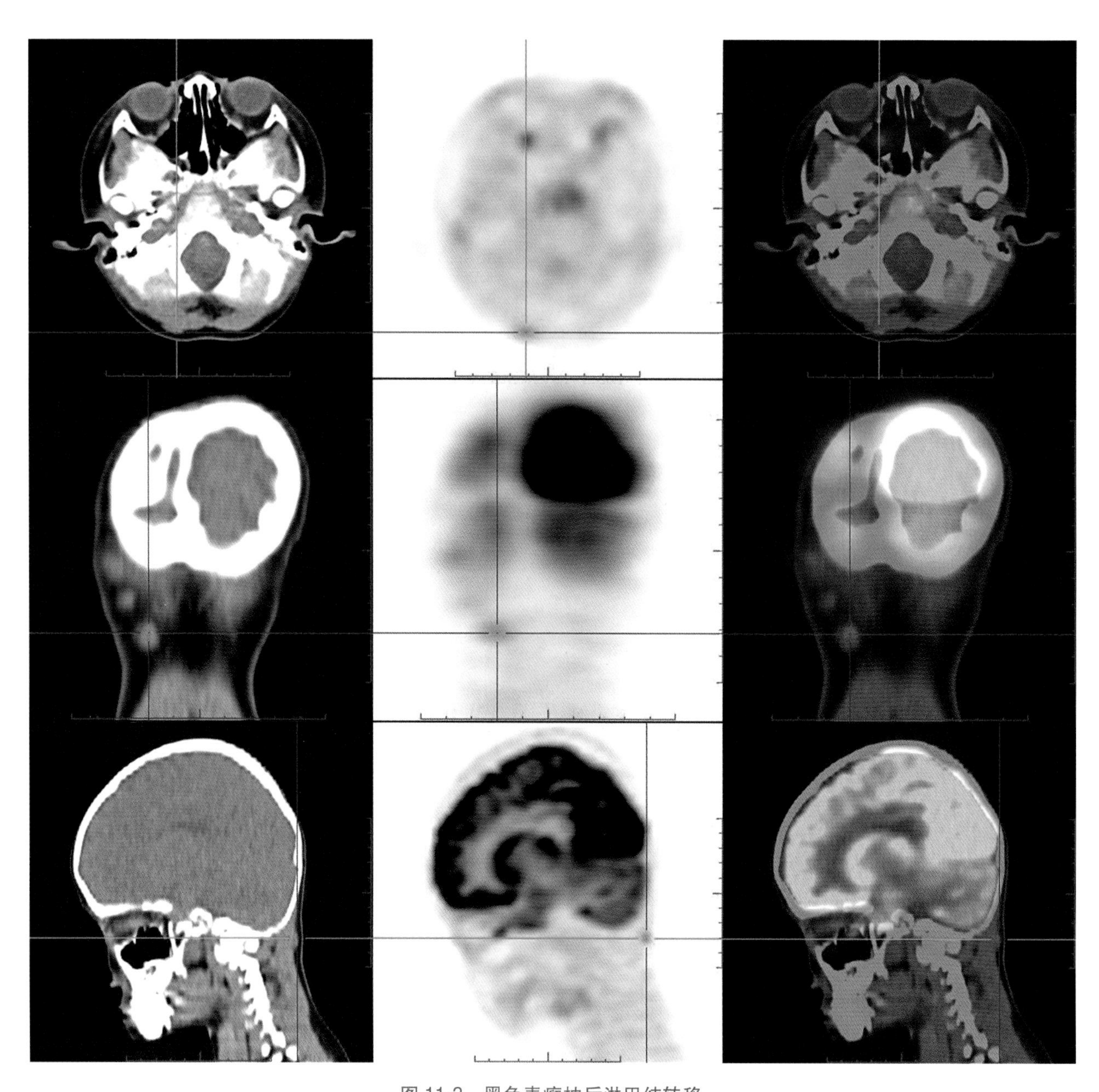

图 11-3　黑色素瘤枕后淋巴结转移

^{18}F-FDG PET/CT 影像显示右侧枕后可见数枚淋巴结影，FDG 摄取轻度升高（十字标识），SUV_{max} 为 2.5。

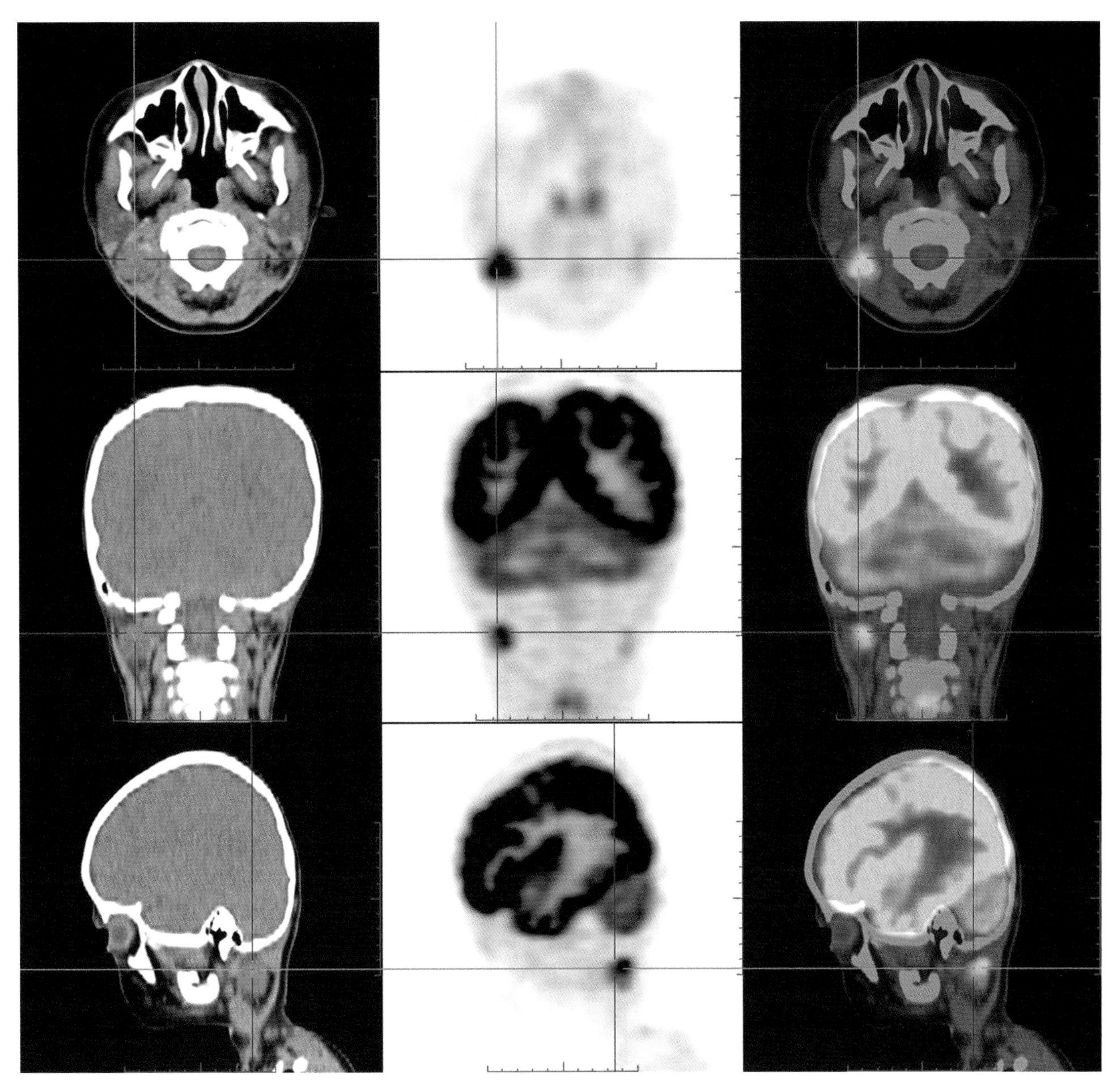

图 11-4　黑色素瘤右颈淋巴结转移
^{18}F-FDG PET/CT 影像显示右侧颈部淋巴结肿大,FDG 摄取异常升高(十字标识),SUV_{max} 为 7.7。

（徐　菁）

参考文献

[1] TRONNIER M,SEMKOVA K,WOLLINA U,et al. Malignant melanoma:Epidemiologic aspects,diagnostic and therapeutic approach[J]. Wien Med Wochenschr,2013,163(15-16):354-358.

[2] DASSEN A E,LIPS D J,HOEKSTRA C J,et al. FDG-PET has no definite role in preoperative imaging in gastric cancer[J]. Eur J Surg Oncol,2009,35(5):449-455.

第三节　Castleman 病

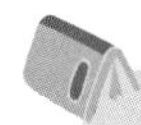

病例 11-4　Castleman 病

患儿男性，12 岁，全身丘疹、结节 9 年伴瘙痒，淋巴结肿大 9 个月。患者 2007 年起，无明显诱因出现全身少量散在暗红色粟米大小丘疹、结节，瘙痒剧烈。2015 年 3 月患者至外院就诊，行背部皮肤活检示"真皮浅中层血管周围较密集淋巴细胞及较多嗜酸性粒细胞浸润"，多次外院就诊均未确诊。2016 年 8 月初患者至我院，骨髓细胞学提示：①骨髓增生活跃，粒红比例稍增高，巨系增生正常；②嗜酸性粒细胞比例增高。我院血液、儿外、病理多科会诊后，考虑为 Castleman 病可能。

2016 年 9 月 21 日 ^{18}F-FDG PET/CT 示全身多发淋巴结肿大伴 FDG 摄取升高（累及双侧耳前、腮腺区、颈部、两侧腋窝、肠系膜、两侧髂总、腹股沟、双上肢皮下淋巴结），考虑为 Castleman 病可能性大，建议结合病理检查（图 11-5，图 11-6）。

后行腋下淋巴结活检，术后病理：Castleman 病，浆细胞型。

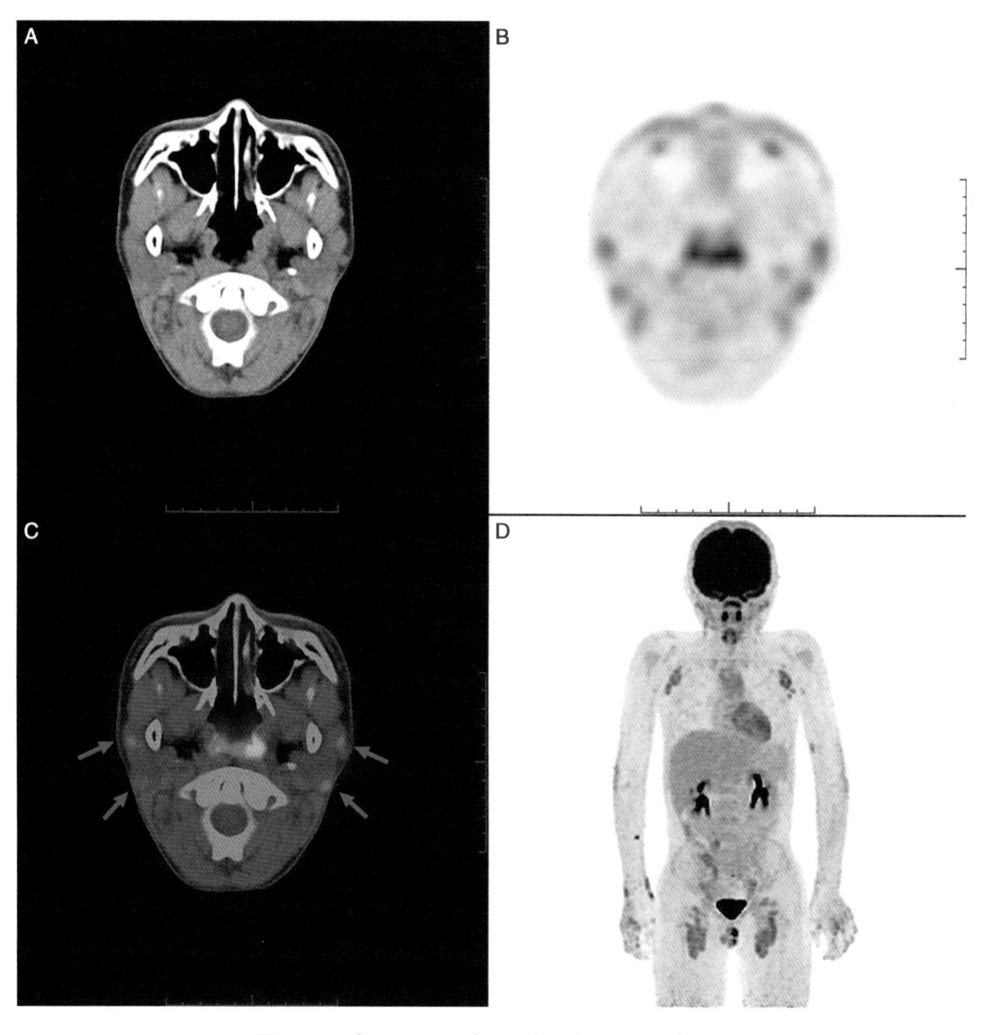

图 11-5　Castleman 病（双侧颈部淋巴结肿大）

A~C. 分别为 CT 图、PET 图和 PET/CT 融合图：双侧颈部多发淋巴结显示，部分肿大，大者直径约 17mm，FDG 摄取升高（SUV_{max} 为 3.8）；D. MIP 图：双侧颈部、腋窝和腹股沟处放射性分布增高。

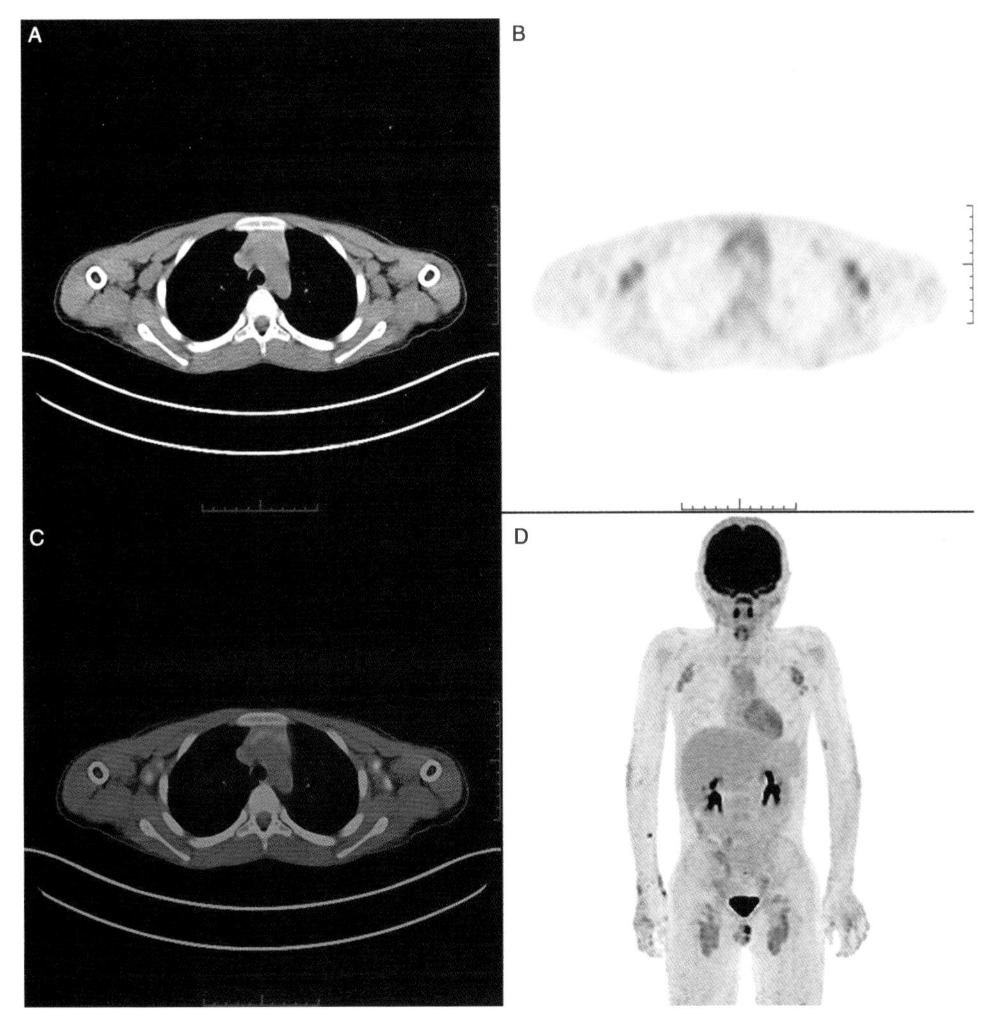

图 11-6　Castleman 病(双侧腋窝淋巴结肿大)

A~C. 分别为 CT 图、PET 图和 PET/CT 融合图:两侧腋窝多发肿大淋巴结影,大者约 22mm×15mm,FDG 摄取异常增高(SUV_{max} 为 5.1);D. MIP 图。

【Castleman 病总结】

Castleman 病(Castleman disease,CD)又称巨大淋巴结病,属原因未明的反应性淋巴结病之一,临床较为少见。该病分为局灶型及多中心型,局灶型在青年人多见,发病的中位年龄为 20 岁,90%病理上为透明血管型;多中心型较局灶型少见,发病年龄偏大,中位年龄为 57 岁。CD 病理特征为明显的淋巴滤泡、血管及浆细胞呈不同程度的增生。CD 临床表现无特异性,以深部或浅表淋巴结显著肿大为特点,部分病例可伴全身症状和/或多系统损害,多数病例手术切除肿大的淋巴结后,效果良好。局灶型预后较好;而多中心型并伴单克隆高丙球蛋白血症时,预后较差,易发生恶变,转化成淋巴瘤等。

凡淋巴结明显肿大,伴或不伴全身症状者,淋巴结活检获上述典型的 CD 病理改变才能初步诊断为此病。目前临床多以实验室生化、组织病理学、临床表现及 X 线、CT、B 超及心电图等检查结果为综合诊断依据。

^{18}F-FDG PET/CT 影像学表现多为全身多发淋巴结肿大,常见部位为双侧颈部、锁骨上、腋窝、腹股沟等,FDG 摄取常增高。脾脏和中轴骨髓往往出现放射性摄取增高。

从 CD 诊断角度来看,常规影像学检查方法优于^{18}F-FDG PET/CT,但是 PET/CT 有常规影像学所无法替代的优点:可以通过 PET/CT 对疾病预后评估、疗效对比,便于及时调整治疗措施或方案,以使治疗更优化。PET 检查可以很好地反映病情的实时变化与进展情况,便于随访患儿治疗前后的病情对比。

(张琳琳)

参考文献

[1] GUO X W,JIA X D,SHEN S S,et al. Radiologic features of Castleman's disease involving the renal sinus:A case report and review of the literature[J]. World J Clin Cases,2019,7(8):1001-1005.

[2] MARBANIANG E,KHONGLAH Y,DEY B,et al. Castleman's disease associated with calcifying fibrous tumor:A rare association with review of literature[J]. J Lab Physicians,2019,11(2):171-173.

[3] LINKHORN H,VAN DER MEER G,GRUBER M,et al. Castleman's disease:An unusually young presentation resulting in delayed diagnosis of a neck mass[J]. Int J Pediatr Otorhinolaryngol,2016,86:90-92.

[4] LUCARELLI S,LASTRUCCI G,DI NARDO G. Intestinal lymphoid nodular hyperplasia in children:the relationship to food allergy[J]. Pediatr Allergy Immunol,2015,26(1):18-24.

第四节 卵泡膜纤维瘤

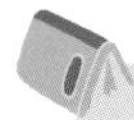

病例 11-5 卵泡膜纤维瘤

患儿女性,18 岁,1 年前出现月经紊乱,经期延长(持续约 2 周余)。MR 检查提示右侧卵巢实质性肿块,考虑为良性肿瘤可能大。当时服用中药治疗,症状无好转。自发病以来,精神一般,睡眠可,胃纳可,大小便正常,体重无明显减轻。

^{18}F-FDG PET/CT 示右侧附件区 FDG 高摄取实性肿块,大小约 55mm×50mm(图 11-7)。

次日患儿在全麻下行腹腔镜下右卵巢肿瘤切除术,术后病理:右卵巢卵泡膜纤维瘤。

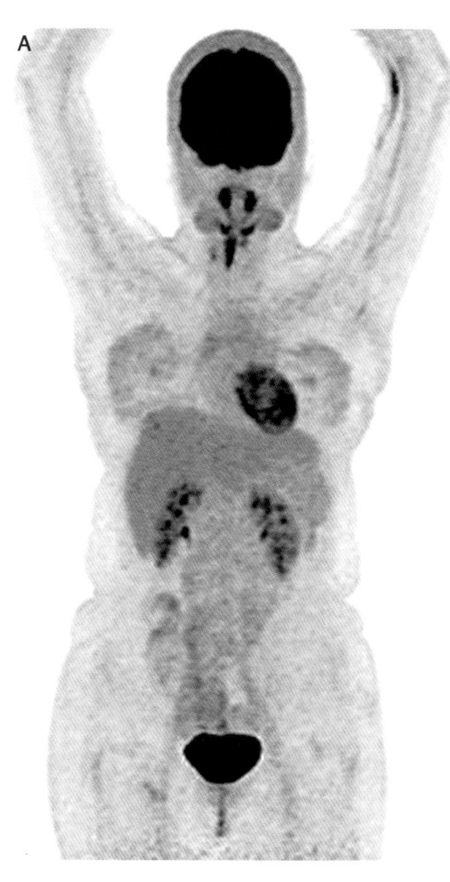

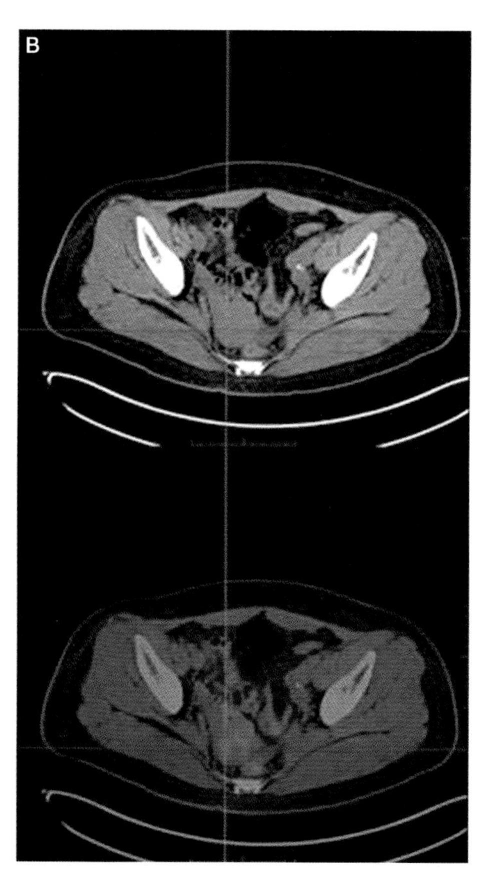

图 11-7 卵泡膜纤维瘤 PET/CT 显像

A. MIP 图;B. 横断位 CT 图和 PET/CT 融合图:右侧附件区实性肿块,FDG 摄取不均匀增高(SUV_{max} 为 3.8,十字标识)。

【卵泡膜纤维瘤总结】

卵泡膜纤维瘤(ovarian theca fibroma)是来源于原始性腺中性索及间质组织的良性卵巢肿瘤,占所有卵巢肿瘤的2%~5%,多发于40岁以上的中老年妇女,平均发病年龄为46~48岁,在儿童及青少年中不多见。此肿瘤单侧居多,生长缓慢,预后好。肿瘤大小相差很大,平均直径为10cm,外观一般光滑、活动,是所有卵巢肿瘤中质地最坚硬的肿瘤。卵泡膜纤维瘤主要成分是纤维细胞,同时也有少量卵泡细胞,如果卵泡细胞占主要成分则为卵泡膜细胞瘤,当卵泡膜细胞瘤老化、纤维组织增生后可转变为卵泡膜纤维瘤。在临床表现方面,30%~50%的患者无明显临床症状,当肿瘤组织中卵泡膜细胞成分较多时,因其具有分泌雌激素的功能,可引起月经紊乱、绝经后阴道出血等症状,严重者可并发子宫内膜癌。

卵泡膜纤维瘤超声声像图常表现为圆形或椭圆形低回声实性肿块,轮廓清晰,包膜完整,内部回声尚均匀,瘤体较大时可伴有不同程度的衰减及液化。由于瘤体以纤维组织为主,缺少血供,因此彩色多普勒血流检查瘤体内血流信号不丰富。CT或MR图像上肿瘤多数为实性,也可有囊变,呈部分或完全囊变,由于肿瘤缺乏动脉血管,早期可有轻度强化或不强化,也可有延迟强化改变,动态曲线呈缓慢上升及慢进慢出型。

^{18}F-FDG PET/CT在卵泡膜纤维瘤诊断中的价值不大。卵泡膜纤维瘤作为良性肿瘤,通常不会表现为^{18}F-FDG摄取增高,偶尔的摄取增高,原因可能有以下几种:①卵泡膜纤维瘤通常表现为乏血管性肿瘤,动态MR成像研究发现,偶尔肿瘤血管的高分布和/或增殖可能与^{18}F-FDG摄取增高有关;②卵泡膜细胞增多被认为可引起肿瘤内缺氧,瘤内缺氧导致^{18}F-FDG积累,使^{18}F-FDG PET/CT显像呈阳性;③卵泡膜纤维瘤被认为具有不确定的恶性潜能,细胞密度和血液供应之间的不平衡、恶性肿瘤的形成和/或其他条件可能通过改变葡萄糖代谢导致^{18}F-FDG积累。因此,临床工作中^{18}F-FDG摄取增高的卵泡膜纤维瘤应该被列为卵巢癌潜在的鉴别诊断之一。

(叶智轶)

参考文献

[1] SALEMIS N S, PANAGIOTOPOULOS N, PAPAMICHAIL V, et al. Bilateral ovarian fibrothecoma. An uncommon cause of a large pelvic mass[J]. Int J Surg Case Rep, 2011, 2(3): 29-31.

[2] FENCHEL S, KOTZERKE J, STÖHR I, et al. Preoperative assessment of asymptomatic adnexal tumors by positron emission tomography and ^{18}F-fluorodeoxyglucose[J]. Nuklearmedizin, 1999, 38(4): 101-107.

[3] FENCHEL S, GRAB D, NUESSLE K, et al. Asymptomatic adnexal masses: Correlation of FDG PET and histopathologic findings[J]. Radiology, 2002, 223(3): 780-788.

[4] SCHWARTZ R K, LEVINE D, HATABU H, et al. Ovarian fibroma: Findings by contrast enhanced MRI[J]. Abdom Imaging, 1997, 22(5): 535-537.

[5] SEINO H, ONO S, MIURA H, et al. Hypoxia is important in ^{18}F-FDG accumulation in thecoma-fibroma tumors on ^{18}F-FDG PET/CT scans[J]. Mol Med Rep, 2016, 13(5): 3821-3827.

[6] ADAD S J, LATERZA V L, DOS SANTOS C D, et al. Cellular fibroma of the ovary with multiloculated macroscopic characteristics: Case report[J]. Case Rep Med, 2012, 2012: 283948.

第五节　支气管黏液表皮样癌

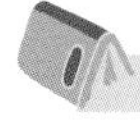

病例11-6　支气管黏液表皮样癌

患儿男性,11岁,反复咳嗽3个月余。气道CT:右主支气管及右上叶支气管交界处异常密度影,占位或异物不能肯定,建议内镜进一步检查(图11-8)。

胸部^{18}F-FDG PET/CT示右肺上叶支气管内见软组织结节向腔内突起,边界不清,截面约1.7cm×1.4cm,FDG摄取异常增高(图11-8);邻近及远端肺组织见斑片及条片状实变影。纵隔气管前上腔静脉后方见数枚FDG摄取轻度增高小淋巴结影(SUV_{max}为2.1)。

气管镜探查+气管内占位活检摘除术,术后诊断为右支气管占位。术后病理:"右肺上叶"支气管黏液表皮样癌(图 11-8),低-中级别;肺组织淤血,散在淋巴细胞浸润;支气管切缘未见肿瘤累及;支气管旁淋巴结(0/2 枚)未见肿瘤转移。

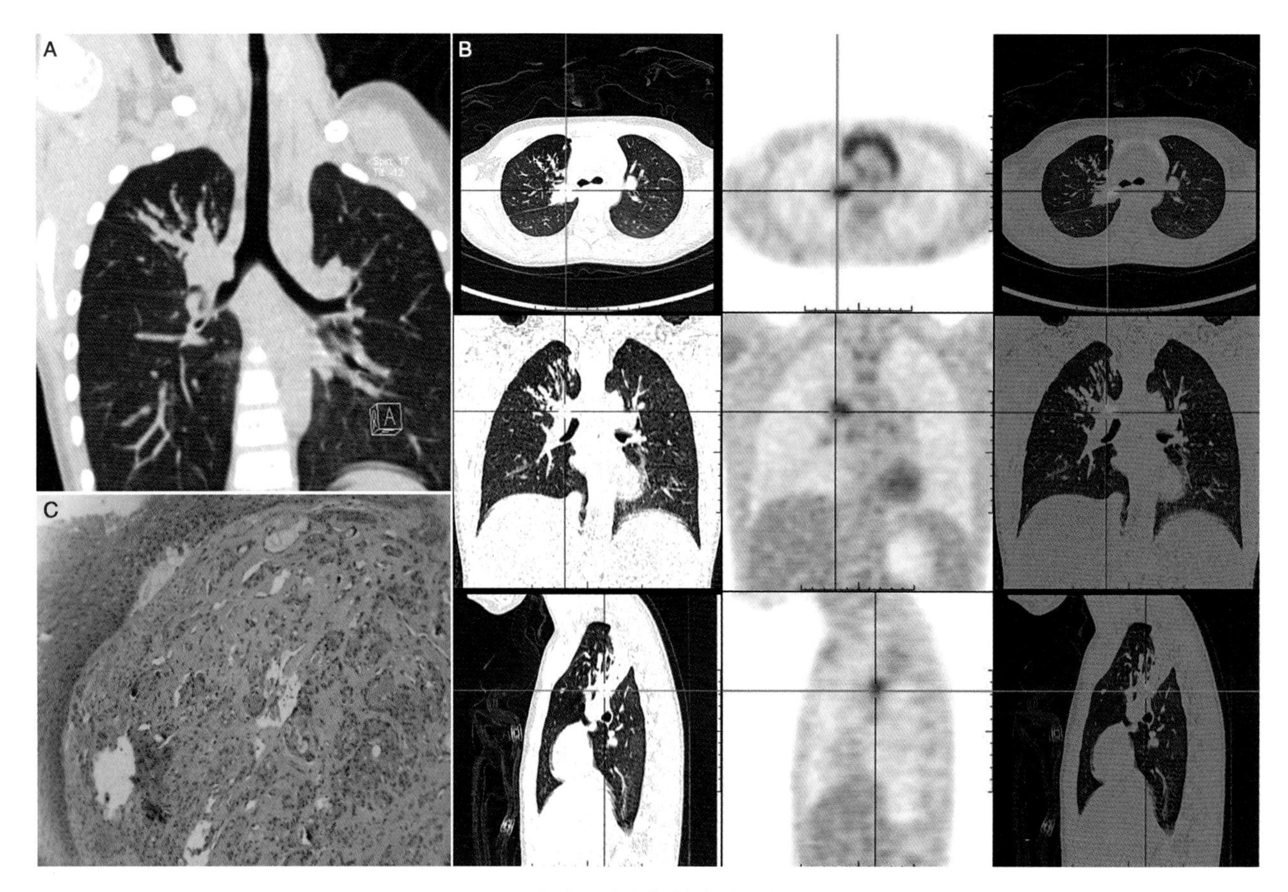

图 11-8 右肺上叶支气管内黏液表皮样癌

A. 肺部 CT:右主支气管及右上叶支气管交界处异常密度影,占位或异物不能肯定;B. 从左至右分别为 CT 图、PET 图和 PET/CT 融合图,从上至下分别为横断面、冠状面和矢状面影像,PET/CT 图示右肺上叶支气管内见软组织结节向腔内突起,边界不清,FDG 摄取异常增高(SUV_{max} 为 3.8);C. 术后病理:黏液表皮样癌,低-中级别(HE 染色,×100)。

【支气管黏液表皮样癌总结】

支气管黏液表皮样癌(mucoepidermoid carcinoma,MEC)主要起源于支气管树的小黏液腺。细胞遗传学研究发现,支气管黏液表皮样癌的发生与 t(11;19)染色体易位和 MECT1-MAML2(mucoepidermoid carcinoma translocated 1-mastermind-like 2,MECT1-MAML2)融合有关。其发病率极低,起源是气管、支气管黏膜下腺体的 Kulchitsky 细胞。支气管黏液表皮样癌发病年龄在 3~78 岁,50%患者小于 30 岁,男女发病均等。该肿瘤还是儿科常见的支气管内肿瘤。有报道显示,黏液表皮样癌占儿科肺癌的 10%。另有报道,肺黏液表皮样癌患者常合并存在先天发育畸形,如单侧肺发育不全。黏液表皮样癌可发生淋巴和血液转移。常见转移部位是区域淋巴结(48%),其他部位包括肺(25%)、骨髓(25%)、远处淋巴结(18%)、肾上腺(14%)、脑(14%)和皮肤(14%)。此外,也有报道黏液表皮样癌可转移至骨骼肌。CT 是诊断肺黏液表皮样癌的主要影像方法,CT 表现多为边缘光整或不规则的支气管腔内或腔内外结节或肿块,可有钙化,轻至中度不均匀强化,可伴阻塞性肺炎、肺气肿或肺不张。支气管镜下活检是确诊方法。

支气管黏液表皮样癌 PET/CT 主要表现为气管或支气管内占位伴 FDG 摄取增高,FDG 摄取增高程度与其肿瘤级别相关,并且有助于肿瘤分期。

儿童出现进行性哮喘、反复咳嗽、阻塞性肺部症状时应考虑为支气管黏液表皮样癌的可能,以避免延误诊断。胸部 CT 扫描、支气管镜检查及活检是主要诊断方法。支气管黏液表皮样癌 PET/CT 主要表现为气管或支气管内占位伴 FDG 摄取增高,FDG 摄取增高程度与其肿瘤级别相关,并有助于肿瘤分期。PET/CT 显像中,低级别肿瘤 SUV_{max}<6.5,往往不伴有淋巴结转移、复发率低。

(张琳琳)

参考文献

[1] CHO J, EO J S, IN K H, et al. ^{18}F-FDG PET/CT of bronchial mucous gland adenoma[J]. Clin Nucl Med, 2016, 41(2): e118-e119.

[2] BADYAL R K, KAKKAR N, VASISHTA R K. Bronchial mucous gland adenoma presenting as massive hemoptysis: A diagnostic dilemma [J]. Lung India, 2014, 31(3): 274-276.

[3] ISHIZUMI T, TATEISHI U, WATANABE S, et al. ^{18}F-FDG PET/CT imaging of low-grade mucoepidermoid carcinoma of the bronchus[J]. Ann Nucl Med, 2007, 21(5): 299-302.

[4] PARK B, KIM H K, CHOI Y S, et al. Prediction of pathologic grade and prognosis in mucoepidermoid carcinoma of the lung using ^{18}F-FDG PET/CT[J]. Korean J Radiol, 2015, 16(4): 929-935.

第六节 淋巴上皮瘤样癌

病例 11-7 淋巴上皮瘤样癌

患儿男性,14 岁,发现纵隔占位 2 个月。患者于 2 个月前无意间发现双侧颈部肿块,以左颈部为著,如黄豆大小,质韧,同时伴胸闷,无发热、盗汗、体重减轻、咳嗽、心悸等。CT 示双侧颈部及纵隔淋巴结肿大。颈部及纵隔病灶分别行穿刺活检,术后病理:左颈部淋巴组织内转移性低分化癌,纵隔恶性肿瘤,倾向于低分化癌。免疫组化提示左颈部淋巴结倾向于鼻咽低分化鳞癌转移,鉴于患者纵隔有肿块,胸腺来源肿瘤待排。后行鼻咽镜、鼻咽部 CT 未发现明显异常。

^{18}F-FDG PET/CT 示纵隔偏左巨大^{18}F-FDG 高摄取软组织肿块,两侧锁骨区及纵隔多发淋巴结转移。左肺上叶部分受压伴局部阻塞性炎症(图 11-9)。

纵隔淋巴结病理切片经会诊考虑为纵隔低分化癌,符合淋巴上皮瘤样癌。患儿后行化疗及局部放疗治疗。

【淋巴上皮瘤样癌总结】

淋巴上皮瘤样癌(lymphoepithelioma-like carcinoma, LELC)是一种非常罕见的恶性肿瘤。LELC 发生于鼻咽部之外,但组织病理学与鼻咽未分化癌类似,特点是未分化癌伴明显的淋巴样间质。LELC 可见于全身多种部位,包括胃、肺、皮肤、食管、肝、子宫、卵巢等。LELC 与 EB 病毒感染密切相关,亚洲人发病率较高。

CT 及 MR 检查可清楚显示病灶及周围组织情况。肺 LELC 在 CT 表现上有一定特点,但仍不典型,表现为早期的病灶多贴近胸膜,靠近纵隔,而晚期病灶易包绕周围大血管并出现纵隔肿大淋巴结。CT 及 MR 应用于 LELC 的诊断价值有限,最终诊断依赖病理。淋巴上皮瘤样癌在组织形态学上与鼻咽癌相仿,诊断时需排除鼻咽癌转移,从这个方面而言,PET/CT 作为一站式检查,可以方便地鉴别 LELC 及鼻咽癌转移。但是,由于 LELC 发病率较低,加之 PET/CT 图像上其病灶形态及代谢特征不够特异,PET/CT 与其他影像学方法一样,诊断 LELC 有局限性。PET/CT 应用于 LELC 目前仅有数十例报道,多集中在肺及胃部的 LELC,儿童 LELC PET/CT 相关报道极少。LELC 病灶^{18}F-FDG 摄取通常增高。文献报道,早期胃 LELC 的 PET/CT 检出率为 1/8,对于进展期胃 LELC 其检出率为 17/20,对于胃 LELC,其诊断转移淋巴结的灵敏度为 11/23,特异度为 13/13。PET/CT 诊断肺 LELC 的灵敏度及特异度分别为 12/13、4/6。胸腺、卵巢、肝脏及胆管 LELC 目前仅见个案报道,其病灶^{18}F-FDG 摄取均明显增高。PET/CT 在 LELC 分期、疗效评估及病情监测上也可提供有益信息。

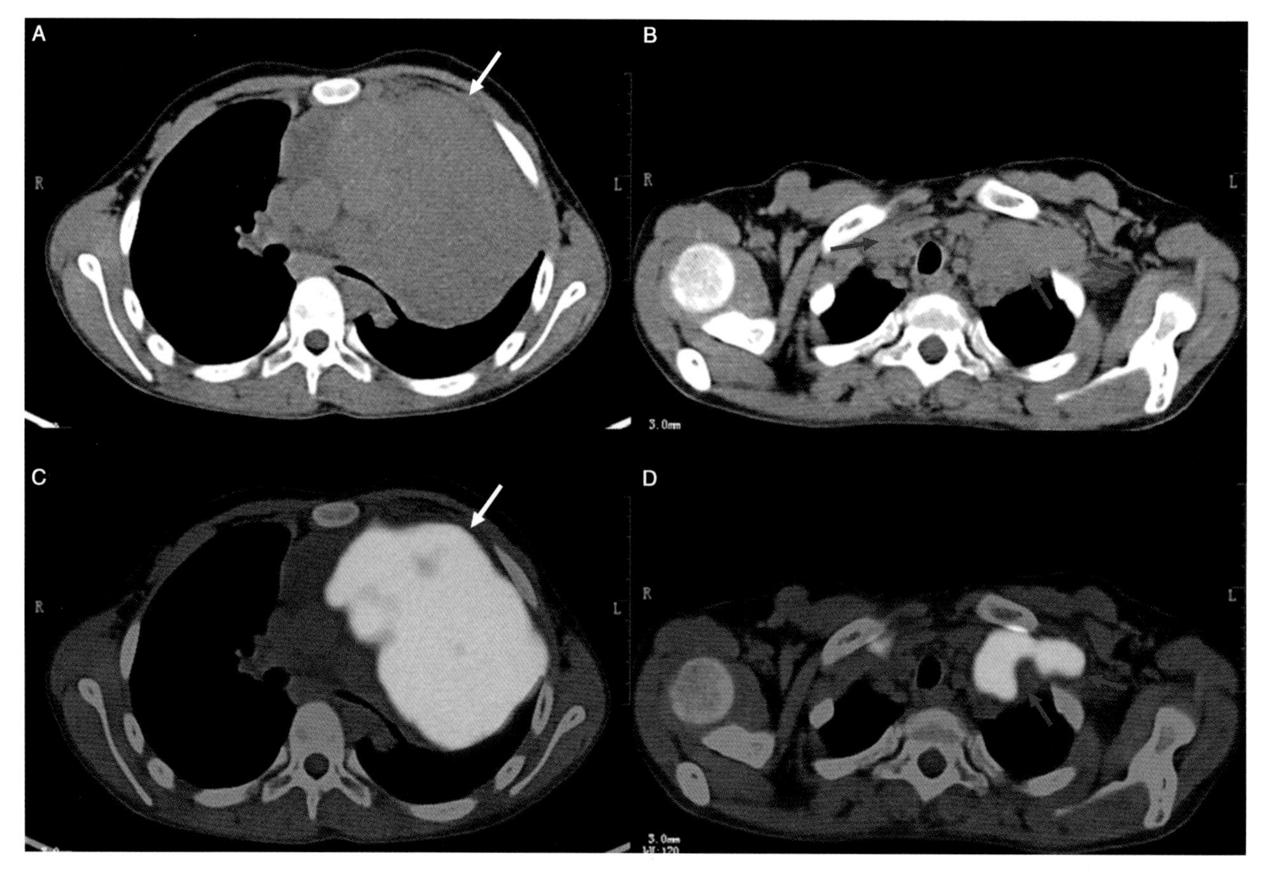

图 11-9　纵隔淋巴上皮瘤样癌

A、B. CT 图(纵隔窗);C、D. PET/CT 融合图。PET/CT 图示左侧纵隔内见一个巨大不规则软组织肿块,截面约 113mm×79mm,边界较清晰,^{18}F-FDG 摄取非均匀性明显增高(SUV_{max} 为 17.7,A、C 白色箭头);双侧锁骨区多发肿大淋巴结,部分相互融合,^{18}F-FDG 摄取增高(SUV_{max} 为 16.3,B、D 红色箭头)。

(唐文芳)

参考文献

[1] 陆国秀,郝珊瑚,王治国,等. ^{18}F-FDG PET/CT 显像对原发性肺淋巴上皮瘤样癌的诊断价值[J]. 中华核医学与分子影像杂志,2015,35(6):438-441.

[2] PARK S,LEE D,LEE K M,et al. Clinical usefulness of ^{18}F-FDG PET in lymphoepithelioma-like gastric carcinoma[J]. Eur J Radiol,2017,94:160-166.

[3] YOON S N. Extensive Metastases on ^{18}F-FDG PET/CT in primary lymphoepithelioma-like carcinoma of the ovary[J]. Clin Nucl Med,2016,41(11):e482-e484.

[4] LI B,ZHANG Y,HOU J,et al. ^{18}F-FDG PET/CT of common hepatic duct lymphoepithelioma-like carcinoma[J]. Rev Esp Med Nucl Imagen Mol,2017,36(1):63-64.

[5] LEE S D,CHIU Y L,WU C S,et al. ^{18}F-FDG PET/CT of liver lymphoepithelioma-like carcinoma[J]. Clin Nucl Med,2015,40(9):732-733.

[6] KOPPULA B R,PIPAVATH S,LEWIS D H. Epstein-Barr virus (EBV) associated lymphoepithelioma-like thymic carcinoma associated with paraneoplastic syndrome of polymyositis:A rare tumor with rare association[J]. Clin Nucl Med,2009,34(10):686-688.

[7] CHAN H Y,TSOI A,WONG M P,et al. Utility of ^{18}F-FDG PET/CT in the assessment of lymphoepithelioma-like carcinoma[J]. Nucl Med Commun,2016,37(5):437-445.

第七节　皮　肤　癌

病例 11-8　皮肤癌

患儿女性,16 岁,发现右颈部肿物 1 周。患者自诉 1 周前发现右颈部一个皮下肿物,直径约 4cm,表面无红肿、破溃、渗出,无自觉症状。B 超示右颈部混合性肿块;双侧颈部淋巴结肿大。追问病史:患儿 1 年余前因右耳后皮肤鳞状细胞癌手术,手术切缘阴性。

^{18}F-FDG PET/CT 示右侧枕后皮下结节及右颈Ⅱ区多发肿大淋巴结,^{18}F-FDG 摄取异常增高,考虑转移(图 11-10)。

后行手术切除右颈Ⅱ区淋巴结及右枕后区结节,术后病理:淋巴结转移性低分化鳞状细胞癌。

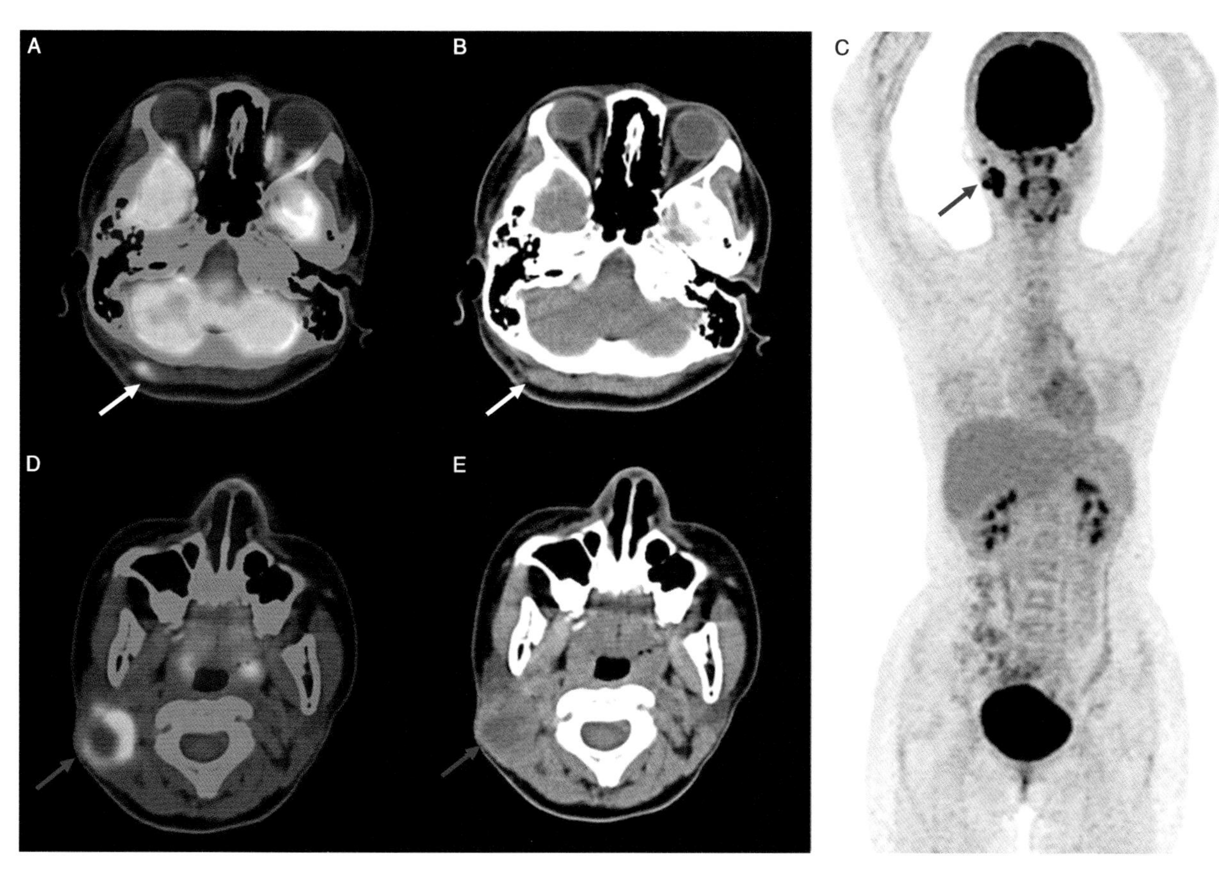

图 11-10　右耳后皮肤鳞状细胞癌转移

A、D. PET/CT 融合图;B、E. CT 横断面图(软组织窗);C. MIP 图。PET/CT 图示右侧枕后皮下一枚软组织密度结节,截面约 13mm×7mm,^{18}F-FDG 摄取增高(SUV_{max} 为 8.1,A、B 白色箭头);右侧颈部Ⅱ区肿大淋巴结伴液化、坏死,截面约 31mm×28mm,^{18}F-FDG 摄取增高(SUV_{max} 为 13.1,C~E 红色箭头)。

【皮肤癌总结】

皮肤癌通常分为两类,即恶性黑色素瘤及非黑色素性皮肤癌,后者主要包括基底细胞癌及鳞状细胞癌。皮肤癌多发于老年人,儿童皮肤癌患者较为罕见,尤其是非黑色素性皮肤癌患儿。美国 2010—2014 年 0~14 岁儿童恶性黑色素瘤发病率为 1.9/10 万,而非黑色素性皮肤癌患儿 5 年内总计不到 16 例。皮肤癌危险因素包括内源性因素(肤色、黑色素痣的数目、皮肤癌家族史等)及外源性因素(日光暴晒及紫外线照射、慢性炎症及刺激、化学致癌物、电离辐射等)。

儿童皮肤癌发病率低,PET/CT 相关报道极少见,尤其是非黑色素性皮肤癌。此例患儿行 PET/CT 检查提示右颈Ⅱ区淋巴结及右枕后区结节转移,结果经病理证实,反映了 PET/CT 能够对儿童非黑色素性皮肤癌进行复发评估及再分期。总之,对于儿童皮肤瘤,要根据其病理类型及临床表现选择检查方式,PET/CT 在恶性黑色素瘤的诊断及分期价值是公认的;对于鳞状细胞癌,本病例及既往研究均证明,PET/CT 对于其分期是有价值的;对于基底细胞癌,PET/CT 作用有限。

(唐文芳)

参考文献

[1] JUAN Y H,SABOO S S,TIRUMANI S H,et al. Malignant skin and subcutaneous neoplasms in adults:Multimodality imaging with CT,MR,and ^{18}F-FDG PET/CT[J]. AJR Am J Roentgenol,2014,202(5):W422-W438.

[2] DUNCAN J R,CARR D,KAFFENBERGER B H. The utility of positron emission tomography with and without computed tomography in patients with nonmelanoma skin cancer[J]. J Am Acad Dermatol,2016,75(1):186-196.

[3] REINHARDT M J,JOE A Y,JAEGER U,et al. Diagnostic performance of whole body dual modality ^{18}F-FDG PET/CT imaging for N-and M-staging of malignant melanoma:Experience with 250 consecutive patients[J]. J Clin Oncol,2006,24(7):1178-1187.

[4] HOWLADER N,NOONE A M,KRAPCHO M,et al. SEER Cancer Statistics Review,1975-2014[R/OL].(2018-04-02)[2020-03-11]. https://seer. cancer. gov/.

第八节　神经纤维瘤

病例 11-9　丛状神经纤维瘤

患儿男性,1 岁,发现左侧腰背部肿块 4 个月余。患儿左侧腰部可触及一个肿块,大小约 2cm×2cm,质软,不可活动。B 超示左侧腰背部实性占位。近 4 个月来,肿块无增大,局部无红、肿、热、痛,无破溃,无流液。患儿无发热,无四肢活动障碍。

为评估全身情况行^{18}F-FDG PET/CT,检查示胸腰段椎管内及左侧椎旁见稍低密度软组织影,通过 T_{12}~L_1 椎间孔相连,边界清晰,下段部分硬膜外脂肪间隙增宽,病灶 FDG 摄取未见明显增高(图 11-11)。

术后病理:丛状神经纤维瘤,伴间质黏液变性。

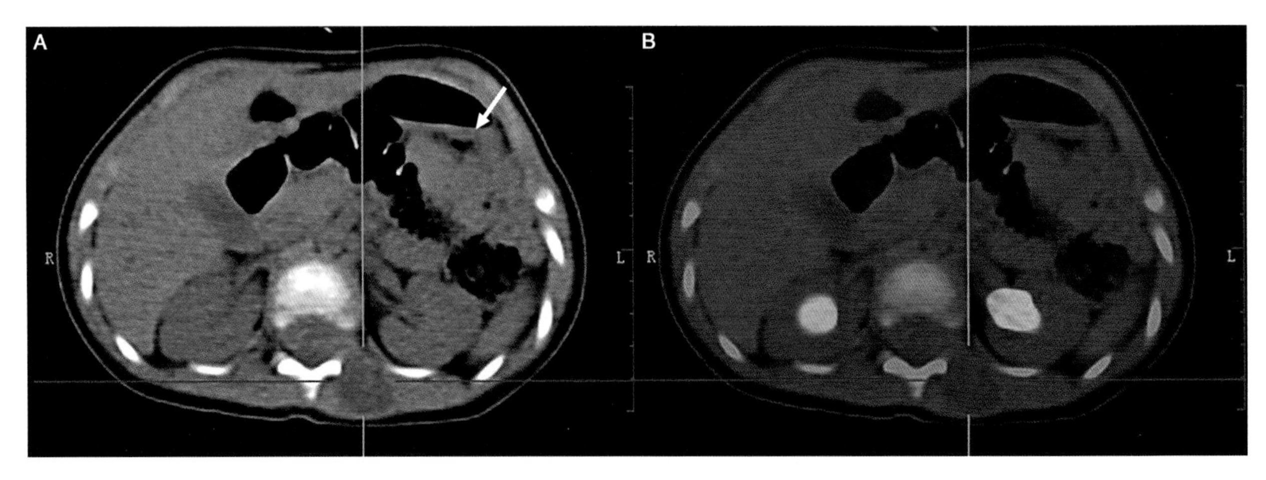

图 11-11　椎管内丛状神经纤维瘤

A. CT 横断面图(软组织窗);B. PET/CT 融合图:胸腰段椎管内及左侧椎旁低密度影,截面大小约 32mm×17mm,SUV_{max} 为 0.7。病灶穿椎间孔生长(神经源性肿瘤特征,十字标识)。

【神经纤维瘤总结】

丛状神经纤维瘤(plexiform neurofibroma,PNF)是一种起源于外周神经的良性肿瘤,可以单独发生,也可以是神经纤维瘤病 1 型的表现之一(30%可出现 PNF)。丛状神经纤维瘤可发生于全身多个部位,常见于躯干、头颈部及四肢，多表现为皮下结节，触诊有“成袋蠕虫”之感。其他临床表现包括疼痛、神经功能受损等。PNF 在新生儿或幼儿期即可出现，位置较深的病灶往往不能早期发现而容易恶变为恶性外周神经鞘瘤，且神经纤维瘤病 1 型患者较一般人群 PNF 恶变的概率大大增高。

由于丛状神经纤维瘤为有恶变倾向的良性肿瘤，PNF 摄取^{18}F-FDG 水平不一，大部分病灶^{18}F-FDG 摄取增高。对于浅表型及组织置换型而言，其恶变概率较低，患儿在行 CT 或 MR 评估原发部位即可满足临床诊治需要。对于恶变概率较高的侵袭性丛状神经纤维瘤或近期病变范围明显增大，临床症状明显加重，怀疑恶变的患儿来说，常规影像学手段通常无法明确是否恶变，而 PET/CT 可以通过评估病灶糖代谢情况判断有无恶变。虽然 PNF 与恶性外周神经鞘瘤^{18}F-FDG 摄取均可增高，但恶性外周神经鞘瘤往往更高。本例患儿^{18}F-FDG 摄取不高，提示为良性，最后病理结果也印证了此诊断。需要注意的是，神经纤维瘤病 1 型患者患恶性肿瘤及血管病变的可能性与其接受的辐射剂量多少密切相关，因而在诊疗过程中，应尽量减少此类患者辐射水平。

（唐文芳）

参考文献

[1] EVANS D G, BASER M E, MCGAUGHRAN J, et al. Malignant peripheral nerve sheath tumours in neurofibromatosis 1[J]. J Med Genet, 2002, 39(5): 311-314.

[2] AZIZI A A, SLAVC I, THEISEN B E, et al. Monitoring of plexiform neurofibroma in children and adolescents with neurofibromatosis type 1 by^{18}F-FDG-PET imaging. Is it of value in asymptomatic patients? [J]. Pediatr Blood Cancer, 2018, 65(1): 1-9.

[3] FERNER R E, LUCAS J D, O'DOHERTY M J, et al. Evaluation of ^{18}fluorodeoxyglucose positron emission tomography (^{18}FDG PET) in the detection of malignant peripheral nerve sheath tumours arising from within plexiform neurofibromas in neurofibromatosis 1[J]. J Neurol Neurosurg Psychiatry, 2000, 68(3): 353-357.

[4] KLEINERMAN R A. Radiation-sensitive genetically susceptible pediatric sub-populations[J]. Pediatr Radiol, 2009, 39 Suppl 1: S27-S31.

第九节 胸腺癌

病例 11-10 胸腺癌

患儿男性，9 岁，胸腺癌大部切除术后 2 个月。

^{18}F-FDG PET/CT 示前纵隔团块状软组织密度影，^{18}F-FDG 摄取明显增高（SUV_{max} 为 13.3）；双侧锁骨区、纵隔及双肺门见多发肿大伴^{18}F-FDG 摄取增高淋巴结；双肺及双侧胸膜散在结节，部分^{18}F-FDG 摄取增高（SUV_{max} 为 12.8）；双侧胸腔少量积液，右侧部分包裹性积液，心影受压左偏；肝左叶多发低密度结节或团块，^{18}F-FDG 摄取增高；胸骨体下段、C_2 椎体附件、T_4 椎体、T_8 椎体、左侧股骨粗隆及右侧股骨上段多发^{18}F-FDG 摄取增高（SUV_{max} 为 7.3），CT 平扫局部骨质密度未见明显异常（图 11-12）。考虑为胸腺癌术后肿瘤组织明显残留；两肺、双侧胸膜、肝脏及骨多发转移；双侧锁骨区、纵隔及两肺门淋巴结多发转移。

【胸腺癌总结】

胸腺癌是来源于胸腺上皮的一类恶性肿瘤，恶性程度高，侵袭性强，预后差，易出现心包、大血管及肺等邻近脏器局部侵犯，远处转移也较胸腺瘤多见。胸腺癌临床表现不典型，患者常因咳嗽、胸痛、呼吸困难、上腔静脉综合征等就诊，就诊时常为晚期。主要见于 50 岁左右的中老年人，儿童尤为罕见，目前仅见数十例报道。国外文献纳入 20 名儿童及青少年胸腺癌患者，其 5 年生存率仅为（21±10）%。早期发现及手术全切，有利于改善患者预后。

CT 及 MR 均可用于检出病灶，了解周围组织侵犯情况及有无纵隔淋巴结转移。与胸腺瘤进行鉴别时，两者在 CT 及 MR 上影像学表现相仿，因此难以通过常规影像学检查鉴别。由于其罕见性，儿童胸腺癌

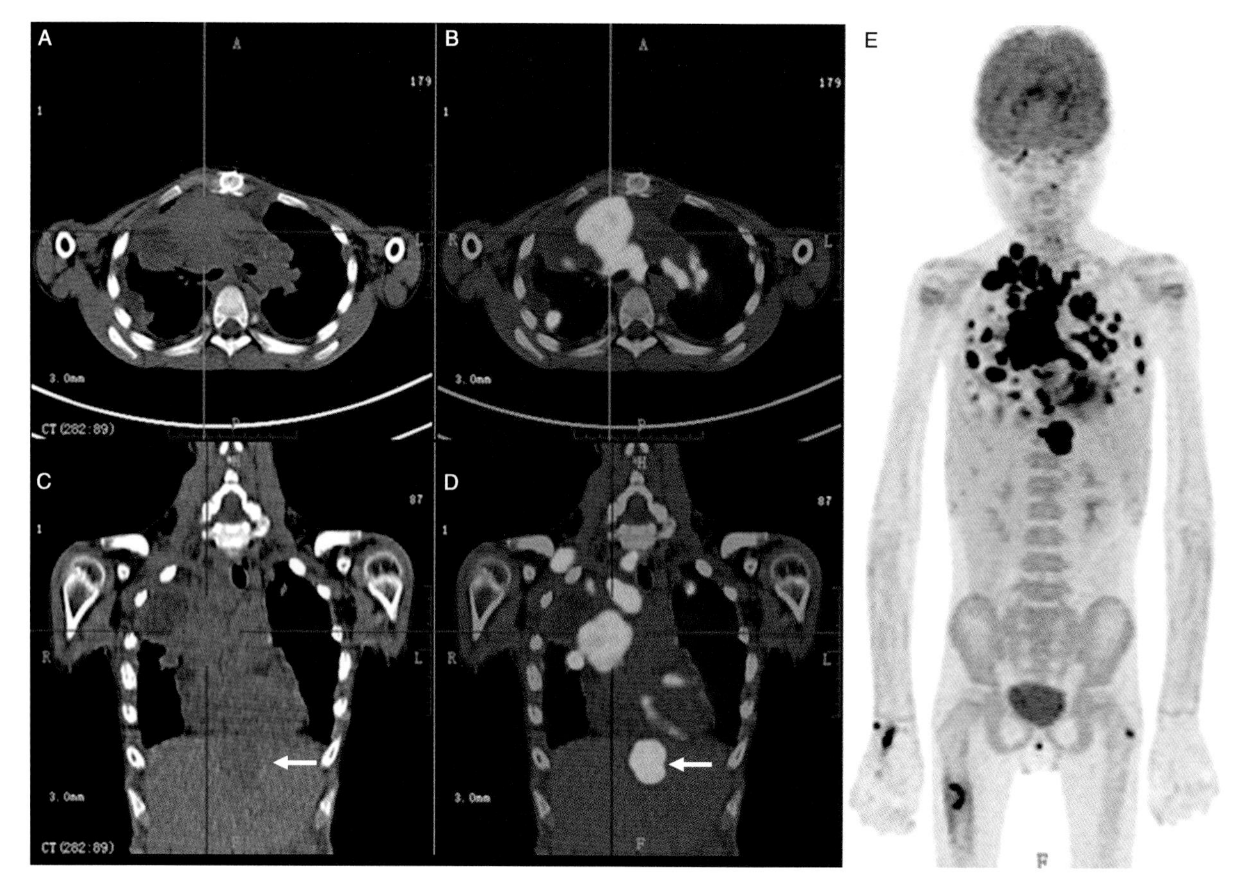

图 11-12 胸腺癌

A、C. CT 图;B、D. PET/CT 融合图;E. MIP 图:纵隔及全身多发转移灶[18]F-FDG 摄取明显增高。PET/CT 图示前纵隔软组织密度肿块影,大小约 60mm×46mm,SUV_{max} 为 13.3(A~D 十字标识);纵隔多发淋巴结转移(A、B 红色箭头);肝左叶转移灶,截面约 27mm×25mm,SUV_{max} 为 14.9(C、D 白色箭头)。

PET/CT 表现目前仅见个案报道,病例表现为胸腺原发病灶及转移灶 FDG 摄取均增高。成人胸腺癌 PET/CT 数据报道示胸腺癌较胸腺瘤 FDG 摄取水平高,因此 PET/CT 可用于胸腺癌与胸腺瘤的鉴别诊断。但与成人不同的是,儿童胸腺 FDG 摄取增高最常见于正常生理状况下,其次为淋巴瘤累及胸腺,儿童胸腺瘤罕见,故 PET/CT FDG 摄取水平高低用于儿童胸腺癌的鉴别诊断仍尚待研究。尽管如此,由于胸腺癌侵袭性强,远处转移较为多见,PET/CT 全身显像在临床中可用于评估全身情况、发现远处转移灶、评估疗效及预后。

(唐文芳)

参考文献

[1] THOMAS A, MENA E, KURDZIEL K, et al. ^{18}F-fluorodeoxyglucose positron emission tomography in the management of patients with thymic epithelial tumors[J]. Clin Cancer Res, 2013, 19(6): 1487-1493.

[2] BENVENISTE M F, MORAN C A, MAWLAWI O, et al. FDG PET-CT aids in the preoperative assessment of patients with newly diagnosed thymic epithelial malignancies[J]. J Thorac Oncol, 2013, 8(4): 502-510.

[3] STACHOWICZ-STENCEL T, ORBACH D, BRECHT I, et al. Thymoma and thymic carcinoma in children and adolescents: A report from the European Cooperative Study Group for Pediatric Rare Tumors (EXPeRT) [J]. Eur J Cancer, 2015, 51(16): 2444-2452.

[4] BAHK W J, LEE A H, CHANG E D, et al. Thymic carcinoma initially presented with geographic destruction of scapula in a child[J]. Skeletal Radiol, 2017, 46(10): 1421-1425.

第十节　Askin 瘤

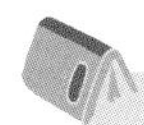

病例 11-11　Askin 瘤

患儿女性，9 岁，发现左胸壁肿物 4 个月，无外伤史。超声及 CT 提示左侧胸壁占位，MR 示左侧胸壁和胸腔间叶来源的富血供肿瘤可能大。

^{18}F-FDG PET/CT 示左侧胸壁软组织密度肿块影，延伸至胸腔内，密度均匀，FDG 摄取异常增高（图 11-13）。

行胸壁肿物活检，术后病理：左胸壁小圆细胞恶性肿瘤，符合 Askin 瘤。

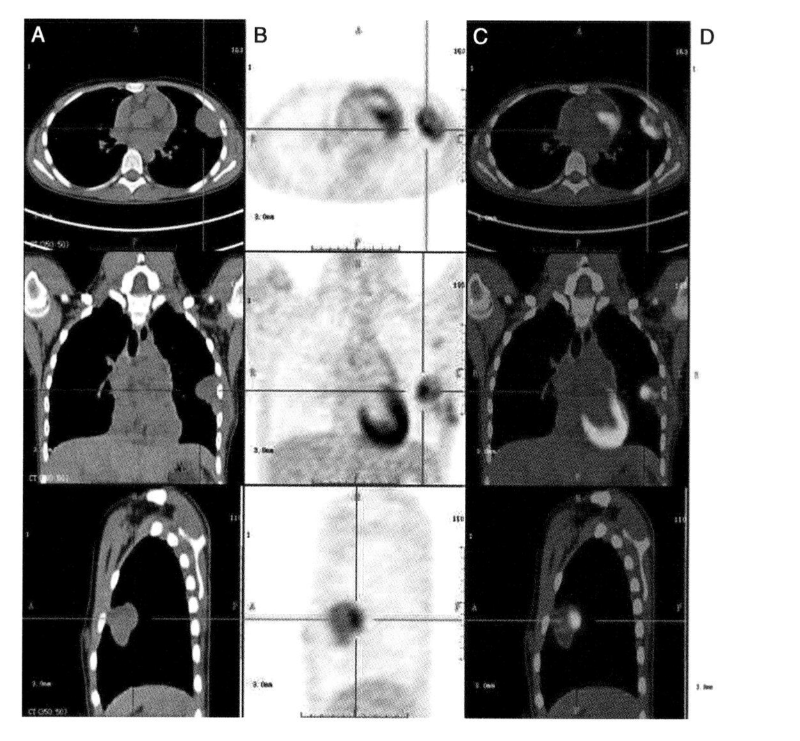

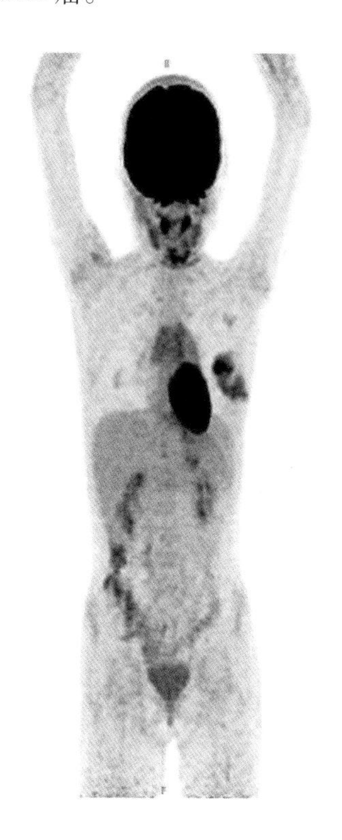

图 11-13　左胸壁 Askin 瘤

A～C. 分别为 CT 图、PET 图和 PET/CT 融合图；D. MIP 图。胸部 PET/CT 图示左侧胸壁软组织密度肿块向胸腔延伸，大小约 38mm×24mm，FDG 摄取增高，胸壁部分 SUV_{max} 为 3.6，胸腔内部分 SUV_{max} 为 6.9。

【Askin 瘤总结】

Askin 瘤是一种常发生于儿童、青少年的胸部恶性肿瘤，属于周围原始神经外胚叶肿瘤，由 Askin 首先发现。发病平均年龄为 14.5～18 岁，范围自出生至 81 岁。Askin 瘤一般瘤体大，多呈结节、分叶状，无包膜，质软而脆，切面灰白色，鱼肉状，常伴出血和坏死，可有钙化。病理表现：光镜下肿瘤为弥漫一致的小圆细胞构成，核大，胞质少。典型者瘤细胞排列成密集巢状，有菊形团。电镜下可见含膜神经内分泌颗粒。免疫组化 NSE、CD99、S-100 多为阳性。细胞遗传学检查常有染色体移位。

主要临床表现为胸壁快速、进行性增大的肿块，多伴有胸痛，并可出现咳嗽、胸闷及胸腔积液。本病恶性程度高，侵袭性强，病程进展快，易复发和远处转移。大多数患者在确诊时即有胸膜、双肺或局部肌肉、肋骨的转移和侵犯。远处脏器转移常在术后半年内发生，常见转移部位是双肺、纵隔、胸膜，其次为远处骨、肝、腹膜、肾等部位。治疗上，以手术治疗为主，结合化疗放疗综合疗法，预后较差。

Askin 瘤影像学表现无特殊性，胸部 X 线检查常显示胸壁内巨大的软组织阴影，常伴有同侧胸腔积液，肋骨侵犯亦可见到。CT 检查可见肿块向胸内蔓延的倾向，密度不均匀，中心可见液化坏死。

Askin 瘤在 ^{18}F-FDG PET/CT 检查中通常表现为胸壁 FDG 摄取增高的肿块，发生液化、坏死时可出现

FDG 摄取缺损。明确诊断尚需病理学依据，主要依赖病理学电镜及免疫组化检查，电镜下发现胞质内神经内分泌颗粒是诊断的重要依据。^{18}F-FDG PET/CT 可以反映病变的代谢与活性，易于早期、灵敏地发现远处转移病灶，在指导穿刺活检部位、临床分期、放疗、化疗前评估及鉴别复发、判断预后等方面发挥着越来越重要的作用。

（张琳琳）

参考文献

[1] RAY A C, ADITYA S, JANA P K. Askin (PNET) tumor unmasked by trauma in a young male patient[J]. J Assoc Physicians India, 2016, 64(3): 82-85.

[2] RENARD C, RANCHÈRE-VINCE D. Ewing/PNET sarcoma family of tumors: Towards a new paradigm? [J]. Ann Pathol, 2015, 35(1): 86-97.

[3] WONG T, GOLDSBY R E, WUSTRACK R. Clinical features and outcomes of infants with Ewing sarcoma under 12 months of age[J]. Pediatr Blood Cancer, 2015, 62(11): 1947-1951.